AF500429

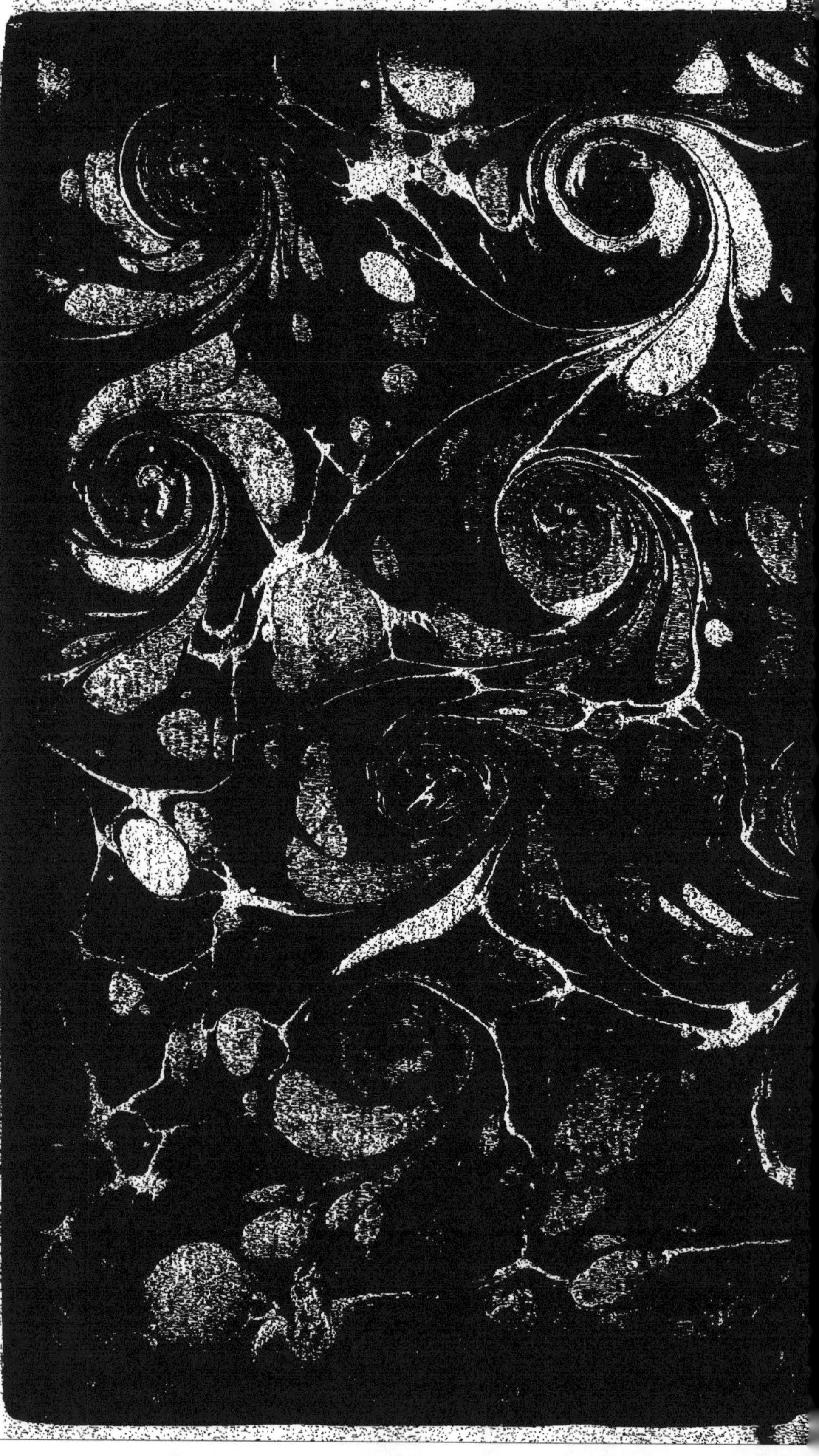

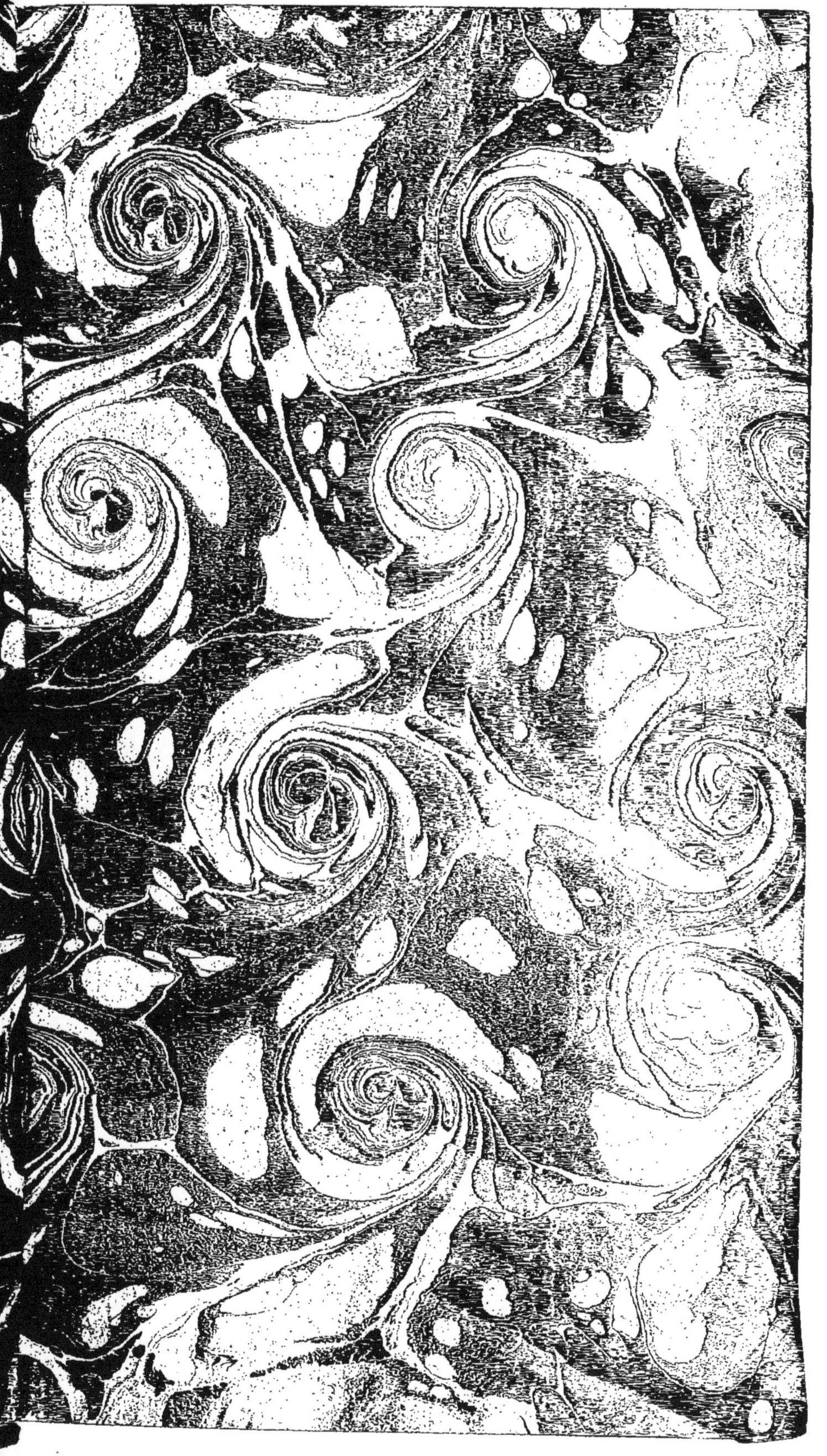

NOSOLOGIE

MÉTHODIQUE.

NOSOLOGIE MÉTHODIQUE,

OU

DISTRIBUTION DES MALADIES

EN CLASSES, EN GENRES ET EN ESPECES,

Suivant l'Esprit de SYDENHAM, *& la Méthode des* BOTANISTES.

PAR FRANÇOIS BOISSIER DE SAUVAGES, Conseiller & Médecin du Roi, & ancien Professeur de Botanique dans l'Université de Montpellier, des Académies de Montpellier, de Londres, d'Upsal, de Berlin, de Florence, &c.

TRADUITE *sur la derniere édition latine, par* M. GOUVION, *Docteur en Médecine.*

On a joint à cet Ouvrage celui du Chev. VON LINNÉ, intitulé *Genera Morborum*, avec la Traduction françoise à côté.

TOME TROISIEME.

A LYON,

Chez JEAN-MARIE BRUYSET, Imprimeur-Libraire.

M. DCC. LXXII.

AVEC APPROBATION ET PRIVILEGE DU ROI.

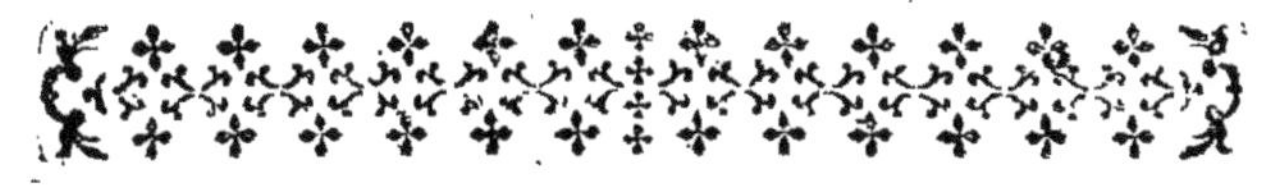

SOMMAIRE
DE LA TROISIEME CLASSE.

PHLEGMASIES.

CONCOURS de Fievre avec une inflammation interne, ou de Fievre continue ou rémittente, avec exanthemes.

ORDRE I. EXANTHÉMATEUSES. *Eruption de pustules, de taches, de phlyctenes ou de boutons, avec une fievre souvent maligne.*

I. *PEste*, éruption de bubons, de charbons, fievre inflammatoire.

II. *Petite vérole*, éruption de pustules phlegmoneuses.

III. *Pemphigus*, fievre vésiculaire, éruption de phlyctenes, semblables à des avelines, quelquefois plus grosses sur les extrémités.

IV. *Rougeole*, éruption de boutons; prélude catarrheux.

V. *Miliaire*, éruption de phlyctènes, de la grosseur d'un grain de millet.

VI. *Purpura*, pourpre, éruption de taches noirâtres, sans douleur, avec fievre continue ou rémittente.

VII. *Erysipele*, éruption de rougeur, avec fievre synoque.

VIII. *Scarlatine*, éruption de taches rouges, & de boutons qui causent des démangeaisons.

IX. *Essera*, porcelaine, éruption soudaine de petits tubercules de couleur rougeâtre sur tout le corps, qui paroissent & disparoissent alternativement sans aucune fievre.

X. *Aphtes*, éruption de pustules phlycténoïdes & d'ulceres dans la bouche, ou aux parties naturelles.

ORDRE II. MEMBRANEUSES.

Grande fievre, dont le type est le même que celui de la synoque, ou de la fievre continue, avec douleur & chaleur.

XI. *Phrénésie*, douleur de tête, délire furieux, augmentation de pouls

& de la force des membres, fievre aiguë.

XII. *Paraphrénésie*, symptomes de la phrénésie & de la péripneumonie.

XIII. *Pleurésie*, douleur du côté, respiration & pouls fréquent, toux.

XIV. *Inflammation de l'estomac*, douleur d'épigastre, nausée, fievre ardente, ou rémittente maligne.

XV. *Inflammation des boyaux*, douleur forte autour du nombril, avec météorisme, fievre aiguë, cholera morbus, ou dyssenterie.

XVI. *Inflammation de l'Epiploon*, douleur autour de l'hypogastre & du nombril, tout le long de l'extension de l'épiploon.

XVII. *Inflammation de la matrice*, douleur & tumeur dans la région, & l'extension de la matrice, & dans les lombes & les aines, avec fievre.

XVIII. *Inflammation de la vessie*, douleur, enflure, tension de l'hypogastre, avec dysurie ou ischurie.

ORDRE III. PARENCHYMATEUSES. *Dans les visceres obstrués, qui ne sont ni creux ni en forme de poche.*

XIX. *Inflammation du cerveau*, fievre aiguë, avec assoupissement & délire, dans lequel le malade arrache le duvet de sa couverture.

XX. *Esquinancie*, douleur de gosier, avec difficulté de respirer & d'avaler, & fievre aiguë.

XXI. *Inflammation du cœur*, douleur sous le sternum, pouls inégal, fréquent, palpitation, cardialgie, anxiété de cœur.

XXII. *Péripneumonie*, fievre aiguë, difficulté extrême de respirer, oppression & pesanteur dans le sternum, toux sanguinolente, pouls mollet.

XXIII. *Inflammation du foie*, douleur, tension, chaleur dans la région du foie, avec pesanteur, toux seche, difficulté de respirer.

XXIV. *Inflammation de la rate*, douleur, enflure dans la région de la rate, qui souffre à peine le toucher, avec fievre rémittente.

XXV. *Inflammation des reins*, douleur aiguë dans la région des reins, près des uréteres, qui se communique à la vessie, avec fievre aiguë, dysurie ou ischurie, &c.

NOSOLOGIE
MÉTHODIQUE.

THÉORIE
DE LA
TROISIEME CLASSE.

MALADIES
INFLAMMATOIRES,
APPELLÉES PHLEGMASIES
PAR GALIEN.

1. CES maladies sont appellées *Phlegmasies par* Galien. Hippocrat. *pag.* 544. *aphor.* 7. *lib.* 1. & par les François, *maladies inflammatoires*, *fievres inflammatoires.*

Boerhaave, *aphorism. 770.* les appelle *maladies fébriles aiguës*, lesquelles, indépendamment de la fievre aiguë dont elles sont accompagnées, causent une inflammation singuliere dans divers organes, dont on donne le nom à toute la maladie; ceux, par exemple, de *phrénésie*, de *péripneumonie*, &c. Galien nous apprend, *Comment. in aphorism. 66. lib. 4.* que les Anciens ne les ont jamais mises au rang des fievres.

L. Heister, *Compend. Medicinæ, pag. 116. cap. 7.* leur donne le nom *d'inflammations*, & met de ce nombre la *phrénésie*, la *pleurésie*, &c. G. Ludwig leur donne le même nom, *Instit. medic. clinicæ, cap. 2.* & y joint l'*hépatite*, la *néphritique*, la *gastritide*, &c.

Elles sont appellées *fievres aiguës inflammatoires*, par Fréderic Hoffmann, *tom. 2. sect. 2.* qui appelle ces maladies fievres stomachiques, fievres phrénétiques, pneumoniques, hépatiques, néphritiques, & y joint les fievres hectiques. *Juncker, tab. 59. Nenter. tab. 36.*

Felix Platerus leur donne le nom de *douleurs*; il met dans cette classe la pleurésie, la péripneumonie, l'hépatite, la gastritide, & rapporte *aux aliénations d'esprit*, la phrénésie, la paraphrénésie.

Phlegmainein, dans Hippocrate, signifie brûler, s'allumer, s'enflammer, s'embraser, d'où vient qu'on appelle *phlegmainenta nosemata* les maladies inflammatoires, aussi-bien que les *phlegmons* ou les inflammations, sous lequel nom les Grecs ont compris toute ardeur sans tumeur, comme Gorræus nous l'apprend *dans ses définitions*. D'autres, comme les Modernes, ont donné à cette ardeur le nom de *phlogose*, qui est un nom dont les Grecs, entr'autres les disciples d'Erasistrate, se sont servis pour désigner une ardeur avec douleur & tumeur tout ensemble, au lieu que Hippocrate, comme Galien nous l'apprend, *Comment. in 1. & 2. prognostic.* les appelloit d'un nom composé, *œdemes durs & douloureux*.

2. Quant à l'étymologie de ces noms, elle est tirée de la rougeur & de l'ardeur incommode qui accompagnent ces maladies; mais on ne doit faire aucun fond sur l'étymologie quand il est question de définir les maladies, vu que les Grecs eux-mêmes qui appelloient les fievres *pyreta*, d'un nom tiré

du feu, de même que les maladies *phlegmoneuses* ou *phlogistiques*, n'ont jamais mis la péripneumonie, ni la phrénésie au rang des fievres, ainsi que Galien nous l'apprend, & ont donné le nom de fievres à des maladies qui ne sont accompagnées d'aucune inflammation locale, auxquelles quelques Modernes ont joint la peste, la petite vérole, la rougeole en forme d'appendix.

3. Le caractere de ces maladies est une fievre aiguë, accompagnée d'une douleur & d'une chaleur incommode dans certaine partie, le sang tiré dans la palette est couvert d'une croûte qui ressemble à du cuir.

On appelle fievre aiguë celle qui dure environ deux semaines, & qui met la vie du malade en danger.

La douleur de la partie enflammée est ou pulsative, comme dans le phlegmon; ou poignante, comme dans l'érysipele, dans l'inflammation de plusieurs membranes; ou gravative, comme dans la péripneumonie & l'hépatite.

La chaleur est plus grande qu'à l'ordinaire. Dans les adultes qui jouissent d'une bonne santé, la chaleur des aifſelles, du dedans de la bouche eſt d'environ vingt-huit degrés du thermometre de M. de Réaumur, au lieu que celle qui ſe fait ſentir dans la vigueur des maladies inflammatoires eſt d'environ trente-trois degrés.

La croûte qui couvre le ſang, & que l'on appelle *coëne* en langue vulgaire, eſt blanchâtre, & quelquefois teinte d'une séroſité jaune; elle eſt plus légere que le cruor, mais ferme & tenace, & c'eſt elle qui forme ces concrétions polypeuſes que l'on trouve dans les ventricules du cœur lorſqu'on ouvre les cadavres.

4. Outre ces ſymptomes qui ſont communs à preſque toutes les maladies inflammatoires, il y en a d'autres que l'on peut obſerver lorſque l'inflammation eſt externe, ſavoir, une *tumeur* phlegmoneuſe, éryſipélateuſe, puſtuleuſe, l'anthrax, le bubon, &c.

La *rougeur* approchante de celle de la roſe, noire, livide dans la partie tuméfiée, elle blanchit à l'approche de la ſuppuration.

La *tenſion* de la partie enflammée eſt extrêmement ſenſible & élaſtique; elle augmente avec la maladie, & elle *s'a-*

mollit ensuite, lorsque la tumeur vient à suppuration. Elle dégénere en une *flaccidité sphacéleuse*, si la gangrene s'y met; en *croûte*, si le pus se desseche, comme dans la petite vérole; en *écailles*, si l'épiderme se détache, comme dans l'érysipele, la rougeole, &c.

5. Ces symptomes primitifs en occasionnent plusieurs autres; par exemple, la fievre occasionne la lassitude, la soif, la sécheresse de la langue, l'anorexie, la couleur intense de l'urine; la douleur produit l'insomnie, l'anxiété, la mauvaise humeur; la chaleur fait naître la soif, l'anxiété, l'intumescence des veines & de la peau, la chute du poil; joignez-y les symptomes des fievres énoncés dans la seconde classe, depuis le n°. 6. jusqu'au n°. 11.

6. A la fin de la maladie il survient d'autres symptomes, selon que le phlegmon se termine par la résolution, la suppuration, l'endurcissement ou le sphacele, & alors il survient une autre maladie, à moins que le malade ne guérisse ou ne meure, laquelle appartient à d'autres classes, comme le tabes, la phthisie, &c.

THÉORIE

Des Maladies inflammatoires.

7. On divise ces maladies en *pures* & en *impures*, ou en *simples* & *compliquées*. On appelle maladies inflammatoires *pures* & *simples*, celles qui, à l'exception des vices qu'occasionnent la fievre & la chaleur, n'en reconnoissent aucun autre dans la crase du sang; & dans celles-ci, le sang est ordinairement couvert d'une croûte qui ressemble à du cuir. Les *impures* sont celles dans lesquelles la crase du sang est impure, maligne, pestilentielle, dissoute, gangreneuse; de maniere que la chylification dépravée, ou la corruption des humeurs change les symptomes dont on a parlé ci-dessus, & en fait naître d'autres, comme dans la petite vérole maligne, la peste, la cynancie gangreneuse, & quantité d'autres maladies épidémiques, qui regnent dans les villes & dans les armées.

8. Les principes de l'inflammation sont mécaniques, physiologiques & physiques; mais ceux des malédies in-

flammatoires pures sont plus mécaniques, & ceux des impures plus physiques ; de sorte que pour suivre un ordre, je traiterai des uns & des autres successivement, en commençant par les principes mécaniques de l'inflammation.

9. La cause de la fievre (N°. 91. *Class.* 2.) n'est autre qu'une trop grande distribution des forces dans les nerfs du cœur, à proportion de celle qui s'en fait dans ceux des membres. Or, comme les maladies inflammatoires pures sont accompagnées de la fievre, il faut que les forces employées à contracter le cœur, soient plus grandes à proportion que celles qui font ordinairement agir les muscles des membres.

10. La fievre aiguë inflammatoire augmente quelquefois du double la vîtesse du sang ; la fréquence double seule donne au sang deux fois plus de vîtesse (*Class.* 2. N°. 86.), & comme l'observation nous apprend que le pouls dans la fievre aiguë est deux fois plus fréquent qu'à l'ordinaire, ainsi que je l'ai remarqué plusieurs fois, & que M. B. *Robinson* l'a observé après une course violente, on ne sauroit douter que

dans la fievre inflammatoire, la vîtesse du sang n'augmente quelquefois du double.

11. La vîtesse du sang, la fréquence du pouls, étant la même, est à peu près proportionnelle à la grandeur du pouls; car, comme l'orifice artériel du cœur est toujours le même, le battement des arteres ne peut augmenter constamment du double, qu'il n'y entre deux fois plus de sang. Or, afin qu'il passe dans le même espace de temps deux fois plus de sang du ventricule du cœur dans l'aorte, il faut que sous le même nombre de pulsations, le fluide s'écoule deux fois plus vîte par le même orifice du cœur; car la dépense par un même ajutage, est comme sa vîtesse, ainsi que nous l'apprenons de l'hydraulique; il faut donc dans ce cas que le sang sorte du cœur avec une vîtesse double, ou qu'elle soit proportionnelle à la grandeur du pouls.

12. La fermeté du cruor dans les fievres inflammatoires, est quatre fois plus grande que dans l'état de santé (*Class.* 2. 98); mais afin qu'un fluide visqueux, ou plus ferme qu'à l'ordi-

naire, circule avec la même vîtesse, & oppose moins de résistance, il faut, suivant les principes de la Physique, une force proportionnelle à cette résistance ; car un fluide n'est visqueux que parce que les gouttes qui le composent ont de la peine à se séparer, & que sa masse se divise difficilement ; or si le sang visqueux, pour circuler dans les vaisseaux capillaires, a besoin d'être divisé en petites colonnes extrêmement minces, & qu'il résiste deux ou trois fois plus à sa division, il faudra une force double ou triple pour le faire circuler avec sa vîtesse ordinaire ; d'où il suit qu'afin que dans les maladies inflammatoires, le sang circule avec sa vîtesse ordinaire, il faut employer une force qui soit elle-même proportionnelle à la vîtesse de ce fluide.

13. Les forces requises pour faire circuler un fluide avec plus de vîtesse dans les vaisseaux, sont comme les quarrés des vîtesses qui leur sont imprimées par les principes de l'hydraulique. Comme donc le fluide doit se mouvoir avec deux, trois fois plus de vîtesse qu'à l'ordinaire, il faut que les forces deviennent quatre fois, neuf

fois plus grandes qu'elles n'étoient.

14. Si la viſcoſité du fluide varie, & qu'il faille varier ſa vîteſſe, pour lors la force requiſe eſt en raiſon ſimple de la viſcoſité, & en raiſon doublée de la vîteſſe conjointement. Par exemple, ſi le ſang eſt quatre fois plus gluant qu'à l'ordinaire, & qu'on veuille qu'il circule deux fois plus vîte, il faudra que le cœur ait ſeize fois plus de forces qu'auparavant.

15. Il ſuit de ce qu'on vient de dire, qu'il ſe fait une grande diſſipation de forces dans le travail fébrile, qui accompagne les maladies inflammatoires, indépendamment des obſtructions qui les occaſionnent ſouvent ; & dans ce cas, la dépenſe des forces abſolument néceſſaires, eſt beaucoup plus grande.

16. Comme la ſomme des orifices effectifs, par leſquels le ſang paſſe des arteres dans les veines, eſt la vingtieme partie de l'orifice de l'aorte (*Hæmaſt. exp. 9.*) dans le cas où la moitié de ces vaiſſeaux eſt obſtruée, le ſang, quoique pouſſé par la même force, ne conſervera que la moitié de ſa vîteſſe ordinaire dans les troncs artériels, comme le ſavent les Fontainiers; &

pour qu'il acquiere ſa vîteſſe ordinaire, il faut qu'il s'écoule deux fois plus vîte par ces derniers orifices qui ſont libres, & par conſéquent (13) qu'il ſoit pouſſé par une force quadruple. Si donc la moitié des vaiſſeaux ſanguins ſe trouve obſtruée par un ſang quatre fois plus gluant, & qu'il faille cependant qu'il circule deux fois plus vîte que dans l'état de ſanté, les forces doivent être ſoixante-quatre fois plus grandes.

17. Les forces qui font mouvoir le cœur dans l'état de ſanté, ſont aux forces totales du corps, ſuivant M. *Bernoulli*, à peu près comme un à quarante ; mais comme les forces de l'homme ſont limitées, celles qui font mouvoir le cœur, ne peuvent conſtamment augmenter, que la force libre des membres ne diminue à proportion ; de ſorte que ſi de la ſomme quarante des forces, on en ôte ſeize, qui ſont employées à faire mouvoir le cœur, les forces vitales du cœur ſeront aux forces libres des membres comme ſeize à vingt-quatre, à peu près comme deux à trois, d'où l'on voit que les forces libres des membres doivent néceſſairement diminuer. On voit par là d'où vient que

ceux qui ont des maladies inflammatoires ſont obligés de reſter au lit, ne peuvent plus agir, & deviennent tous les jours plus foibles, ainſi qu'on l'a dit en parlant des fievres (73 à 78).

18. Les forces requiſes pour élever la même quantité de fluide à différentes hauteurs, ſont en raiſon de ces hauteurs. Or comme les petits vaiſſeaux de la tête ſe trouvent environ trois fois plus élevés au-deſſus du cœur lorſqu'on eſt debout, que lorſqu'on eſt couché, & que par conſéquent la même force pouſſe une plus grande quantité de ſang dans la tête des malades qui ſont alités, que lorſqu'ils ſe portoient bien & qu'ils ſe tenoient debout, ou, ce qui revient au même, comme l'impulſion du ſang eſt plus forte ſur la tête des perſonnes qui ſont couchées, que ſur celle des perſonnes qui ſont debout, il faut néceſſairement que les vaiſſeaux de la tête ſe diſtendent, ſe gonflent; & de là naiſſent l'aſſoupiſſement, les peſanteurs, les maux de tête inſéparables de ces maladies.

19. Le délire eſt ſouvent occaſionné par l'ébranlement des fibres médullaires du cerveau, lorſque le ſang agit avec

plus de force ſur quelques parties de cet organe que ſur d'autres, ou que ſes vaiſſeaux s'engorgent. Or l'impulſion du ſang ſur le cerveau augmentant, tant à cauſe de ſa ſituation horizontale, qu'à cauſe de l'augmentation de la force du cœur, & de la direction commune des carotides avec le tronc de l'aorte, il faut néceſſairement que le ſang agiſſe avec plus de force ſur la tête; & ſi l'on joint à cela la diſpoſition inégale des parties du cerveau, on ſentira la raiſon pour laquelle ceux qui ont une fievre aiguë inflammatoire, reſſentent de grands maux de tête, une chaleur dans le front, pourquoi ils ſont aſſoupis, & tombent enfin dans le délire.

20. Suivant la nouvelle théorie des frottemens dans des vaiſſeaux déliés & fort longs & diſpoſés à recevoir un fluide mû par une force médiocre, que M. *Dan. Bernoulli* a eu la bonté de me communiquer, les quantités des fluides qui s'écoulent des vaiſſeaux capillaires dans un temps donné, ſont comme les cubes des diametres de ces vaiſſeaux, réciproquement comme leurs longueurs, & directement comme les

forces qui pouſſent le fluide, quoique dans les grands vaiſſeaux, en faiſant abſtraction des frottemens, ces quantités ſoient en raiſon composée de la ſoudoublée des forces, & de la doublée des diametres.

21. Il réſulte de cette théorie, dont j'ai reconnu la vérité par pluſieurs expériences, que ſi une petite artere, par exemple, la bronchiale, dont le diametre eſt la vingtieme partie de celui de l'aorte, & qui par conſéquent ne reçoit que la quatre centieme partie du ſang, acquiert un diametre deux fois plus grand, elle recevra non-ſeulement quatre fois, mais huit fois plus de ſang qu'elle n'en recevoit auparavant.

22 Cela étant, il n'eſt pas étonnant que le diametre de quelques arteres venant à changer, en ſorte que l'un augmente, tandis que les autres diminuent, il n'eſt pas étonnant, dis-je, que la force du cœur reſtant la même, le ſang ſe porte avec plus d'impétuoſité dans certains vaiſſeaux d'un viſcere que dans les autres, quoique leur capacité ſoit la même qu'auparavant; ou que ſon impulſion dans un viſcere déter-

miné devienne plus forte que dans les autres. On ſait que les fibres circulaires des arteres ont quelquefois un mouvement muſculaire, & ſont environnées, comme l'obſerve M. *Haller*, de rênes nerveuſes, dont l'uſage eſt de tendre ces fibres ou de les relâcher, d'où vient que la capacité de ces arteres eſt tantôt plus grande & tantôt plus petite. Cela ſuppoſé, il eſt aiſé d'expliquer d'où vient que, ſans que la force du cœur augmente, le ſang ſe porte en plus grande quantité dans certaines parties que dans d'autres; par exemple, dans les corps caverneux de la verge, dans le coït, dans les joues, lorſque la honte nous ſaiſit, & ainſi des autres parties.

23. Les théories de l'inflammation ſe ſont ſi fort multipliées dans les Ecoles de Médecine, & elles varient ſi fort, que les Médecins ne ſavent laquelle choiſir, & que ceux qui ne déferent point à l'autorité n'en admettent aucune, & aiment mieux s'en rapporter à leur propre jugement. Cela n'eſt pas étonnant. Les anciens l'ont attribuée à l'accélération extraordinaire du mouvement du ſang, quelques modernes célebres à la ſtagnation & à la congeſ-

tion de ce fluide ; le respect que nous devons aux anciens ne permet pas que nous ayons d'autre sentiment que le leur; d'un autre côté, l'amour de la nouveauté nous empêche d'adopter des opinions aussi anciennes & aussi surannées. Acquiescerons-nous à celle qui l'attribue à la putréfaction ? mais les Chimistes, usant du même droit, prétendent qu'on doit l'attribuer à la fermentation. On voit donc qu'il y a autant de différence entre les ætiologies de l'inflammation, qu'il y en a entre le mouvement & le repos, entre la circulation & la stagnation, entre les Humoristes & les Chimistes, & entre ceux-ci & les Mécaniciens.

Les Modernes eux-mêmes, qui attribuent l'inflammation à la viscosité & à la stagnation du sang, ne s'accordent pas plus entr'eux dans les hypotheses qu'ils établissent. Les uns tranchent le nœud & assignent pour cause de cette maladie la stagnation du sang & certaines lois qu'ils appellent mécaniques; d'autres augmentent le mouvement dans les parties voisines de celle qui est enflammée, & dès qu'ils ont proféré les mots magiques & énergiques d'*irritans* & de *sympathie*, personne n'est plus en droit d'attribuer l'accélération du sang à une puissance motrice, rien, selon eux, n'étant plus indigne d'un Mécanicien, que d'attribuer les phénomenes à toute autre chose qu'à la simple disposition des parties.

24. De là sont émanées ces causes inouies du mouvement, dont personne n'avoit encore oui parler, ou, comme ils les appellent, ces lois de Mécanique & d'Hydaulique, dont deux principalement leur servent à expliquer toutes les maladies. La premiere est, *que les membranes, qui sont élastiques, étant une fois pliées, elles rentrent d'autant plutôt dans leur état naturel, que l'inflexion est plus considérable, quand même la force qui presse & qui plie resteroit la même.* La seconde, *que les vitesses absolues des fluides qui s'écoulent par des orifices de différente grandeur, sont en raison réciproque de ces mêmes orifices, quelle que soit la puissance motrice*, c'est-à-dire, *que leur vitesse est d'autant plus grande, que les orifices sont plus petits, & d'autant plus petits qu'ils sont plus grands.* C'est ainsi que par la seule supposition que les vaisseaux sont resserrés & obstrués,

qu'à laide de la ſympathie & de ces nouvelles lois, le ſang qui ſe trouve gêné dans ſon cours, frappe les vaiſſeaux, les diſtend, les rend rouges, & produit l'inflammation.

25. Comme il doit être permis à tout le monde de ſuivre ſon penchant, & que je ſuis en droit à l'exemple de mes maîtres d'abandonner les opinions reçues pour en embraſſer d'autres, car ce n'eſt que depuis vingt ans que ce mécaniſme a détruit le ſyſtême de la fermentation, on ne trouvera pas mauvais que j'adopte une opinion différente, & que je la produiſe ici.

Ne ferai-je jamais qu'écouter, & ne me ſera-t-il pas permis de parler à mon tour? Les Modernes s'en tiennent au ſimple mécaniſme, & le vantent à tout propos; qu'il me ſoit donc permis de ſuivre les lois de la mécanique approuvées par les Académies des Sciences de Paris & de Londres, & confirmées par les expériences de *Newton* & de *Bernoulli*. Je ne ferai que ſuivre la route que les maîtres de cette Académie m'ont montrée. J'en appelle au ſeul *Chirac*, qui non ſeulement a appliqué les mathématiques à la médecine (*dans son Traité du mouvement du cœur*) mais qui a même exigé que ses éleves étudiassent la Géométrie, avant que d'exercer la médecine, & ordonné que l'on expliquât publiquement dans nos écoles l'Ouvrage mathématique du fameux Borelli, *sur le mouvement des animaux*. Ce grand homme étoit persuadé par sa propre expérience & par ses propres lumieres qu'il n'y a pas de meilleure méthode pour perfectionner la médecine que celle dont on s'est servi pour porter la mécanique, l'hydraulique, l'astronomie à ce point de certitude & de simplicité où elles sont parvenues.

26. Je sai que plusieurs personnes ne goûtent point qu'on traite la physique avec cette exactitude scrupuleuse qu'exige la géométrie ; mais je ne conçois pas comment sans le secours des mathématiques, ils pourroient venir à bout par la seule force de leur génie de découvrir la vérité dans les problêmes compliqués. Les Géometres n'ont pas plus d'intelligence & de pénétration que les autres hommes; mais ils savent décomposer les phénomenes, les diviser, & les examiner séparément, de maniere que ce qui, pris ensemble, étoit

étoit extrêmement difficile, devient facile & ſimple lorſqu'on l'enviſage ſéparément.

27. Les Philoſophes vulgaires accuſent les Géometres de trop s'attacher aux minuties & aux élémens, de ne point voler tout d'un coup aux nues, & de ne point franchir de plein vol les difficultés qu'ils rencontrent ſur leur route; mais que les Syſtématiques prennent garde à leur tour qu'en voulant s'élever trop haut avec des ailes de cire, leur chute n'en devienne que plus funeſte. En effet, il y a pluſieurs perſonnes, qui emportées par leur imagination, après avoir long-temps parcouru dans leur jeuneſſe les régions vagues & incertaines de l'opinion, qui lorſque la fougue de leur eſprit eſt ralentie, déſeſperent pour jamais de découvrir la vérité; ſe jettent dans le Pyrrhoniſme, & l'embraſſent comme la derniere reſſource qui leur reſte.

28. C'eſt ce qui arrive à ceux qui entrevoyant de loin la vérité, n'oſent la ſuivre ni l'étudier attentivement, & qui rougiſſent d'abandonner dans leur vieilleſſe les principes erronés qu'ils ont appris dans leur jeuneſſe.

Quæ juvenes didicere, senes perdenda fateri.

Ils imitent alors le renard, qui ayant perdu sa queue dans un piege, conseilloit à ses camarades de se défaire de la leur comme d'un fardeau inutile. Si on les en croit, toutes les recherches philosophiques sont inutiles; tous sont également aveugles dans la théorie, après qu'elle a été portée au-delà de certaines limites; les Mathématiciens eux-mêmes ne sont pas plus d'accord entr'eux; il ne reste donc plus que de renoncer à la recherche de la vérité, & de se jeter dans la pratique.

29. Mais c'est trafiquer de la vie des hommes que de pratiquer la médecine sans avoir auparavant étudié la théorie de cet art. Celui au contraire qui joint à la théorie les observations, les expériences, l'inspection des cadavres, la dissection des animaux vivans, est infiniment plus en état qu'un autre de découvrir les vertus des remedes & les causes des maladies, sur-tout, si au lieu de se laisser entraîner à son imagination, il a soin d'aiguiser la sagacité d'esprit qui lui est naturelle, par l'étude de la Géométrie. Il y en a d'autres qui méprisent les

ouvrages des Géometres, parce qu'ils ne contiennent que des vérités nues & abstraites, & qui leur préferent des fables, pourvu qu'elles soient décorées des fleurs & des ornemens de l'éloquence. Je conviens qu'il y a peu de gens qui sachent comme M. *Astruc* joindre la précision géométrique avec les graces de l'éloquence; mais on écrit pour les personnes sensées, & non point pour les sots.

Omnia enim stolidi magis admirantur amantque,
Veraque constituunt quæ belle tangere possunt
Aures, & lepido quæ sunt fucata sonore. Lucret.

30. En un mot, je soutiens que ceux qui ignorent & qui méprisent les Mathématiques, sont hors d'état de juger de ce qu'il y a de vrai dans la Physique, ni d'entendre les ouvrages des plus célebres Médecins; de *Bellini*, par exemple, de *Pitcairn*, de *Keill*, de *Jurin*, de *Michelot*, d'*Hamberger*, de *Schreiber*, de *Sylva*, de *Morgani*, &c. & je doute que celui qui a goûté une fois la vérité, veuille se priver de pareils secours.

» Etudiez, mon fils, disoit autrefois » *Hippocrate* à *Thessalus*, la Géométrie

» & l'Arithmétique; elles vous feront
» beaucoup d'honneur, & vous en ti-
» rerez beaucoup d'utilité dans le com-
» merce de la vie; votre esprit en de-
» viendra plus pénétrant & plus éten-
» du, & vous serez plus en état d'ac-
» quérir les connoissances dont vous
» pouvez avoir besoin dans l'exercice
» de la Médecine ».

Théorie de l'Inflammation.

31. On dit qu'une partie est *enflammée*, lorsqu'on y sent une chaleur intense, incommode & douloureuse, accompagnée de tension, de rougeur & de tumeur tout ensemble; & cet état est appellé *phlogose* par les Grecs, de *phlego*, je brûle, j'allume, j'enflamme; & par les Latins, *inflammatio*, inflammation, parce qu'elle produit une chaleur pareille à celle de la flamme.

32. Si la chaleur, la rougeur, la tension, la douleur existent dans la même partie, si la tumeur est ronde, & la douleur pulsative, ce concours de symptomes est appellé *phlegmon*, de *phlegmainein*, brûler, enflammer. De ce nombre sont les phlyctenes, l'épinyctide, le furoncle, &c.

33. S'il y a chaleur, rougeur, tension, douleur & tumeur tout ensemble, mais que la rougeur soit légere comme celle de la rose, si elle disparoît lorsqu'on la presse, & qu'elle revienne aussi-tôt, la douleur poignante, aiguë, brûlante, & la tumeur plate par-dessus, élevée d'environ une ou deux lignes; ce concours de symptomes est appellé *érysipele*, du mot *erythros* rouge; & l'on peut mettre de ce nombre l'herpe, la brûlure, l'écorchure, &c.

34. Il n'y a aucun de ces symptomes, si l'on en excepte la *chaleur intense*, que le malade ou le Médecin puisse appercevoir dans toutes les maladies inflammatoires, même dans leur état & leur vigueur. Car si le phlegmon se forme dans la boîte du crâne, ou dans la cavité de la poitrine, dans la moelle des os; il n'y a aucun de ces symptomes qui tombent sous les sens, si l'on en excepte la chaleur & la fievre qui l'accompagne, & la douleur, pourvu qu'il n'y ait ni délire ni assoupissement. A quoi bon donc définir ce concours par la tumeur, puisque la définition doit être tirée du symptome le plus notable & le plus constant?

35. L'inflammation qui n'eſt notable ni par l'intenſité, ni par l'extenſion, ni par le nombre, ne doit être miſe qu'au rang des affections & des *vices*, comme le furoncle, les bourgeons, le *therminthus*, les phlyctenes, &c. Lors au contraire que ce concours de ſymptomes eſt notable par l'intenſité, l'extenſion, le nombre, ou les autres effets qui en réſultent, c'eſt une *maladie inflammatoire*.

36. Laquelle affecte les parties internes ou externes. Si ce ſont les parties internes membraneuſes qui ſont affectées, & que l'inflammation ſe forme dans les méninges, c'eſt une *phrénéſie*; ſi elle ſe forme dans la plévre, le péricarde, le médiaſtin, c'eſt une *pleuréſie*; ſi elle ſe forme dans le ventricule, une *gaſtritide*, &c. Si les viſceres, appellés *parenchymes*, par les Grecs, ſont affectés, il en réſulte une *cynanchie*, une *péripneumonie*, une *hépatite*, une *néphritique*, &c.

37. Enfin, ſi l'inflammation affecte les parties externes, il en réſulte la *peſte*, la *petite vérole*, la *rougeole*, & autres maladies ſemblables.

38. Rien ne prouve mieux l'impor-

tance dont il eſt d'avoir une théorie juſte & exacte de l'inflammation, que le *nombre*, le danger, la fréquence & la qualité aiguë de ces maladies. Ce n'eſt point dans des matieres de cette importance qu'il faut ſe repaître d'hypotheſes & de fictions, comme c'eſt la coutume des eſprits oiſifs & ſuperficiels; mais il faut ſe ſervir du flambeau de l'Anatomie, des Mathématiques & de l'expérience, pour pénétrer les cauſes cachées de ces maladies, afin que ſi l'on marche avec peine, on marche du moins avec ſureté.

39. LEMME. Si une même quantité de fluide coule à travers les ſections tranſverſales d'un conduit flexible ou inflexible, étroit ou large, dans un temps donné, les vîteſſes de ce fluide ſeront réciproques aux ſections du conduit. Newton, *Princ. lib. 2. prop. 36.*

40. Les meſures anatomiques nous apprennent que le conduit artériel eſt plus étroit près du cœur que dans les premiers rameaux de l'aorte, plus étroit dans ceux-ci que dans les ſeconds, & dans les ſeconds que dans les troiſiemes, & ainſi de ſuite; & il en eſt de même du conduit veineux. *Voyez* la Figure 1.

41. Ceux qui admettent la circulation savent aussi qu'à chaque battement du cœur il passe sensiblement la même quantité de sang dans toutes les sections du conduit artériel & veineux B. CC. DD. EEE, &c. soit qu'elle reste la même, qu'elle augmente ou qu'elle diminue.

42. COROLLAIRE. La vîtesse du sang (on comprend sous ce nom le cruor & la lymphe) est d'autant plus petite dans les diverses sections des conduits artériels & veineux, que le conduit, ou la somme des grandeurs des vaisseaux est plus grande, & d'autant plus grande, que la somme est plus petite.

43. L'expérience nous apprend que si l'on a deux tubes dont les orifices soient inégaux, lesquels donnent passage à un fluide poussé par la même force, que le frottement ou l'adhésion du fluide contre les parois fait qu'il y passe en plus petite quantité, qu'on ne devroit l'attendre de l'orifice & de la vîtesse, si l'on n'avoit aucun égard au frottement. M. *Carré*, dans les Mémoires de l'Académie des Sciences, *ann. 1705. pag. 275.*

44. La quantité du frottement, tou-

tes choſes étant d'ailleurs égales, eſt proportionnelle aux ſurfaces qui le ſouffrent, d'où il ſuit que l'écoulement doit être d'autant plus petit, que la ſurface eſt plus grande.

45. La ſurface des vaiſſeaux cylindriques de même longueur eſt en raiſon compoſée des diametres & du nombre des vaiſſeaux pris enſemble, comme la Géométrie nous l'apprend.

46. COROLLAIRE. La diminution du cours du ſang dans le tronc eſt moindre que la diminution de ce même cours dans les rameaux en raiſon compoſée du nombre des troncs à celui des rameaux, & de la périphérie ou du diametre des troncs à la périphérie ou au diametre des rameaux pris enſemble.

47. COROLLAIRE. La diminution du cours dans le tronc eſt moindre, eu égard à la diminution dans les rameaux du troiſieme ordre, que dans ceux du ſecond; & dans ceux du ſecond, que dans ceux du premier; parce que, comme nous l'apprend l'Anatomie, le nombre des rameaux augmente à proportion que l'artere s'allonge, en plus grande raiſon que n'augmente leur ca-

pacité. Par exemple, les premiers rameaux de la méſaraïque ſupérieure ſont au nombre de 21, les quatriemes qui embraſſent déjà les inteſtins, au nombre de 1200, ou cinquante-ſept fois plus nombreux, & cependant leur capacité n'eſt pas quatre fois plus grande que la ſection tranſverſale des premiers, ainſi que Mrs. *Keill* & *Hales* l'ont obſervé.

48. Il paſſe la même quantité de ſang dans le tronc que dans les rameaux (41), mais le frottement eſt beaucoup plus conſidérable dans ceux-ci, que dans les autres (46), & la quantité du cours diminue à proportion du frottement (44); il faut donc que le cours du ſang dans les troncs ſoit plus ralenti par le frottement qu'il éprouve dans les rameaux, que par la propre réſiſtance des troncs. Si donc les troncs étoient ouverts, le ſang s'écouleroit avec infiniment plus de vîteſſe qu'il n'y circule en effet lorſqu'ils ſont entiers.

49. Il faut auſſi que le tronc étant coupé en travers, il en ſorte plus de ſang dans le même eſpace de temps donné, que de tous ſes rameaux pris enſemble, s'ils étoient pareillement

coupés, quoiqu'avant la section il en passe la même quantité dans les uns que dans les autres.

50. *Expérience.* Que l'on prenne deux chiens de même force & de même âge, s'il est possible, que l'on coupe à l'un le conduit intestinal dans toute sa longueur, après avoir lié ou comprimé la mésantérique inférieure, & que l'on ramasse le sang qui s'écoulera pendant une minute de toutes les artérioles. Que l'on coupe à l'autre la mésantérique supérieure en travers, & que l'on ramasse le sang qui s'écoulera pendant le même espace de temps, cette derniere quantité sera vingt fois plus grande que l'autre.

51. *Expérience.* Adaptez dans l'aorte inférieure d'un chien vivant un tube, que vous aurez soin de tenir plein d'eau tiede par le moyen d'un grand entonnoir, vous verrez en peu de temps qu'elle balayera le sang des veines & des arteres au point que le mésentere sera aussi blanc que la neige. Coupez ensuite les intestins grêles, & observez avec une pendule & une mesure la quantité d'eau qui en sortira. Si vous coupez ensuite le tronc, après avoir

auparavant coupé les rameaux du premier ou du second ordre ; obſervez la quantité d'eau qui en ſortira dans le même eſpace de temps, & vous trouverez que la quantité d'eau qui s'écoule par tous les rameaux des arteres pris enſemble, eſt trois fois plus petite que celle qui ſort du tronc, ſi ce ſont les premiers ; ſeize fois plus petite, ſi l'on coupe les rameaux dans l'endroit du méſentere qui eſt contigu aux inteſtins ; & vingt fois plus petite, ſi l'on coupe ceux qui rampent ſur le dos des inteſtins, qui ſont les derniers & les plus petits.

52. On prouve par de pareilles expériences qu'il n'y a aucun artere dans les animaux, ſi l'on en excepte la pulmonaire, ſur laquelle on n'a pas encore aſſez fait d'expériences, dans laquelle le ſang ou l'eau tiede ſanguinolente circule plus aiſément que dans la méſentérique. Dans les expériences que j'ai faites, il n'en paſſe point dans les arteres renales, très-peu dans les muſculaires, & peu dans les carotides.

53. On peut concevoir la vîteſſe d'un fluide quelconque, comme s'il l'avoit acquiſe en tombant d'une hau-

teur donnée. Car il revient au même quant à la vîteſſe, qu'elle vienne d'un piſton qui preſſe ſur le fluide ou de ſa chute d'une certaine hauteur, & de là vient que ceux qui cultivent l'hydraulique meſurent la vîteſſe par la hauteur à laquelle l'eau s'éleve, & cette hauteur eſt la même que la *hauteur génératrice de la vîteſſe. Mémoires de l'Académie des Sciences.*

54. C'eſt une choſe démontrée que les vîteſſes qu'un fluide acquiert en tombant de différentes hauteurs, ou lorſqu'il eſt mû par des forces différentes, ſont entr'elles comme les racines de ces hauteurs ou de ces forces. *Mémoires de l'Académie des Sciences, de l'année 1735. Pittot, Mémoires ſur les Pompes.*

55. On appelle *force motrice* tout ce qui peut mouvoir un corps, & un corps ne ſe meut qu'à l'aide des forces ſupérieures aux obſtacles qu'il rencontre, & il ne ſauroit ſe mouvoir plus vîte, que les forces n'augmentent; il s'enſuit donc que les fluides doivent leurs vîteſſes aux forces, & qu'elles ſont d'autant plus grandes, que ces forces ſont plus grandes. Ceux-là donc

ſe trompent qui croient que l'augmentation des vîteſſes des fluides n'eſt point due à l'augmentation de la force qui agit ſur eux, mais ſeulement au rétréciſſement de l'orifice par lequel ils ſortent, ce qui eſt l'erreur la plus groſſiere que l'on puiſſe avancer dans la théorie de la Médecine.

56. COROLLAIRE I. Une partie quelconque du conduit ſanguin étant obſtruée dans les dernieres arteres de tel ordre que ce ſoit, la vîteſſe par l'orifice qui reſte ſera la même qu'auparavant, à moins que la force du cœur ne change. Le Docteur Michelot a démontré, *Prænot. 2. de ſeparatione fluidorum*, que le ſang, du moins dans l'état permanent doit toute ſa vîteſſe au cœur.

57. COROLLAIRE II. Le lit du ſang venant à diminuer, ou l'orifice par lequel il paſſe des arteres dans les veines venant à augmenter, le rapport de la ſection de l'orifice à la ſection du lit dans le tronc où les rameaux antérieurs diminuent, & par conſéquent (39) le rapport de la vîteſſe dans les troncs à celle par les orifices doit diminuer, ou la vîteſſe dans le tronc eſt d'autant moindre que celle par les orifices,

que la ſection ou l'ouverture des orifices eſt moindre que celle du tronc.

58. COROLLAIRE III. Si de 1200 rameaux, par exemple, de l'artere méſentérique, il y en a 600 ou la moitié d'obſtrués, l'expérience qu'on a faite ſur des animaux vivans, & la raiſon nous apprennent, qu'il circulera la moitié moins de ſang qu'à l'ordinaire, d'où il ſuit que ſa vîteſſe par les orifices eſt la même qu'auparavant. Mais comme tout le ſang contenu dans les rameaux & les troncs ſupérieurs ne peut s'écouler que par ces orifices ; il s'enſuit (56) qu'il doit couler deux fois moins vîte. Je néglige ici l'argument de la vîteſſe dont je parlerai plus bas.

59. COROLLAIRE IV. Suppoſons que la quantité de ſang qui circule dans l'artere méſentérique dans l'état de ſanté, eſt la ſeizieme partie de celui qui paſſe dans le même temps du cœur dans l'aorte. Cela poſé, on peut regarder le tronc de la méſentérique comme n'étant que la ſeizieme partie de l'orifice de l'aorte. Si l'on ſuppoſe maintenant que l'artere méſentérique, ou que tous ſes rameaux ſoient obſtrués, le rapport du tronc de l'aorte

à ses orifices augmentera, je veux dire que le rapport de la section de l'aorte à celle de ses rameaux sera plus grande d'un seizieme ; donc (par le lemme 39) la vîtesse du sang dans l'aorte, eu égard à celle qu'il a dans les rameaux qui sont libres, sera plus petite d'un seizieme.

60. Il n'y a point d'artere dont tous les derniers rameaux pris ensemble puissent transmettre, à cause du frottement, au-delà de la vingtieme partie du sang que pourroit transmettre le tronc, si les rameaux & les troncs pris séparément étoient ouverts. (*Expér.* 50.)

61. COROLLAIRE. Les orifices, ou *émissaires effectifs*, sont estimés plus grands ou plus petits proportionnellement à la quantité de fluide qui en sort dans un temps donné, pourvu que la force qui presse le fluide soit la même. Il n'y a point d'autre cause de la différence des dépenses ; comme donc le temps & la force sont les mêmes, il s'ensuit que la dépense est comme l'ajutage.

62. COROLLAIRE. Tout revient donc au même, quant à la quantité de sang qui circule dans les vaisseaux, que tous les rameaux pris ensemble soient plus

grands que les troncs, mais ſujets au frottement, ou que les derniers rameaux ſe débouchent dans les veines par un orifice ou émiſſaire, vingt fois plus petit que la capacité des troncs, mais exempt de frottement.

63. Le *piſton* eſt un corps qui étant pouſſé dans un vaiſſeau deſtiné à conduire un fluide, dont la figure & le diametre intérieur ſont les mêmes dans toute ſon étendue, fait avancer le fluide qu'il renferme, lorſqu'il eſt mu par une force ſuffiſante.

64. Soit A. B. C. D. l'artere rameuſe remplie d'un fluide, dans la partie A. B. dans laquelle entre le piſton E. 1°. il eſt évident que la maſſe du fluide étant égale au cylindre A B, ou à l'eſpace que le piſton occupe, avancera, ſoit que le piſton ſoit ſolide, ſoit que la colonne du fluide même faſſe l'office de piſton; 2°. Il eſt encore évident que la colonne du fluide qui occupoit auparavant l'eſpace A B, avancera avec la même vîteſſe que la partie du piſton qui porte ſur elle; 3°. on voit encore que la colonne du fluide chaſſée du tronc, s'étendra d'autant moins en longueur dans les rameaux B, C, que

ces deux rameaux pris ensemble auront plus de capacité que le tronc; 4°. la même chose a lieu dans les rameaux du second ordre C, D, eu égard à leurs troncs B, C, & ainsi de suite; 5°. il coulera des émissaires E, E pris ensemble autant de fluide que le piston A, B en poussera devant lui, & son volume sera égal à celui du piston; 6°. si la base & le volume du piston augmentent à proportion que le vaisseau se dilate, les phénomenes précédens seront les mêmes, d'autant plus que nous n'avons point déterminé le diametre des vaisseaux, & que nous eussions pu les supposer plus grands, comme dans le diastole, & plus petits, comme dans la systole. C'est donc à tort qu'on prétend que les diametres que je leur donne ne s'accordent point avec le calcul.

65. Il est évident par ce qu'on vient de dire, que la colonne de sang contenue dans tel vaisseau que ce soit, par exemple, dans C, D, est un piston, eu égard au fluide qui doit passer dans les rameaux D, E, lequel s'avance dans le tronc, à mesure que le fluide lui fait place en entrant dans les rameaux qui

ſe trouvent ouverts. Si donc l'un ou l'autre de ces rameaux eſt obſtrué, ou ne ſubſiſte point, le piſton n'avancera point, à moins que la liqueur qu'il renferme, n'entre dans le tube D E qui reſte, & dans ce cas la vîteſſe du fluide qui circule ſera à celle du piſton qui ſuit, comme la baſe de ce dernier à celle de la colonne du fluide, ou de l'orifice émiſſaire ; mais pour que le vaiſſeau ſe dilate ſenſiblement, il faut que la vîteſſe du fluide augmente.

66. On nomme *obſtacle* le corps qui reçoit en ſoi la vîteſſe, & qui la détruit totalement ou en partie ; d'où il ſuit que la colonne de ſang qui préexiſte dans les vaiſſeaux, eſt un obſtacle pour celui qui y afflue de nouveau. Que ſi la colonne de ſang qui ſe trouve dans le vaiſſeau, eſt tellement adhérente à ſes parois, qu'elle ne puiſſe point avancer ſans entraîner le vaiſſeau avec elle ; dans ce cas, l'obſtacle eſt non-ſeulement comme la maſſe de cette colonne & du vaiſſeau, mais comme la maſſe requiſe pour détacher & entraîner le vaiſſeau. Soit, par exemple, le poids néceſſaire pour lacérer une artériole égale à vingt livres, le

grumeau de sang adhérent à ce vaisseau, & qu'on ne peut emporter sans déchirer ce dernier, fait la même résistance qu'une masse de vingt livres pesant. Si donc la force du sang qui afflue dans le vaisseau donné n'excede pas ce poids, l'obstacle devient insurmontable pour lui. La même chose arrive lorsqu'on lie ou que l'on comprime l'artere.

67. Comme l'obstacle, entant que masse, est en repos & n'a aucun mouvement par elle-même, & qu'il ne résiste que par la force d'inertie qui lui est propre, si une colonne de sang le heurte à chaque battement de cœur avec une force vive, quelque petite que cette force puisse être, la masse résistante acquerra une vîtesse égale au quotient de la quantité du mouvement de la colonne de sang contenue dans le vaisseau, divisée par la somme des masses : soit, par exemple, la vîtesse de la colonne de sang d'un pouce par seconde, sa premiere lame égale à un grain, la masse qu'on veut mouvoir égale quant à sa résistance à dix livres, la vîtesse après l'impulsion que le sang lui a communiquée sera égale dans

l'obſtacle à la quatre-vingt-douze mille cent ſoixante-unieme partie d'un pouce par ſeconde, par les lois du mouvement. Et comme la force du cœur ceſſe d'agir dans la ſyſtole des vaiſſeaux, alors la force élaſtique du vaiſſeau qui a été dilaté, & qui s'eſt quelque peu allongé, ſe renouvelle, & remet à ſa place l'obſtacle qui en avoit été éloigné d'une ſept mille ſix cents quatre-vingtieme partie de ligne.

68. C'eſt de ces oſcillations du vaiſſeau que les battemens du cœur ont dilaté, & que ſon élaſticité rétablit, que réſulte le frottement du vaiſſeau & du ſang qu'il renferme, & ce frottement, toutes choſes d'ailleurs égales, excite d'autant plus de chaleur, que le fluide eſt plus denſe & plus tenace; car la chaleur produite par le frottement des corps dont les denſités ſont inégales, eſt comme leur denſité, comme *Hermann* nous l'apprend. *Phoron.*

69. La vîteſſe des contractions du cœur eſt en raiſon compoſée de la ſous-doublée des forces qui le font mouvoir, & de la ſimple de la capacité des émiſſaires qui tranſmettent le ſang des arteres dans les veines.

1°. Les forces par lesquelles les corps agissent les uns sur les autres sont comme leurs effets, ou comme les masses mises en mouvement & leurs vîtesses ensemble, d'où il suit qu'on peut juger de la force du cœur par la masse du sang qu'il envoie, & par la vîtesse qu'il lui communique. Comme la quantité de fluide qui s'écoule par un orifice donné croît & décroît dans la même raison que la vîtesse, il s'ensuit que la force avec laquelle le cœur se contracte & pousse le sang, est en raison doublée de la vîtesse de ce dernier, & par conséquent que sa vîtesse est en raison sous-doublée des forces du cœur. Cette vîtesse croît & décroît à proportion que les parois solides du cœur occupent la place que le sang occupoit lui-même, & plus la vîtesse avec laquelle elles l'occupent, où elles se contractent est grande, & plutôt le sang leur fait place & passe dans les arteres; & comme la vîtesse des contractions du cœur est proportionnée à celle du sang qui en sort, il s'ensuit qu'elle est en raison sous-doublée des forces qui contractent le cœur.

2°. La vîtesse des colonnes de sang

varie ſelon que les orifices ou les émiſſaires des arteres varient eux-mêmes; car la vîteſſe des piſtons eſt en raiſon réciproque des émiſſaires, toutes les fois que les orifices effectifs de ceux-ci ſont moindres que les baſes des piſtons. Si vous en doutez, conſultez les fontainiers ou l'expérience ſuivante.

70. Soit une ſeringue avec ſon piſton, lequel, au moyen d'un reſſort, ou par ſon propre poids, chaſſe l'eau ou le fluide contenu dans ſa cavité par l'orifice connu dans un temps donné. Si l'orifice devient deux fois plus petit, vous verrez, ayant égard aux frottemens, qui font que les grands orifices tranſmettent une plus grande quantité de fluide qu'ils ne devroient le faire eu égard à leur grandeur, que la même force ne vuidera la ſeringue que dans un eſpace de temps double.

71. Cela poſé, plus la ſomme des orifices des petits vaiſſeaux ſera petite, moins le ſang aura de vîteſſe dans les troncs. Comme la vîteſſe des contractions du cœur, lorſqu'il eſt mû par des forces égales, eſt comme la vîteſſe du ſang qui ſe trouve dans les vaiſſeaux, il s'enſuit que plus les orifices effectifs

des vaisseaux sanguins seront petits, plus elle sera petite, & que plus ils seront grands, plus la vîtesse des contractions du cœur augmentera. Ce qu'il falloit prouver.

72. COROLLAIRE I. Si la force contractive du cœur est la même, & que la somme des émissaires dans la partie la plus étroite du vaisseau sanguin varie, la vîtesse du cœur sera plus petite ou plus grande qu'à l'ordinaire, selon que la somme des émissaires sera elle-même plus petite ou plus grande; de sorte que si la moitié des rameaux de l'aorte est obstruée, la contraction du cœur sera la moitié plus lente, & il enverra la moitié moins de sang dans l'aorte dans un temps donné. Il faut vouloir s'aveugler sur les principes de l'hydraulique, pour nier de pareilles vérités.

73. Ceux-là donc se trompent, qui prétendent non-seulement que le cœur & les arteres conservent leurs forces, lorsqu'il y a des obstructions, mais qu'elles augmentent même par la résistance qu'ils rencontrent dans les artérioles sanguines, lymphatiques, lorsqu'elles sont obstruées & tendues.

74. COROLLAIRE II. Si le ſang devient plus fluide à l'aide des laxatifs & des délayans, & que la force contractive du cœur reſte la même, le frottement ſera pour lors moins conſidérable ; ſi les orifices effectifs de tous les vaiſſeaux, ſur-tout des capillaires, deviennent à peu près de la même grandeur que ceux des troncs, l'effet ſera le même que ſi les obſtructions naturelles étoient levées, & pour lors la vîteſſe du ſang dans les troncs, auſſi-bien que celle du cœur augmenteront.

75. COROLLAIRE III. Si les émiſſaires des arteres diminuent, & que la vîteſſe des contractions du cœur & du ſang dans les troncs, reſte la même qu'avant les obſtructions, il faut néceſſairement que les forces du cœur augmentent, & elles doivent augmenter en raiſon doublée inverſe des émiſſaires. Si la moitié des orifices eſt obſtruée, la quantité de ſang qui paſſe des arteres dans les veines, de même que la vîteſſe du piſton ſeront la moitié plus petites (64. n. 5.), & cela étant, à moins que la vîteſſe par les émiſſaires n'augmente du double, il ne pourra paſſer dans les veines la même quantité de ſang qui y

passoit auparavant, de même que la vîtesse par les émissaires ne peut devenir double, que la force qui pousse le piston ne devienne quadruple. (*Voyez* la démonstration de ce que je viens de dire dans les *Mémoires de l'Académie des Sciences, pour l'année 1735. Mémoires sur les pompes.*) Si la vîtesse par l'émissaire est double, il en sortira dans le même espace de temps une double quantité de fluide; & comme la vîtesse des pistons est comme la quantité de fluide qui s'écoule par les émissaires, il s'ensuit que si la quantité qui s'écoule par ces derniers augmente du double, ou devient égale à celle qui circule dans tous les vaisseaux qui sont libres, la vîtesse du sang dans les troncs augmentera du double, ce qui ne peut arriver que la force ne devienne quadruple; & alors la vîtesse des battemens sera la même que dans l'état de santé.

76. COROLLAIRE. On doit donc tenir pour une chose certaine & incontestable, que la vîtesse du cœur & des battemens diminue dans les obstructions, lorsque la densité & la consistance du sang sont les mêmes, & que si la vîtesse du cœur & des batte-

mens restoit la même, il seroit impossible que les forces du cœur n'aient augmenté en raison doublée directe de l'obstruction, ou en raison doublée inverse de l'émissaire qui reste ouvert.

77. La vîtesse du cœur diminue plus ou moins dans les obstructions, selon que la quantité de sang qu'elles empêchent de circuler est plus ou moins grande; par exemple, s'il passe dans chaque systole la seizieme partie du sang qui sort du cœur dans l'artere mésentérique supérieure, comme, son tronc étant obstrué d'un seizieme, la vîtesse du sang diminue dans le cœur, dans les carotides, dans les sous-clavieres & dans l'aorte descendante, il s'ensuit que celle du cœur doit diminuer d'autant. Mais comme l'Anatomie nous apprend qu'il circule la même quantité de sang dans les derniers rameaux, soit rouges, lymphatiques ou séreux pris ensemble, il s'ensuit que tous les rameaux de l'artere étant obstrués, l'effet est le même que si c'étoit le tronc qui le fût.

78. COROLLAIRE. Si l'artere mésentérique donne vingt rameaux du premier rang, & chacun de ces rameaux

vingt autres, & enfin chaque petit rameau vingt vaisseaux lymphatiques, vingt de ces rameaux lymphatiques venant à s'obstruer, l'obstruction du conduit artériel ne sera pas plus grande que s'il n'y avoit qu'un seul rameau du troisieme rang qui fût obstrué, parce que ce rameau dans l'hypothese n'est que la $\frac{1}{800}$ partie du tronc. Si donc les glandes sont principalement composées de vaisseaux lymphatiques, il peut s'y former une obstruction considérable, sans que la vîtesse du cœur & du pouls diminue sensiblement, vu qu'elle n'intercepte pas la $\frac{1}{100}$ partie du sang qui circule dans le conduit artériel.

79. Il arrive souvent, quoique le conduit sanguin soit considérablement obstrué, que le nombre des pulsations augmente dans un temps donné; mais ce fait n'est attesté que par l'expérience.

80. La *fréquence du pouls* consiste dans un plus grand nombre de pulsations dans un temps donné; elle est la même dans le cœur que dans les arteres, & elle suppose que les contractions du cœur sont plus fréquentes. Il est rare, dans les fievres aiguës, que le nombre des pulsations devienne deux

fois plus grand que dans l'état de ſanté.

81. Si l'on ſuppoſe les orifices artériels du cœur invariables, la vîteſſe du ſang qui paſſe dans l'aorte à chaque minute, eſt en raiſon compoſée de la raiſon de la vîteſſe, & de celle de la fréquence du pouls; car la vîteſſe du ſang qui ſort du cœur eſt proportionnelle à la vîteſſe avec laquelle les parois du cœur ſe rapprochent, de ſorte que plus leur contraction eſt grande, & moins elles mettent de temps à ſe contracter, & plutôt les ventricules ſe vuident, & le ſang paſſe plutôt dans les arteres. En ſuppoſant donc que la force de la contraction, ſa durée & ſa vîteſſe ſoient les mêmes, ſi ces contractions augmentent du double dans l'eſpace d'une minute, par exemple, ſi le cœur qui ne battoit que ſoixante-dix fois, bat cent quarante, il eſt évident que le ſang entrera dans l'aorte avec deux fois plus de vîteſſe; ce qu'il falloit prouver.

82. COROLLAIRE. Les vîteſſes du ſang dans l'aorte ſeront quatre fois, neuf fois plus grandes qu'à l'ordinaire, ſi la fréquence & la vîteſſe deviennent doubles ou triples; mais elles ſeront ſix

fois plus grandes, si l'une devient double, & l'autre triple. Elles resteront telles qu'auparavant, si la vîtesse ou l'élévation du pouls diminue à proportion que sa fréquence augmente; & enfin, la vîtesse du sang dans les arteres sera moindre qu'à l'ordinaire, si la fréquence du pouls augmente en moindre proportion, que ne décroît la force de ses battemens; d'où il suit qu'on ne peut juger de la vîtesse du sang dans les arteres par la seule fréquence du pouls, à moins qu'on n'ait égard en même temps à son élévation.

83. COROLLAIRE. La force du cœur est comme la vîtesse doublée du sang qui en sort, & par conséquent en raison composée de la doublée de la fréquence & de la vîtesse des battemens.

84. On juge du *travail* de la puissance motrice par les forces qu'elle emploie, & par la durée de l'opération. *Hydrodyn. sect. 9.*

85. COROLLAIRE. Le travail de la puissance motrice est en raison composée de la doublée de la vîtesse, de la doublée de la fréquence des battemens, & de la durée du travail.

86. On ne doit point comparer la

dépense des forces de la puissance qui fait mouvoir le cœur pendant la durée de la maladie, avec celle qu'il s'en fait pendant la durée de la santé, parce que ce n'est que dans la santé, & non point dans la maladie, que les forces que le cœur perd se réparent journellement & plusieurs fois par jour. La dépense des forces qui se répare plusieurs fois dans un court espace de temps, s'appelle *exercice*; & celle au contraire qui ne se répare pas de même, & qui affoiblit l'animal, ou la puissance motrice, se nomme *travail*. Il suit delà que celui qui a la fievre, est *travaillé de la fievre*, non point dans le sens figuré, mais dans le sens propre, comme les anciens Médecins l'ont fort bien compris.

87. La vie dans les animaux suppose l'existence de la force motrice, & c'est d'elle dont dépend la vigueur des fonctions.

88. Ce qui prouve que la puissance motrice, tant actuelle qu'habituelle est limitée dans les animaux, c'est la lassitude qu'on éprouve journellement lorsqu'on travaille un peu plus qu'à l'ordinaire, & que les vieillards ne meurent qu'en suite de l'épuisement total des forces

motrices. Si le corps recevoit chaque jour autant de forces que le cœur & les muſcles en emploient journellement, la puiſſance motrice ſeroit éternelle & reſteroit toujours la même; mais comme elle eſt limitée tant par rapport à ſes degrés que par rapport à ſa durée, plus la dépenſe qu'il s'en fait dans un temps donné eſt conſidérable, & plus elle s'affoiblit.

89. Plus le travail vital ou volontaire eſt conſidérable, & plus les forces s'épuiſent, car le travail diſſipe infiniment plus de forces qu'il ne s'en répare, ſurtout, ſi c'eſt un travail vital, lequel conſiſte dans le mouvement augmenté du cœur & des vaiſſeaux, parce que la dépenſe des forces vitales étant d'autant plus grande, qu'elle a lieu la nuit comme le jour, & que le ſommeil ni le repos ne la réparant pas aſſez, elle excede de beaucoup celle qu'occaſionnent les travaux volontaires, qui ſont interrompus par la nourriture, la boiſſon, le repos & le ſommeil.

90. L'animal ne vit qu'autant que ſa puiſſance motrice eſt aſſez forte pour vaincre les différentes réſiſtances qui s'oppoſent à la circulation, ou pour

l'entretenir dans un milieu qui résiste ; mais comme ces résistances sont constantes, & qu'elles augmentent pendant la vie par l'épaississement des fluides, & par l'endurcissement des solides, il faut pour entretenir la vie une puissance déterminée, & celle qui est médiocre ne suffit point. Il s'ensuit donc que plus les résistances augmentent, ainsi qu'il arrive dans les obstructions des vaisseaux sanguins, & plus la mort est prochaine.

91. Plus donc le travail vital est grand, ou la vie plus active, & les fonctions vitales plus vives & plus laborieuses, & plutôt la puissance motrice diminue, & approche du degré inférieur aux résistances qui s'opposent à la circulation, d'où s'ensuit la mort. On ne doit donc pas être en peine de comprendre pourquoi les fievres violentes & continues de même que la vieillesse, sont suivies de la perte de la vie.

92. Plus le travail est violent, & plus il détériore les forces ; plus il est continu, & plus il les épuise. Il s'ensuit donc que la fievre, qui est un travail, comme je l'ai démontré ailleurs, met la vie en danger, à proportion qu'elle

est plus violente & plus longue. Il y a cependant dans ce cas un terme très-grand, que la durée jointe à la violence ne sauroient passer, que les Géometres seuls peuvent déterminer.

93. On comprend par là d'où vient que les chenilles après s'être changées en nymphes, ayant moins de mouvement, & faisant leur séjour dans des lieux froids, prolongent si long-temps leur vie, au lieu qu'elles la perdent en peu de temps après qu'elles ont pris la forme de papillons, & qu'elles mènent une vie plus active. En effet les nymphes peuvent vivre plusieurs années, au lieu que les papillons vivent à peine quelques jours. Voyez *l'Histoire des Insectes de M. de Réaumur.* D. Ritter *de longævitate.*

94. Il suit encore de là que la longueur & la brièveté de la vie dépendent du plus ou moins de forces vitales que l'on dissipe, & que les fievres inflammatoires sont d'autant plus dangereuses, qu'elles les affoiblissent davantage.

95. Si donc la puissance motrice du cœur est intelligente, & qu'elle veille à la conservation du corps, elle doit

déployer ſes forces dans les occaſions où elles ſont néceſſaires pour dompter ou détruire les réſiſtances qui s'oppoſent à la circulation; au lieu que lorſqu'il n'y a aucune cauſe morbifique, elle ne doit en employer qu'autant qu'il en faut pour vaincre les réſiſtances ordinaires des vaiſſeaux & des fluides.

96. Dans la ſanté, la puiſſance motrice eſt extrêmement forte, & n'emploie qu'une très-petite partie de ſes forces, au lieu que dans la maladie elle en diſſipe beaucoup, & eſt extrêmement foible, comme dans l'agonie.

97. Le pouls des perſonnes qui ſe portent bien, ainſi que l'obſervation nous l'apprend, n'eſt ni ſi fréquent, ni ſi dur, ni ſi grand que dans l'augmentation & l'état de la fievre, qui eſt le temps où la puiſſance motrice n'eſt pas encore conſidérablement affoiblie; mais dans les premiers, elle eſt entiere, & en état de faire un plus grand emploi de ſes forces qu'elle ne le fait actuellement; d'où il ſuit que dans l'état de ſanté, la puiſſance motrice, quoique très-forte, n'emploie qu'une très-petite partie de ſes forces.

98. Plus la fievre, ou la maladie

inflammatoire dure, & plus elle eſt violente, plus la puiſſance motrice s'affoiblit, au point que dans l'agonie elle ſe trouve totalement épuiſée. Cependant, ſi l'on compare le pouls des perſonnes qui ont la fievre avec celui des perſonnes qui ſe portent bien, le premier, eu égard à l'état de la puiſſance motrice, eſt beaucoup plus fort, plus plein ou plus fréquent & plus dur, de ſorte que la partie de la puiſſance motrice qui reſte eſt d'autant plus grande, que la puiſſance eſt plus foible ; d'où il ſuit que dans l'état morbifique, la puiſſance motrice, quoique plus petite qu'à l'ordinaire, & très-petite dans l'agonie, emploie une grande, & enſuite une très-grande partie de ſes forces : ce qu'il falloit prouver.

99. Lorſqu'il ſe forme une obſtruction conſidérable dans les vaiſſeaux ſanguins, le danger eſt très-grand, parce que la circulation languit dans tous les gros vaiſſeaux, & que toutes les fonctions qui en dépendent languiſſent auſſi, comme on peut le voir dans les perſonnes décrépites, & dans les animaux gelés de froid.

100. Mais comme le ſang des qua-

drupedes & de l'homme ne peut être considérablement retardé dans le corps, que la putréfaction à laquelle il est enclin lorsqu'il n'est pas dépuré, n'augmente, & qu'il n'y a rien de plus nuisible que la putréfaction, il n'y a rien aussi qui soit plus contraire à la vie, comme nous en avons un exemple dans le sphacele. Il suit donc de ce qui précede que lorsqu'il survient une obstruction dans les vaisseaux sanguins, la vie est en très-grand danger, au lieu qu'il n'en est pas de même des viperes, des serpens, des tortues, des nymphes de chenilles, parce que la graisse qu'elles contiennent, garantit long-temps leurs humeurs de la putréfaction, ainsi que l'expérience nous l'apprend.

101. On voit par là qu'il peut se former des obstructions dans un grand nombre de vaisseaux lymphatiques & adipeux, sans pour cela qu'il y ait beaucoup de danger, parce que 1°. il n'en résulte qu'une légere obstruction dans les vaisseaux sanguins (59); 2°. parce que ces fluides se conservent long-temps sans se corrompre, témoin la graisse de cuisine, qui se garde des années entieres sans aucun apprêt, les

tumeurs ſquirreuſes, ſtéatomateuſes, qui ont de la peine à ſe corrompre, même après qu'elles ont été extirpées, ainſi que je l'ai obſervé. Voyez *Boerhaave Chimie*, *tom.* 2. *& Sthal. diſſert.* *&c.*

Des Symptomes de l'Inflammation.

102. Ces ſymptomes ſont de quatre eſpeces ; ou bien *dans les fonctions animales*, comme la douleur, l'inſomnie, l'anxiété ; ou dans *les fonctions vitales*, comme la fievre, la difficulté de reſpirer ; ou dans les *excrétions*, comme l'écoulement de pus, lorſque l'inflammation de la plaie ou de l'ulcere augmente ; ou dans les *qualités* viciées, comme la chaleur, la rougeur, la tumeur, la tenſion, &c. je ne marrêterai qu'à quelques-uns.

De la Chaleur.

103. Les Phyſiciens modernes, entr'autres *s'Graveſande*, *Muſchenbroeck*, *Hamberger*, ont découvert que la chaleur eſt produite par l'action & l'impétuoſité, avec leſquelles les particules ignées agiſſent ſur les fibres nerveuſes,

Il s'ensuit donc que la chaleur, toutes choses étant d'ailleurs égales, est proportionnée à la quantité des particules ignées qui se trouvent dans le corps, & qu'elle est en raison de leur vîtesse doublée. Il y a plusieurs mélanges, qui après avoir exhalé une vapeur très-chaude, se refroidissent quoiqu'on les agite fortement; comme nous l'apprenons des expériences de *Boerhaave*, de l'*Académie de Florence*, d'*Homberg*, de *Geoffroy*. (*a*)

104. Le sang humain est rempli de particules ignées. Les globules rouges que l'on fait sécher au feu s'enflamment, ce que ne font pas les lymphatiques. Si l'on suspend un homme avec

(*a*) Lorsqu'on mêle du vinaigre distillé avec le sel volatil du sang, il se fait une fermentation violente, & le mélange se refroidit. *Slare* rapporte dans les *Transactions Philosophiques*, qu'ayant versé demi-pinte de vinaigre, distillé sur une livre de mercure sublimé corrosif & de sel ammoniac, il survint une fermentation, & que le mélange devint aussi froid que de la glace. Tous les sels alkalis volatils des animaux étant dissous dans l'eau, fermentent & se refroidissent. La même chose arrive aux huiles essentielles des plantes que l'on mêle avec l'esprit de vin. Voilà donc des phénomenes dans lesquels la chaleur diminue à proportion que la fermentation augmente; ce qui prouve que sans les particules ignées, la fermentation ne sauroit produire aucune chaleur.

des cordons de ſoie & qu'on l'électriſe, ſi un autre en approche la main, il ſort du point de contact des étincelles de feu qui craquent & cauſent de la douleur à tous deux, comme on peut le voir dans les expériences de MM. *Gray* & *Dufay*. Lorſqu'on ſe frotte le viſage, ou qu'on ſecoue une chemiſe, il en ſort des étincelles.

105. *Hamberger* nous apprend dans ſa Phyſique que plus les corps ſont froids & denſes, & plus ils abſorbent des particules ignées lorſqu'on les approche d'autres qui ſont chauds, & que la chaleur ſe répand continuellement de ces derniers, dans les différentes parties du même corps, juſqu'à ce que tout ſoit en équilibre. C'eſt par la même raiſon qu'elle ſe répand dans l'air ambient; d'où vient que l'atmoſphere des animaux eſt chaude.

106. Deux cauſes peuvent augmenter la chaleur de l'homme; 1°. l'augmentation de la quantité des particules ignées. Les choſes propres à augmenter ces dernieres, ſont le feu ordinaire, le feu ſolaire, les verres & les miroirs ardens, les corps actuellement chauds, les applications chaudes, les alimens

dont on ſe nourrit, les remedes que l'on prend, les poiſons remplis de particules ignées, les eſprits ardens, les ſels alkalis fixes, les acides diſtillés avec la retorte, les huiles empyreumatiques, les drogues aromatiques âcres, les pierres cauſtiques. On peut encore mettre de ce nombre les vapeurs chaudes, les thermes, les étuves, l'inſolation.

107. L'autre cauſe de la chaleur ſpontanée, ou qui naît au-dedans du corps, eſt le mouvement augmenté des particules ignées, lequel eſt dû à des cauſes mécaniques, ou au frottement du ſang & des ſolides, qui augmente leur vîteſſe; par conſéquent la chaleur, ainſi qu'il arrive lorſqu'on ſe frotte les mains; ou bien la chaleur vient encore de ce que les particules ignées, après avoir été dégagées par d'autres cauſes, ſe rapprochent les unes des autres, & s'uniſſent avec plus de vîteſſe, ainſi qu'il arrive lorſqu'on approche les flammes de deux chandelles l'une de l'autre, comme le ſavent les Phyſiciens. Ce mouvement augmente dans le même rapport que la vîteſſe des corps graves ou peſants.

108. La chaleur produite par la ſe-

conde cause (107) augmente en raison doublée de la vîtesse dans les corps qui se frottent avec des vîtesses différentes, comme *Hermann* le démontre dans sa *Phoronomie*, & à proportion de leur différente densité; & lorsque la quantité de feu est la même, elle croît en raison des densités. C'est ce qui fait que les corps les plus chauds, sont ceux dont les humeurs sont plus denses, plus âcres, & se meuvent avec le plus de vîtesse; & que là où la densité & l'acrimonie des humeurs sont réciproques aux vîtesses, la chaleur est peut-être égale.

109. Les Artisans savent parfaitement que le travail excite dans l'homme une chaleur forte, constante & homogene, en augmentant la vîtesse du sang & le frottement des solides; mais cette chaleur devient encore plus forte à proportion que la compression & la résistance des fluides & des solides augmentent; témoin celle qui se fait sentir dans le derriere de ceux qui vont à cheval, dans les pieds des voyageurs, & dans les mains des artisans, laquelle devient quelquefois inflammatoire. La chaleur augmente encore par l'agita-

tion que causent les passions violentes ; par exemple, la colere, la joie, la fureur.

110. Si la densité des parties & la cohésion des fluides diminuent dans la même proportion que la vîtesse augmente, la chaleur croîtra en moindre raison que la doublée de la vîtesse ; & c'est ce qui arrive dans l'homme ; car la chaleur raréfie les solides & les fluides, & dilate les vaisseaux lorsqu'elle a acquis un certain degré, au moyen de quoi les fluides deviennent plus coulans, comme j'ai eu occasion de m'en convaincre plusieurs fois par l'expérience suivante.

111. EXPÉRIENCE. Adaptez à l'orifice d'un réservoir quelconque, rempli d'eau, un intestin ou une artere, à travers de laquelle elle puisse couler pendant un temps donné. Si la température de l'eau est au quatrieme degré du thermometre de M. de Réaumur, qui est le plus approchant de la congelation, ou au quatre-vingtieme, qui est celui de l'eau bouillante, il s'en écoulera une moindre quantité, que si elle étoit environ au trente-deux ou au trente-troisieme degré. Dans cette ex-

périence, il s'eſt écoulé la même quantité d'eau froide en deux cents quarante-ſix ſecondes, d'eau bouillante & d'eau chaude au trente-troiſieme degré, dans cent quatre-vingt-ſix ſecondes. Lorſqu'on ſe ſert de vaiſſeaux de fer & de cuivre, plus on fait chauffer l'eau, & plus l'écoulement en eſt prompt & abondant. Il n'en eſt pas de même du corps humain, à cauſe du reſſerrement ſpaſmodique qu'éprouvent les fibres, lorſque la chaleur paſſe quarante degrés.

112. COROLLAIRE. La chaleur qui accompagne les maladies inflammatoires, eſt extrêmement incommode; mais comme elle ne paſſe jamais quarante degrés, ſi je ne me trompe, & qu'elle eſt alors au-deſſus du vingt-huitieme degré, elle a cet avantage d'augmenter la fluidité du ſang, de réſoudre la matiere morbifique, de dilater les vaiſſeaux, & d'accélérer la circulation.

113. Les Phyſiciens ſavent qu'il faut un degré de chaleur déterminé, pour faire germer les œufs des animaux, & les graines des plantes; mais il y a des choſes qui demandent un degré plus fort de chaleur; d'autres, une chaleur

plus longue ; & de ce nombre ſont les gommes, par exemple, & les réſines, qui ſe fondent plus tôt ou plus tard à certain degré de chaleur qu'à un autre. La lymphe de l'œuf humain, après qu'il a été fécondé, & qu'il a reçu pour ainſi dire ſon menſtrue, ſe fond à l'aide d'une chaleur de neuf mois, qui approche de vingt-huit ou trente degrés. Les œufs éclofent au bout de vingt-un jours, au moyen de la chaleur de la poule, qui eſt un peu plus forte, ou de celle d'une étuve, qui eſt de trente-trois degrés. Les œufs des vers à ſoie écloſent au bout d'une ſemaine, à l'aide de la chaleur du corps humain ; & plus tard, lorſqu'on les expoſe à la chaleur de l'atmoſphere, qui eſt de dix-huit degrés.

114. Ce ſont peut-être les différentes qualités qu'acquiert la matiere phlogiſtique engagée dans les vaiſſeaux, ſelon la nature des maladies, qui font que celle de la petite vérole acquiert dans quinze jours, & celle de la rougeole en cinq jours la fluidité néceſſaire. Les furoncles mûriſſent au bout d'un jour ou deux ; les bubons peſtilentiels plutôt que les vénériens, au lieu que les

tumeurs ſcrophuleuſes ne mûriſſent que fort tard & durent pendant preſque toute la jeuneſſe, à moins qu'on n'emploie le mercure pour les diſſoudre, ainſi qu'on le pratique à l'égard des bubons vénériens.

115. Il ſuit de ce qui précede, que le degré de chaleur qu'occaſionne le frottement, eſt proportionné à l'action du ſang ſur les vaiſſeaux; & comme l'action des corps, ou, pour mieux dire, le frottement augmente en raiſon du quarré de la vîteſſe reſpective, comme je le dirai plus au long, il s'enſuit que la chaleur doit être d'autant plus forte que le ſang agit plus fortement ſur les vaiſſeaux, & que la réaction de ceux-ci ſur lui eſt plus vive & plus grande; car lorſque deux corps ſe choquent, la vîteſſe reſpective eſt comme la ſomme des vîteſſes de l'un & de l'autre.

116. Lorſqu'on expoſe la lymphe qui ſe ſépare du ſang d'un homme ſain à la chaleur de l'eau bouillante, pour peu qu'elle y reſte, elle ſe coagule & devient auſſi blanche que le blanc d'œuf. C'eſt ce qui a fait croire à pluſieurs perſonnes que la lymphe des pleurétiques

ne doit sa coagulation qu'à l'action d'un pareil degré de chaleur, mais il s'en faut beaucoup que la chaleur des pleurétiques devienne aussi forte qu'il faudroit qu'elle le fût pour coaguler le blanc d'œuf; en effet cette chaleur ne va jamais à quarante degrés, au lieu qu'il faut une chaleur de quatre-vingt-sept degrés, ou du moins de cinquante-six pour coaguler le blanc d'œuf.

117. J'ai fait quantité d'expériences sur la lymphe d'un homme sain, & j'ai trouvé que plus elle reste exposée à une chaleur au-dessus de quarante degrés, & plutôt elle se coagule à un moindre degré de chaleur, pourvu toutefois qu'elle soit au-dessus de cinquante degrés. Ces expériences sont encore imparfaites; mais je crois cependant qu'il ne sera pas inutile de les rapporter ici.

B. Le 3 Mars 1740 la lymphe d'un septuagénaire, qui avoit la fievre & un point de côté, s'est coagulée, après que j'ai eu versé dessus une pareille quantité d'eau chauffée au soixante-cinquieme degré du thermometre de M. de Réaumur.

C. Ayant versé sur une pareille quantité de lymphe, dont la chaleur étoit de six degrés de l'eau chauffée jusqu'au cinquante-huitieme, le mélange a acquis vingt-cinq degrés de chaleur, & ne s'est point coagulé. On remarquera, que suivant les lois de la communication du mouvement qui ont lieu ici, le mélange eût dû acquérir vingt-neuf degrés de chaleur, mais une partie de la chaleur se perdit dans l'air, ou fut observée par les parois du vaisseau qui étoit fort épais.

D. Ayant versé sur le même mélange, dont la chaleur étoit de vingt-deux degrés, un tiers d'eau bouillante, ou chauffée jusqu'au quatre-vingt-septieme, le mélange a acquis trente-trois degrés de chaleur, & ne s'est point coagulé.

Je versai ensuite sur ce mélange, dont la chaleur étoit de trente-deux degrés une quantité égale d'eau bouillante, il s'échauffa jusqu'au quarante-neuvieme degré, mais sans se coaguler.

E. Ayant versé le mélange précédent, qui avoit quarante-neuf degrés de chaleur, dans une pareille quantité d'eau bouillante, il blanchit, & la chaleur monta à soixante-dix degrés.

F. Ayant

F. Ayant mis cinq parties de ce mélange, dont l'une étoit de lymphe, l'autre d'eau, dans une marmite, j'ai augmenté le feu par degrés jusqu'au cinquante-cinquieme degré, le mélange a blanchi, & la lymphe s'est coagulée au soixante-cinquieme degré.

G. Le 27 Mars ayant rempli un tube de verre avec de la lymphe d'un homme sain, & l'ayant mise dans de l'eau que j'avois fait chauffer jusqu'au soixante-quatrieme degré, elle s'est coagulée.

Ayant mis sur trente parties d'eau une partie de lymphe tirée depuis quatre jours, & ayant exposé ce mélange à une chaleur de dix degrés, il ne s'est point échauffé; au quarantieme il a jeté une écume blanche, & il n'a commencé à se coaguler qu'au cinquante-cinquieme.

H. J'ai rempli un tube de verre de lymphe rougeâtre à la hauteur d'un pied, le tube étoit scellé hermétiquement dans l'endroit qui entroit dans la marmite., qui étoit pleine d'eau; elle a commencé à blanchir lorsque l'eau a eu acquis soixante-quinze degrés de chaleur, il ne s'est élevé aucune bulle sur la surface de la lymphe, & son volume a augmenté d'un quarantieme. J'ai aussi observé dans cette expérience que la lymphe qui se coagule au feu, se raréfie & devient plus légere que l'eau, au lieu que pendant qu'elle est liquide, elle va toujours au fond.

118. Je m'étonne que la lymphe puisse se coaguler dans le corps d'un pleurétique à trente degrés de chaleur, vu qu'il en a fallu cinquante-cinq pour la faire blanchir dans les expériences que je viens de rapporter; & c'est ce qui me fait soupçonner que dans quelques maladies inflammatoires, il y a dans le corps un miasme, ou quelque chose de semblable, qui contribue plus que la chaleur à la coagulation de la lymphe. Par exemple, l'esprit de vin froid, la coagule sur le champ; dans le rhumatisme, quoique la chaleur n'augmente presque pas, le coagulum du sang est infiniment plus considérable que dans la péripneumonie la plus violente, mais plus mou cependant; la morsure du serpent à sonnette, coagule la lymphe, à ce que rapportent des témoins oculaires; le sel volatil coagule un peu le sang; le sel volatil oléagineux le convertit en grumeaux, sui-

vant *Boerhaave*; si l'on en croit *Pitcairn*, le suc de ciguë, le sel fixe de romarin, de pouliot, de melilot, &c. coagulent le sang.

119. Lorsque le sang tend à un certain degré de putréfaction, ainsi qu'il arrive dans les maladies malignes, & souvent aussi dans la fievre tierce, on a beau l'exposer des semaines entieres à la chaleur la plus violente, il ne se coagule jamais; & celui même qui s'est coagulé à la mort, devient liquide au bout de quelques jours en se corrompant, parce que la partie mucilagineuse se dissout par le mouvement de la putréfaction.

Au reste, on ne doit pas s'imaginer qu'il y ait dans les vaisseaux des pleurétiques des grumeaux pareils à la croûte qui se forme sur la surface du sang après qu'il est dans la palette, la circulation seroit bientôt interceptée. Quantité de personnes qui ont eu des pleurésies & des rhumatismes ne laissent pas que de vivre long-temps, quoique leur sang ait beaucoup de disposition à se coaguler, & vouloir leur ôter ce mauvais sang, ce seroit leur ôter la vie.

120. La chaleur raréfie tous les corps

en raiſon réciproque de leur denſité ; & en raiſon directe du degré de chaleur qui leur a été communiqué. Le plus grand degré de chaleur que l'eau & le ſang puiſſent acquérir eſt le quatre-vingt-ſeptieme, & cependant ſon volume augmente à peine d'un quarantieme ; de ſorte qu'on doit attribuer à une autre cauſe qui agit conjointement ou ſéparément, la tumeur inflammatoire qui augmente le volume de la partie où elle ſe forme.

121. La chaleur altere la craſe de la lymphe, ſon tiſſu, les molécules qui la compoſent, & c'eſt ce qui fait qu'elle peut perdre ſa tranſparence, devenir blanche, jaunâtre, s'épaiſſir par la diſſipation de ſa féroſité, & acquérir une acrimonie putrédineuſe. Il n'eſt donc pas étonnant que l'inflammation ſoit ſuivie d'une ſuppuration purulente, qu'il a plu à quelques-uns d'attribuer gratuitement à la preſſion mutuelle du ſang & des vaiſſeaux, & à leur détriment mécanique, quoiqu'on doive leur ſavoir gré de ce qu'ils veulent s'intéreſſer aux progrès de la Médecine.

122. *Nota.* La chaleur du corps hu-

main, lorſqu'il eſt en repos, eſt à celle que cauſe un violent exercice, comme 284 à 288. *Derham. Theolog. Phyſique.*

J'ai remarqué le 20 Août 1740 que la chaleur de mon urine, de ma bouche, de mes aiſſelles, &c. étoit de vingt-huit degrés; je me portois bien alors. Ayant eu la fievre depuis, dans le temps même que je ſentois une chaleur brûlante dans la plante des pieds, la chaleur n'a pas paſſé trente-un degrés, l'air ayant pour lors dix-neuf degrés de chaleur. Le ſentiment incommode que la chaleur cauſe, l'emporte de beaucoup ſur la chaleur même.

De la Rougeur.

123. Newton nous apprend dans le ſecond Livre de ſon Optique, que la différence que l'on remarque dans les couleurs des corps ſenſibles, dépend de la différente conſiſtance & de la différente denſité de leurs molécules déterminées.

124. Si les molécules des fluides, d'une denſité à peu près égale à celle de l'eau, par exemple, les molécules de ſang de la premiere compoſition, ont

une consistance égale à huit millioniemes parties d'un pouce, elles constitueront un corps rouge violet, tel qu'est le sang de la veine cave & de l'artere pulmonaire ; si elles sont égales à quatorze millioniemes parties d'un pouce, ou d'environ un soixante-sept millieme, le corps sera d'un rouge éclatant, ou d'écarlate, & telle est la couleur des globules du premier ordre dans le sang de l'aorte & de la veine pulmonaire ; ces globules sont beaucoup plus grands, mais leurs molécules sont les mêmes que celles des globules du septieme ordre. *Actes d'Edimbourg*. D. Martin. *t.* 2.

125. On voit donc, quoique les Physiciens prétendent le contraire, que la vivacité qu'on remarque dans la couleur du sang, dépend du plus ou moins de densité ou de consistance de ses molécules ; & que c'est la raison pour laquelle le sang qui s'est condensé dans les poumons par la froideur de l'air, ou qui s'est un peu desséché dans la palette, jusqu'à la superficie, est d'un rouge très-vif, lors sur-tout qu'il est devenu plus épais & plus dense par la pression des vaisseaux & l'action du

cœur dans les maladies inflammatoires. Que si la consistance augmente, par exemple, par la coction, par un desséchement ultérieur, ou pour telle autre cause que ce puisse être, il peut prendre d'autres couleurs.

126. La rougeur des corps blancs entremêlés dans des vaisseaux pleins d'une liqueur rouge devient d'autant plus grande, qu'il y a plus de points rouges, & moins de blancs, & que la rougeur des vaisseaux est plus intense. Si donc, la superficie étant la même, les vaisseaux rouges deviennent plus longs, plus larges & plus élevés, ce qui ne peut arriver que les aréoles blanches ne diminuent, toute la superficie deviendra plus rouge en raison composée de ces dimensions. Le phénomene seroit le même, si tous les vaisseaux rouges se rapprochoient, comme il arriveroit si les aréoles blanches se ridoient. La longueur des vaisseaux rouges augmente, lorsque le sang passe dans les vaisseaux lymphatiques, qui deviennent par-là des vaisseaux sanguins; le vaisseau rouge s'élevant, & dominant sur la peau, la superficie rouge devient plus grande, & moins cou-

verte, d'où vient qu'elle eſt d'un rouge plus vif.

127. Deux cauſes peuvent augmenter en tout ſens les vaiſſeaux ſanguins, l'augmentation abſolue de la force du ſang, la diminution de leur réſiſtance abſolue. Que ſi les vaiſſeaux ſe dilatent, à cauſe de leur relâchement ou de leur atonie, comme il arrive dans les varices, le ſang deviendra d'un rouge plus mat, il noircira même, comme dans l'échymoſe, & dans la pointe des phlegmons, ou dans l'éryſipele qui tend au ſphacele, la chaleur, le ſentiment, la tenſion diminueront. Comme donc il arrive le contraire dans la tumeur inflammatoire, il faut néceſſairement que la diſtenſion des vaiſſeaux ſoit cauſée par l'accélération du mouvement du ſang, & de là vient que la rougeur devient plus vive, la tenſion plus grande, la chaleur plus forte, le ſentiment plus vif, &c.

128. La peau, lorſque l'éryſipele tire ſur ſa fin, ſe deſſeche, s'épaiſſit même ſouvent, tombe par écailles, & devient jaunâtre. Cette couleur prouve que ſes molécules, qui, lorſqu'elles paroiſſent blanches, ſont épaiſſes de

trois ou quatre millioniemes parties d'un pouce, le ſont maintenant de 20 ou 21 millioniemes. La couleur de la peau, dans l'ictere, n'eſt-elle pas une preuve de l'épaiſſiſſement & de la condenſation du fluide bilieux? On dit que le *pus* eſt formé, lorſque les molécules des ſolides & des fluides ſont tellement diſſoutes par la chaleur & la putréfaction, qu'elles deviennent blanches; & ce pus venant à s'épaiſſir par la chaleur du lieu, ou par le ſéjour du bandage qu'on applique ſur l'ulcere, jaunit, comme il s'enſuit de ce que j'ai dit ci-deſſus d'après M. *Newton*.

129. Il ſuit de ce que j'ai dit (127) que la rougeur doit ſur-tout affecter les parties dans leſquelles le ſang ſe porte avec le plus de force, ainſi qu'il arrive aux vaiſſeaux des joues, lorſque par un mouvement que la honte fait naître, le ſang afflue en ſi grande quantité, qu'on diroit qu'elles ſont en feu.

130. *Nota.* Le lait de vache cuit, le ſuc laiteux de laitue, de laiteron, de tithymale, d'eſpurge, étant mêlés avec une teinture de cendre gravelée, deviennent extrêmement rouges. *Expér. de l'Acad. de Florence*, La chaleur exhalte

les ſels & leur fait acquérir une qualité alkaline ; ne peut-elle pas également augmenter la rougeur du ſang ?

De la Pulſation.

131. La *pulſation* eſt une dilatation du vaiſſeau, ſi vive & ſi prompte, qu'on peut la ſentir avec la main ; elle eſt ſuivie d'un mouvement dans les arteres, les veines & le cœur, auquel on donne le nom de contraction, mais qui n'eſt pas ſenſible. La dilatation du vaiſſeau eſt cauſée par l'action du fluide qui agit ſur lui en circulant, & la contraction, par la force contractive de l'artere, du cœur, &c.

132. Si une colonne A M d'un fluide (fig. 2.) ſe meut vers un autre M B, ou celle-ci vers elle, ou qu'elle ſoit en repos, ou qu'elle ſe meuve dans le même ſens de M vers B : dans le premier cas la vîteſſe reſpective eſt la ſomme des vîteſſes de chaque colonne ; dans le ſecond cas, elle eſt comme la vîteſſe de la ſeule colonne A B qui choque ; dans le troiſieme cas, la vîteſſe reſpective eſt égale à l'excès de la vîteſſe de la colonne qui ſuit, ſur celle de la colonne qui précede. *s'Graveſande, Phyſ.* 327.

133. Si deux colonnes A M, M B ſe meuvent avec la même vîteſſe, ou avec une vîteſſe entiérement ſemblable, telle que celle qui eſt commune aux différentes parties d'un même globe ou d'un même bâton; il eſt évident qu'elles n'agiront point l'une ſur l'autre, qu'elles ne ſe preſſeront ni ne ſe heurteront point, vu que dans ce cas il n'y a point de vîteſſe reſpective.

134. Si deux lames d'un fluide de même diametre, enfermées dans le même tube, coulent dans le même ſens ſans ſe choquer, ni ſe preſſer, il eſt évident que ſes molécules ne choqueront point les parois, & ne les dilateront point, lorſque la force ou la hauteur génératrice de la vîteſſe dans le fluide, & la réſiſtance du vaiſſeau ſeront en équilibre : car, quelque flexible que ſoit le vaiſſeau relativement à des forces plus grandes, il eſt de cuivre & de fer reſpectivement à celles avec leſquelles ſa ténacité eſt en équilibre, comme l'obſerve *Michelot*.

135. Si au contraire, les colonnes du fluide ſe choquent mutuellement, ou que l'une choque l'autre, ce qui ne peut arriver qu'à cauſe de la vîteſſe

respective, pour lors le fluide compris entre-deux se trouvant comprimé, se jettera sur les côtés, & distendra le vaisseau avec lequel il étoit auparavant en équilibre. Il arrivera dans ce cas la même chose que si le piston A poussoit le fluide contenu dans le tube A B vers B, & que B résistât ou se mût vers A; pour lors le fluide intermédiaire presseroit les parois du vaisseau avec une force égale au quarré de la vîtesse respective.

136. Si le tube cylindrique A B (fig. 2.) par la pression du piston A, ou par celle de la hauteur du réservoir H, reçoit un fluide par l'immissaire A, & le transmet par l'émissaire B, la raison & l'expérience nous apprennent, que si l'eau sort par l'émissaire avec la même vîtesse qu'elle entre dans l'immissaire, ou, ce qui revient au même, si l'orifice effectif de l'émissaire est égal à celui de l'immissaire, les parois du vaisseau A B ne souffriront aucune pression de la part du fluide.

137. Car si l'on adapte à l'ouverture M un petit tuyau de verre ouvert à chaque extrémité, l'eau n'y montera point; & qui plus est, si l'orifice effec-

tif B eſt plus grand que l'immiſſaire, le fluide ſera pompé par le tube latéral incliné en dehors, & malgré ſa peſanteur, il ſera entraîné par la vîteſſe du courant dans le tube A B.

138. Si l'émiſſaire effectif eſt plus petit que l'immiſſaire, comme dans les arteres, alors le fluide agira ſur les parois du conduit, & l'on pourra meſurer ſon action par la hauteur à laquelle il s'éleve dans le tube latéral; cette élévation du fluide ſera la meſure exacte de ſa preſſion. *Hydrodyn. ſect. 12. pag. 258.*

139. Si l'émiſſaire B eſt à l'immiſſaire A, comme 1 à 20, l'hydraulique nous apprend que la vîteſſe par l'émiſſaire eſt toujours comme la racine de la hauteur génératrice H, & comme la force du piſton qui agit, que je ſuppoſe uniforme. La vîteſſe avec laquelle le fluide fait effort pour couler, & coule effectivement par l'immiſſaire A eſt pareillement la même, tant que l'émiſſaire ne diminue point, autrement la vîteſſe du fluide dans le canal A B eſt à la vîteſſe actuelle par l'émiſſaire, ou à celle du fluide qui fait effort pour entrer par l'immiſſaire, en raiſon réciproque des

sections, ou dans le rapport de 1 à 20.

140. Si l'on veut maintenant savoir quelle est la pression que les parois souffrent, on trouvera qu'elle est égale au quarré de la vîtesse respective, ou à la différence de la vîtesse par l'émissaire, & de celle dans un tube vingt fois plus grand. La vîtesse par l'émissaire est la racine de la force qui presse, dont le quarré, par conséquent, est la force même comprimante H; la vîtesse dans le canal en est la vingtieme partie, dont le quarré est $\frac{1H}{400}$: la différence des quarrés des vîtesses sera donc la force qui pousse le fluide H, de laquelle retranchant $\frac{1}{400}$ de H, on aura $H-\frac{1H}{400}$, ou 399 parties de H, qui est la vraie mesure de la pression que souffrent les parois du conduit ; de sorte que si la force totale du fluide est égale à 400 parties, la pression que les parois des arteres éprouvent dans l'état de santé, sera égale à 399 parties de cette force.

141. COROLLAIRE. Lorsque l'artere est entiérement obstrué, la pression que souffrent ses parois, est égale à la force totale du fluide qui y entre, ou à la hauteur génératrice du fluide qui y affluероit si elle étoit ouverte, ou à

hauteur où le sang s'éleve dans le tube de verre qui lui est perpendiculairement adapté ; & cette pression agit également en tous sens.

142. COROLLAIRE. Mais on sait par les expériences hémastatiques, que si l'on adapte un tube dans l'aorte d'un petit chien, le sang y monte à la hauteur de cinq pieds; dans un cheval, de neuf; & dans l'homme, de sept ou environ; d'où il suit que dans les arteres de ces animaux, en multipliant le poids de leurs colonnes par la superficie interne du vaisseau, on aura la pression absolue que le vaisseau souffre.

143. COROLLAIRE. Si l'on coupe dans cette expérience l'artere crurale pour que le sang puisse s'écouler (16), & que le rapport des émissaires à l'immissaire ou à l'orifice de l'aorte soit comme 1 à 10, le sang s'élevera à une moindre hauteur dans le tube vertical, ou sera à la hauteur H, comme 99 à 100; & si les deux arteres crurales étant coupées, le rapport de l'émissaire à l'immissaire est comme 1 à 3, alors la hauteur qui presse sera à la totale H, comme 8 à 9, & telle sera la pression.

144. COROLLAIRE. Si au contraire

les émissaires deviennent plus petits que les immissaires, par exemple, si la moitié des artérioles est obstruée ou liée, ou qu'elles soient toutes rétrécies de moitié, alors les émissaires seront comme 1 à 40 (par l'art. 51); si elles sont rétrécies du tiers ou du quart, ils seront alors comme 1 à 60, ou comme 1 à 80, &c. & dans ces cas la pression que les vaisseaux souffrent sera $\frac{1}{1600}$, $\frac{1}{3600}$, $\frac{1}{6400}$ moindre que la pression totale que le cœur exerce sur le tronc obstrué. Dans l'état de santé, la pression que les vaisseaux souffrent est $\frac{1}{400}$ plus petite que la pression totale du cœur.

145. COROLLAIRE. Comme donc la vîtesse dans les divers ordres des arteres est en raison réciproque du conduit entier, la pression qu'elles souffrent de la part du sang, qui, toutes choses d'ailleurs égales, est comme le quarré de cette vîtesse, sera moindre que dans le tronc de l'aorte en raison doublée réciproque des sections du conduit; de sorte que la pression naturelle qu'éprouvent les rameaux du premier rang de l'artere & de l'aorte, est à la pression totale qu'éprouve son

tronc, comme 64 à 81 ; car les sections sont comme 9 à 8, suivant le calcul que j'ai fait.

146. COROLLAIRE. M. *Keill* a trouvé que la plus petite section des rameaux de l'artere mésentérique supérieure est à celle de son tronc, comme 37 à 15, & par conséquent les pressions, comme 225 à 1369 ; d'où il suit que les pressions qu'éprouvent les parois des arteres diminuent continuellement depuis le cœur jusqu'aux dernieres artérioles, comme cela paroît par la diminution de leur pulsation.

147. La pulsation des arteres est l'effet de la collision du sang (*Voyez* la théorie du pouls), dont les colonnes qui suivent allant plus vîte que celles qui précedent, se froissent les unes contre les autres, & se répandent de côté & d'autre, & cette collision est en raison de la pression du piston, & en raison doublée de la vîtesse respective.

148. Mais comme les immissaires des veines sont les mêmes que les émissaires des arteres, & qu'ils sont vingt fois plus étroits que le tronc de l'aorte, à plus forte raison doivent-ils être plus étroits

que les émissaires des deux veines caves. Si donc les veines versoient continuellement sans presque aucune résistance le sang qu'elles contiennent dans les oreillettes & dans les ventricules du cœur, elles pomperoient le sang des rameaux voisins, comme cela paroît par l'article 137, aussi-bien que par les expériences de M. *Daniel Bernoulli* Hydrod. *pag.* 264.

149. Car dans ce cas la pression se change en succion; il n'est donc pas étonnant que les veines n'aient aucun battement, du moins dans les endroits éloignés du cœur, quoique les oreillettes du cœur fassent quelque résistance.

150. Cette théorie des pressions & des pulsations, dont on est redevable à l'illustre *D. Bernoulli*, est si belle & si admirable, que je ne finirois point, si je ne craignois d'ennuyer ceux qui n'aiment point la Géométrie. Je me contenterai de faire observer ici, que lorsqu'une partie du conduit sanguin, est obstruée, ou que l'émissaire diminue, qu'encore que la force du cœur reste la même, la pulsation des vaisseaux devient un peu plus forte; mais

que les Médecins, qui méprisent les forces motrices, n'attribuent point à cette cause plus d'effet qu'elle n'en a.

151. Le diametre intérieur des plus grandes artérioles des intestins, par exemple, n'a que la dixieme partie d'une ligne dans la systole, au lieu que celui de l'aorte est de dix lignes : supposons qu'elles se dilatent dans la pulsation en raison de leur diametre, & que l'aorte augmente d'une ligne dans le battement, le diametre de l'artériole intestinale n'augmentera que d'une centieme partie de ligne dans la pulsation. Cela posé, si l'artériole est entiérement obstruée, comme la pression totale du cœur sur les vaisseaux obstrués est à celle qu'il fait éprouver aux vaisseaux qui sont ouverts, comme 400 à 399, par l'article (140), & que la pulsation, c'est-à-dire, la dilatation des arteres est l'effet de la pression latérale du sang, & lui est par conséquent proportionnelle; il s'ensuit que la quantité absolue dont elle augmentera, ne sera que $\frac{1}{40000}$ partie de ligne, & dans l'artere du carpe, ou dans les autres qui ont une ligne de diametre, $\frac{1}{4000}$ partie de ligne, &c. Comme donc les touts sont

comme leurs parties, disent les Arithméticiens, il s'ensuit que les visceres, les glandes, qui sont composées de pareils vaisseaux, n'augmenteront que de $\frac{1}{4000}$.

152. COROLLAIRE. Comme, autant qu'on en peut juger par la pulsation du panaris, ou de tel autre phlegmon, la pulsation des artérioles dans les tumeurs inflammatoires, est plus grande que $\frac{1}{400}$ partie de leur diametre; il s'ensuit que dans ce cas on doit attribuer la pulsation & la tumeur, non-seulement à l'augmentation de la vîtesse respective, mais encore à celle de l'action du piston, & par conséquent du cœur. *Voyez la Théorie des tumeurs, Classe 1.*

De la Tension.

153. Soit une corde flexible & élastique B A C, arrêtée par ses extrémités B & C, qui plie sous un poids, tantôt moindre p, & tantôt plus grand P. Je dis que ses inflexions seront comme les fleches A d, A D, & les productions ou les quantités dont la corde s'allongera par le moyen de ces différens poids, comme les quarrés des fleches A d, A D.

154. J'appellerai les productions d e, D E, e & E, les fleches A d, A D, f, F : il faut prouver que e : E = ff : F F.

Du point C, comme centre, & de l'intervalle de la moitié de la fibre C A, soit décrit le demi-cercle A e E. Si du point D pris hors du cercle, on tire la tangente D A & la sécante D C, la tangente D A sera moyenne proportionnelle entre la sécante entiere D C, & sa partie D E qui est hors du cercle, comme le démontrent les Géometres; c'est-à-dire, que C D : A D = A D : D E. Appellant le rayon C A ou C E, R, & que les extensions de la corde D E, d e, soient E e; on aura, $R + E : F = F : E$, & $R + e : f = f : e$, d'où l'on tire $FF = \overline{R + E} \times E$, & $ff = \overline{R + e} \times e$. Maintenant si l'on suppose les fleches ou les inflexions infiniment petites, les allongemens e & E seront infiniment petits, & pourront être comptés pour rien, eu égard au rayon A C; & cela étant, on aura $FF : ff = R + E : R + e$, & en divisant par R, & *invertendo* $E : e = FF : ff$. Ce qu'il falloit démontrer.

155. EXPÉRIENCE. Si l'on attache à une corde droite & tendue B C des poids P ou p, les fleches A d, A D seront entr'elles comme les racines des poids.

156. COROLLAIRE. Si donc un poids d'une livre fait plier une corde, ou l'écarte de la ligne droite de la longueur d'une ligne, il faudra un poids de quatre livres pour la faire plier de deux lignes; de neuf livres, pour la faire plier de trois, &c. *Physiol. Elem.* n° 55.

157. COROL. On a vu que les inflexions ou les fleches sont comme les racines des productions (art. 154), mais par l'art. (155), elles sont aussi comme les racines des poids qui les causent; donc les allongemens des cordes produits par des forces différentes, sont comme les forces qui causent ces inflexions. *s'Gravesande*, §. 407.

158. COROL. Les allongemens des fibres circulaires des vaisseaux du corps humain, sont occasionnés par les pressions des fluides qui y circulent; car la force du sang allonge les vaisseaux de l'œuf, & ce sont ces allongemens qui forment leurs circonférences, lesquelles sont entr'elles comme les racines

des sections ou des capacités; d'où il suit que les forces qui plient, étant comme les allongemens (153), elles doivent être comme les racines des capacités des vaisseaux.

Les tensions des fibres sont censées être d'autant plus fortes, qu'elles résistent davantage à leur inflexion, & qu'on a plus de peine à les faire plier en employant de grandes forces; d'où il suit que la force qui presse étant la même, les tensions sont d'autant plus grandes, que les fleches sont plus petites. Si celles-ci sont les mêmes, les tensions, ainsi que nous l'apprend l'expérience, sont d'autant plus grandes, qu'il faut de plus grandes forces pour les plier.

159. COROL. S'il se forme sur la surface de la peau des tumeurs phlegmoneuses de hauteur différente, il est évident que les fleches seront égales à ces hauteurs; mais en supposant que l'élasticité soit la même, là où la tumeur est deux fois plus haute, la force du sang est quadruple.

160. COROLLAIRE. Si le sang agissant avec la même force sur deux parties, fait plus enfler l'une que l'autre, celle

qui eſt la plus enflée étoit avant la tumeur moins tendue que l'autre. Si une partie, telle que le périoſte, l'enveloppe tendineuſe, aponévrotique, eſt trois fois plus tendue, & deux fois plus enflée qu'une autre par l'action du ſang, il faut que l'action qui agit ſur elle ſoit environ douze fois plus grande.

161. Ayant pris des cheveux de même épaiſſeur & de même longueur, & y ayant ſuſpendu différens poids, j'ai trouvé 1°. (ſuivant l'art. 153) que leurs allongemens étoient proportionnels aux poids; 2°. que le plus grand allongement qu'ils ont ſouffert pendant quelques jours avant de ſe rompre, étoit la vingt-cinquieme partie de la longueur qu'ils avoient; 3°. & qu'il augmentoit avec le temps.

162. COROLLAIRE. Comme les allongemens augmentent preſqu'en raiſon des temps, & qu'une corde ne ſe rompt pas tant qu'elle s'allonge inſenſiblement, il s'enſuit qu'étant tout d'un coup allongée au-delà de la vingt-cinquieme partie de ſa longueur naturelle, elle ſe caſſera; il vaut donc mieux pour plus de ſureté, ne l'allonger que peu à peu.

163.

163. COROLLAIRE. On a éprouvé que les fibres s'allongent lorſque la chaleur ne paſſe pas trente-cinq degrés, & qu'elles ſe raccourciſſent lorſqu'elle eſt plus grande ou plus petite. L'expérience nous apprend encore que celles qui ſont les plus longues peuvent s'alonger davantage ſans ſe rompre (s'Graveſande 408) & que c'eſt le contraire de celles qui ſont plus courtes. Il ſuit de là qu'il eſt plus avantageux dans la tumeur inflammatoire, que la chaleur ſoit un peu plus grande que l'ordinaire, tant afin que la tenſion diminue, qu'afin que les vaiſſeaux deviennent plus libres, & ſoient moins expoſés à ſe rompre.

De la Douleur.

164. La douleur eſt une perception incommode & fâcheuſe, qui a rarement ſa ſource dans l'imagination, & très-ſouvent dans la ſenſation, & qui eſt proportionnée au danger où ſont les fibres nerveuſes de ſe rompre.

165. Plus le temps que les fibres mettent à s'allonger eſt long, plus (161) elles s'allongent, & plus elles ſe fortifient dans l'animal vivant par la

nutrition ; & par conséquent le danger de la rupture & la douleur sont moindres que lorsqu'elles s'allongent en moins de temps.

166. Plus l'allongement approche dans le même espace de temps du terme où se fait la rupture ; plus le danger est grand, & dans ce cas il est proportionné aux forces distendantes & aux quarrés des inflexions ; (154) d'où vient que la douleur est plus forte, & *vice versâ*.

167. Plus les fibres sont tendues, plus leur allongement approche du terme où se fait leur rupture ; & de là vient que quoique l'inflexion soit égale, le danger est plus grand, & la douleur plus forte, & *vice versâ*.

168. Plus les fibres sont douces & épaisses, plus il faut employer de force pour les allonger également en raison composée de la doublée du diametre, & de la simple de la densité, & par conséquent moins les mêmes causes sont en état de les rompre, & *vice versâ*.

169. Plus un homme est craintif, délicat, mollement élevé, pusillanime, plus il craint le danger & plus il y réfléchit ; & comme la sensation & l'imagi-

nation sont d'autant plus vives, que l'attention est plus forte, il s'ensuit que la douleur doit être d'autant plus grande.

170. COROLLAIRE. La douleur est en raison composée de la directe des forces distendantes, de celles qui tendoient auparavant la fibre, de l'attention de l'ame, & de l'inverse du temps, de l'épaisseur & de la densité des fibres, & (s'Gravesande 409.) de l'inverse de leur longueur naturelle.

171. L'expérience nous apprend que les nombres des vibrations des fibres dans un temps donné, sont en raison composée de la sous-doublée directe des forces distendantes, & de l'inverse des longueurs & des diametres. (s'Gravef. *cap. 14.*) Si donc la vivacité de la douleur est proportionnée au ton, les douleurs *seront d'autant plus aiguës*, que les racines des forces distendantes seront plus grandes, & les longueurs & les diametres des fibres plus petits, & elles seront plus *fortes* dans la raison contraire. Il est faux que la douleur soit occasionnée par les vibrations oscillatoires des fibres nerveuses, vu qu'elle s'appaise après que la pression a cessé, quoique la vibration continue.

172. COROLLAIRE. Soit CDE, fig. 1. une artériole obstruée, ou liée à son extrémité E; soit D e un autre rameau ouvert & égal à la premiere; je suppose que les émissaires E e de l'un & de l'autre sont moindres pris ensemble que l'immissaire (c) en raison de la force, par exemple comme 1 à 20: on demande quelle sera après l'obstruction la vîtesse du fluide, la dilatation du vaisseau, & la contraction alternative.

173. Je réponds 1°. que la vîtesse du fluide par l'orifice libre (e) sera à celle qu'il avoit avant l'obstruction, comme $\frac{1600}{1599}$ H, à $\frac{400}{399}$ H, ou comme 6396 à 6384 (Hydrodyn *sect. 5. pag. 95.*) de sorte que la vîtesse sera, comme 79. 97. à 79. 64. Si la force du cœur reste la même, ces vîtesses seront comme 1004 à 1000, ou comme 251 à 250.

2°. Comme l'expérience & s'Gravesande (*de legibus elasticitatis*, *paragr.* 407) nous ont appris que les allongemens des fibres varient proportionnellement aux forces qui les causent; la longueur des fibres circulaires du vaisseau après l'obstruction, sera à celle qu'elles avoient auparavant, comme la force comprimante du sang après l'obstruction, à celle qu'il avoit avant, ou comme 6396 à 6384, ou comme 1005 à 1000, ou comme 201 à 200. Mais la Géométrie nous apprend que les capacités des vaisseaux sont entr'elles comme les quarrés de leurs circonférences; d'où il suit que la capacité du vaisseau après l'obstruction, sera à celle qu'il avoit avant, comme 101 à 100.

174. 3°. Si le sang affluoit toujours dans les arteres avec la même vîtesse, il est évident qu'après avoir été une fois dilatées, elles ne se rétabliroient jamais par leur ressort, vu que tant que la pression subsiste, les ressorts ne se rétablissent point, s'Gravesande, *Leg. elasticit. paragr. 306.* Comme donc le sang afflue avec plus de vîtesse dans les arteres durant la systole du cœur, que dans sa diastole, que la force impulsive du cœur, comme le démontre Schreiber. *Element. medic. mathemat. tit. 1. pag. 335.* est plus grande que celle des arteres, & que les frottemens diminuent respectivement à la colonne qui coule dans les arteres en raison des diametres, les arteres qui se sont dilatées dans la diastole, doivent se rétablir par leur propre élasticité, lorsque le cœur

cesse d'agir ; & la différence des vîtesses dans la diastole & dans la systole, sera comme la différence des racines des forces du cœur & des arteres, différence que l'on ignore encore jusqu'ici.

175. 4°. On sait cependant que l'artere aveugle DE, dont l'extrémité est obstruée, se rétablit comme le tronc & le cœur, & que dans le cas présent, le rétablissement de cette artere seroit deux fois plus tardif qu'à l'ordinaire, si les forces du cœur n'augmentoient point ; mais il faut ajouter quelque chose à cause de l'augmentation de la pression ; car si celle-ci augmentant, l'orifice libre de l'artere ne se rétablissoit point proportionnellement à la résistance que l'artere obstruée oppose en tous sens, lorsqu'elle est distendue, la lenteur du rétablissement augmenteroit à raison de la différence qu'il y a entre cette dilatation de l'orifice & la pression des vaisseaux.

176. 5°. Comme l'ouverture des orifices après l'obstruction, est à celle qu'ils avoient avant comme 101 à 100, & la pression comme 201 à 200, ou de $\frac{1}{100}$ plus grande, il s'ensuit que le rétablissement du vaisseau obstrué sera

de $\frac{1}{100}$ plus lent ; & cela étant, le temps que l'artere obſtruée D E mettra à ſe rétablir, ſera au temps qu'elle mettoit à le faire avant l'obſtruction, en ſuppoſant que les forces du cœur reſtent les mêmes, dans le rapport de 401 à 200.

De la Tumeur.

177. La peau ſe trouve entre deux forces directement oppoſées ; ſavoir celle du ſang qui agit du centre à la circonférence, & qui par conſéquent s'efforce de dilater la peau & les membranes des viſceres, & la force élaſtique qui leur eſt inhérente, ſecondée de la preſſion de l'air ambiant, qui tend à réduire le corps & tous les viſceres dans un moindre volume.

178. Une membrane d'une figure & d'une grandeur déterminées, qui eſt preſſée çà & là par les fluides ou par des forces oppoſées, conſerve ſa *figure* & ſa *grandeur* tant qu'elle eſt également preſſée tant par dedans que par dehors par des forces égales, & elle change dès que les forces ceſſent d'être en équilibre. *Boyle* ayant mis ſon bras dans la machine pneumatique, il s'enfla auſſi-

tôt, mais l'enflure disparut dès qu'il l'eut retiré. Il arrive la même chose aux animaux & aux pommes flétries, elles s'enflent dans le vuide, & se désenflent dans l'air. Les parties sur lesquelles on applique les ventouses, ne s'enflent que parce que les arteres se relâchent & que les tuniques se déchirent, mais elles se désenflent lorsque la pression augmente.

179. Il faut pour qu'il se forme une tumeur dans quelque partie du corps humain, que les forces des substances contenues augmentent ou relativement, ou absolument ; les forces de ces dernieres deviennent absolument plus fortes que celles des parties contenantes, lorsque celles-ci restant les mêmes, le sang agit avec plus de force, & que les fluides se raréfient considérablement.

180. Les forces des parties contenues deviennent relativement plus fortes que celles des contenantes, lorsque restant les mêmes, la force contractive, ou élastique, ou tonique des dernieres diminue, ou que la pression de l'air ambiant, ou des bandages diminue aussi, & dans ce cas les forces antagonistes n'étant plus les mêmes, il se forme

une tumeur, si les forces des parties contenues excedent celles des contenantes, & si celles de ces dernieres diminuent davantage que celles des premieres.

181. Cela étant, il faut absolument pour qu'il se forme une tumeur, inflammatoire, que les forces du contenu deviennent plus grandes que celles du contenant.

182. Il faut pour causer une pareille tumeur une chaleur intense, qui, entant qu'elle est produite par des causes internes, telle que le frottement des solides & des fluides, est comme le quarré de la vîtesse respective, ou comme la force de collision des corps. 2°. Il faut une rougeur plus grande, laquelle est occasionnée par la violence avec laquelle le sang se porte dans les vaisseaux, & les distend. 3°. Il faut une tension plus forte, & proportionnée aux forces distendantes. 4°. Il faut enfin une douleur, qui, toutes choses étant d'ailleurs égales, soit proportionnée à la force qui plie & distend les vaisseaux; les effets augmentant, il faut que les causes augmentent aussi.

183. Si donc la tumeur est causée par

le relâchement des membranes qui renferment les fluides ou les solides, 1°. la chaleur sera moins forte; car la chaleur, toutes choses étant d'ailleurs égales, est proportionnée à la densité & à la tension des parties qui se frottent mutuellement. 2°. La rougeur sera moins considérable, ou tirera sur le noir, comme dans les varices & l'ecchymose. 3°. La tension sera plus petite, comme cela est évident par soi-même. 4°. Le sentiment sera moins vif, & tous ces symptomes varient dans les tumeurs qu'on appelle froides.

184. Que si l'action du sang n'augmente que dans quelque partie, & que d'ailleurs les choses restent les mêmes que dans l'état de santé, à l'exception des affections nécessaires, la collision des fluides & des solides deviendra plus forte; car la vîtesse respective augmentera, & par conséquent le frottement deviendra plus grand, & c'est à lui qu'on doit attribuer les phénomenes génériques de l'inflammation.

185. On a vu que les vaisseaux étant obstrués, leur volume n'augmente que de $\frac{1}{100}$; d'où il suit que les glandes &

les muſcles ne peuvent augmenter que de $\frac{1}{100}$; mais alors la tumeur inflammatoire n'eſt pas ſenſible. Il faut donc pour qu'elle devienne conſidérable, que la force du cœur devienne plus grande qu'elle ne l'eſt ordinairement.

186. La tumeur inflammatoire eſt liſſe & uniforme, en quoi elle differe du cancer ulcéré, & par conſéquent les vaiſſeaux qui conſtituent la partie enflammée, ſe diſtendent proportionnellement à leur diametre naturel; car ſi les petits vaiſſeaux ne ſe diſtendoient point, les plus gros domineroient, & la tumeur ſeroit inégale.

187. Le phlegmon eſt une tumeur ronde, dans le centre de laquelle la chaleur eſt très-violente, & dont la pointe eſt extrêmement tendue : il eſt aiſé de prouver que la chaleur doit être plus forte dans le centre qu'ailleurs, parce qu'elle y eſt plus comprimée, & qu'elle a plus de peine à ſe communiquer aux parties voiſines ; mais il n'eſt pas ſi aiſé de prouver que la tenſion ſoit auſſi grande dans ſa pointe. Voici cependant ce qui fait croire que cela doit être. Je ſuppoſe qu'il y a des fibres perpendiculaires à la peau, qui lient

l'épiderme, le corps réticulaire de *Malpighi*, la peau, la graiſſe, & telles ſont les fibrilles nerveuſes, les vaiſſeaux excrétoires, les poils, &c.

Ces fibres & quantité d'autres ſemblables ſont inégalement tendues dans les différentes ſections de la tumeur perpendiculaires à la peau; d'où il ſuit que celles qui atteignent juſqu'à la pointe, doivent ſouffrir une tenſion & un allongement plus conſidérables, parce qu'elles dominent davantage.

188. Dans le cas donc où la chaleur, le frottement, & la rupture des fibres concourent à la ſuppuration, comme je crois que cela eſt, la ſuppuration doit commencer par le centre, & ſe communiquer de là au ſommet le long de l'axe de la tumeur, ſi toutes choſes ſont d'ailleurs égales, ce qui s'accorde avec l'expérience. Si l'on conçoit les différens tégumens comme autant de lames concentriques de la tumeur, leſquelles étoient auparavant planes, il eſt évident que celles qui ſont le plus éloignées du centre doivent s'allonger davantage, & ſe courber en dedans; mais quoiqu'elles ſoient d'un tiſſu plus ténace que les parties internes, il peut

cependant arriver, quoique les tégumens soient infiniment plus tendus que les parties qu'ils renferment, qu'ils se rompent plus tard; & de là vient que la peau est souvent encore entiere, lorsque la pointe de la tumeur blanchit à cause du pus qu'elle contient, & c'est cette tension de la peau qui fait qu'on y sent une douleur plus aiguë.

189. La peau est plus tendue que les parties internes de la tumeur, & par conséquent les vaisseaux cutanés plus pressés, & la circulation des fluides qui arrosent la peau & sur-tout sa pointe, moins libre. Que si, à cause de la violence de la pression, les fluides s'arrêtent dans cet endroit, & que faute de temps, de pulsation ou de chaleur, la suppuration ne se fasse point, il faut nécessairement qu'ils se corrompent, parce que le sang qui ne circule point, qui ne se dépure point par la secrétion & qui séjourne, se corromp d'autant plus tôt que la chaleur est plus grande, pourvu toutefois qu'elle ne le desséche pas trop. Or le sang en se corrompant, noircit, devient plus fluide, les parties solides voisines se relâchent, s'amollissent, perdent leur ton, leur

ſentiment & leur chaleur naturelle, & il ſurvient un ſphacele, qui commence par la pointe du phlegmon, ſoit que la partie ait ſouffert une preſſion conſidérable, comme il arrive dans les fractures, ſoit qu'on l'ait trop chargée de cataplaſmes, ſoit que le froid, ou des topiques acides ayent coagulé les fluides dans la pointe de la tumeur, comme cela arrive ſouvent dans les éryſipeles chauds, lorſqu'on les baſſine avec du vinaigre.

De la Fievre.

190. La quantité de ſang qui paſſe du cœur dans les arteres eſt réciproque à leur réſiſtance, tant que ſes forces reſtent les mêmes; mais lorſque une partie du conduit eſt obſtruée, la réſiſtance que le ſang & le cœur éprouvent, eſt proportionnée à l'obſtruction; & ſi elle affecte la moité du conduit, le cœur envoie la moitié moins de ſang dans le temps donné, & le battement du cœur diminue par conſéquent de moitié.

191. Ce que je viens de dire du cœur, en tant que principal piſton,

doit s'entendre aussi des arteres ; car c'est au sang qui sort du cœur que leur pulsation est due, & tant qu'elles restent dans le même état ; elle est égale à leur contraction ; d'où il suit qu'elle est précisément égale à la quantité de sang qui passe dans ce temps-là dans les veines, & que les émissaires devenant plus petits de moitié, leur contraction est la moitié moins forte.

192. Tant que la vîtesse par les émissaires des arteres capillaires reste la même, & qu'il en sort une quantité de sang proportionnelle à leur capacité, la force du cœur reste aussi la même ; car les vîtesses des fluides, dans les sections ou petits orifices effectifs, sont entr'elles comme les quarrés des forces comprimantes ; mais si les arteres, dont les extrémités sont diminuées de moitié, battent à chaque seconde une fois dans le temps que le pouls s'éleve deux, ou deux fois dans le temps que le pouls ne s'éleve qu'une, il sort dans ce temps-là par les émissaires, la moitié moins de sang qu'à l'ordinaire. Comme donc les vîtesses, par les mêmes orifices & dans les mêmes temps, sont comme les quantités qui s'écoulent ; il s'ensuit

que la vîteſſe par les orifices doit être égale à la force du piſton.

193. Si le pouls gagne autant du côté de la fréquence dans les obſtructions qu'il perd de ſon élévation, la vîteſſe du ſang qui circule dans les veines n'augmente point, quoique tous les Médecins ſoient perſuadés qu'il n'y auroit point de fievre ſi elle n'augmentoit point. Puis donc que la fievre, au ſentiment des anciens, eſt un combat ou un effort ſupérieur de la nature pour détruire ou chaſſer la matiere morbifique, il s'enſuit qu'on ne doit point en juger par la fréquence ſeule du pouls, mais par ſa fréquence & ſon élévation tout enſemble.

194. Perſonne n'a pu juſqu'ici expliquer la fréquence du pouls par les lois de la Mécanique; & il faut pour le faire avoir recours à une puiſſance motrice dont l'action ſe renouvelle, & non point à une puiſſance mécanique. Plus les orifices des arteres s'obſtruent, plus le mouvement des colonnes qui circulent dans les groſſes arteres ſe ralentit, & plus auſſi leur contraction, de même que celle du cœur eſt tardive, loin d'être plus fréquente. J'ai indiqué ail-

leurs la cauſe qui rend le pouls plus fréquent, (*Théorie de la fievre*, *Claſſ.* 2.)

195. Dans les maladies inflammatoires, l'élévation & le nombre des pulſations, ou le produit de l'un par l'autre, eſt plus grand qu'on ne devroit l'attendre des forces muſculaires.

196. Si toute la puiſſance motrice des animaux eſt employée ou à mouvoir le cœur, ou à faire agir les muſcles du corps, plus il en faudra pour faire agir le cœur, & moins il en reſtera pour les muſcles. Quelle que ſoit la force de la puiſſance motrice, le rapport entre les forces muſculaires & les forces vitales ſera le même; les unes ne peuvent augmenter que les autres ne diminuent. Au commencement des maladies, la puiſſance motrice eſt entière & plus forte, mais elle diminue à la fin; car un travail aſſidu l'affoiblit; & par conſéquent quelle qu'elle puiſſe être, ſi les forces vitales augmentent plus que les muſculaires, c'eſt un ſigne que les forces motrices augmentent plus qu'on ne devroit l'attendre des muſculaires.

197. Si l'excès des forces qu'il faut pour faire agir le cœur eſt conſidérable

& continu, la puiſſance motrice s'affoiblira, de même que par tout autre travail muſculaire, s'il dure nuit & jour. De même, plus les forces augmentent, & la puiſſance motrice eſt foible, plus le travail devient dangereux, & épuiſe la puiſſance motrice, d'où s'enſuit la mort.

198. Ce qu'on vient de dire ſuffit pour nous mettre au fait de la théorie de la fievre. Les forces du cœur augmentent conſidérablement dans cette maladie ; & lorſque la fievre continue, le cœur travaille beaucoup, ce qui diminue les forces muſculaires, & épuiſe enfin la puiſſance motrice.

199. La force du cœur néceſſaire pour faire circuler la même quantité de ſang dans les obſtructions que dans l'état de ſanté, eſt en raiſon doublée réciproque des émiſſaires; de ſorte que ſi ces derniers dans la fievre ſont un tiers plus petits que dans l'état de ſanté, il faut une force neuf fois plus grande pour faire circuler la même quantité de ſang. Mais comme malgré cette force, le produit de l'élévation & de la fréquence du pouls eſt le même que dans l'état de ſanté, pluſieurs Médecins

ont prétendu qu'elle ne ſuffiſoit point pour cauſer une fievre maligne, ni encore moins une fievre ordinaire.

200. Afin donc que le produit de la fréquence par l'élévation du pouls ſoit plus grand qu'à l'ordinaire, il faut que les forces du cœur deviennent neuf fois plus grandes. Si l'élévation du pouls étant la même, la fréquence devient deux fois plus grande que dans l'état de ſanté, & que l'obſtruction dont on a parlé ſubſiſte, les forces du cœur ſeront quatre fois plus grandes que les premieres, c'eſt-à-dire, trente-ſix fois plus grandes qu'elles n'étoient; & ſi, comme cela arrive, l'élévation du pouls augmente du double, la force du cœur deviendra quadruple, ou ſoixante-quatre fois plus grande que la premiere; & comme il n'y a aucun travail volontaire porté à ce degré, qui puiſſe durer jour & nuit ſans danger & ſans laſſitude; on ne doit pas être ſurpris qu'il arrive la même choſe dans les fievres.

201. Il eſt aiſé de comprendre par-là d'où vient que les fievres aiguës violentes ſont ſi-tôt ſuivies de la mort, & la raiſon en eſt, qu'elles diſſipent en

peu de temps plus de forces qu'il ne peut s'en réparer. En effet, cette réparation des forces ne sauroit être aussi prompte dans la fievre que dans le travail volontaire; parce que le travail fébrile continue la nuit comme le jour, & que le cœur absorbant une grande partie de ses forces, & les empêchant d'agir sur le ventricule, la digestion languit, & il se forme une moindre quantité de chyle; au lieu que dans le travail volontaire, les forces se réparent par la nourriture & le repos.

202. Ce qu'on vient de dire peut servir à expliquer quantité de théorêmes, qui passoient auparavant pour des paradoxes; pourquoi, par exemple, les forces du cœur étant si considérables, eu égard à celles de la puissance motrice, elles sont cependant si foibles absolument parlant dans l'agonie, comme cela paroît par la petitesse du pouls. D'où vient que lorsque la fréquence du pouls est la plus grande, la mort est plus prochaine, comme dans la péripneumonie & la pleurésie désespérée, lors sur-tout que l'élévation de l'artere diminue?

203. Pourquoi au commencement

des maladies inflammatoires, le pouls pendant quelques jours eſt petit, languiſſant; pourquoi les forces muſculaires, les fonctions de l'ame languiſſent, l'ame elle-même ſouffre? Pourquoi, enfin, ces maladies ſont annoncées par la crainte, l'anxiété, la peſanteur de tête, la foibleſſe, l'inſomnie, les vertiges, l'aſſoupiſſement, le dégoût, & par des rêves affreux?

204. D'où vient que la fievre ſe manifeſte ſouvent tout-à-coup, quoiqu'il y ait long-temps que la matiere morbifique exiſte dans le corps, & que ce ſoit elle qui cauſe le friſſon, le friſſonnement & le froid que le malade reſſent? d'où vient cet aſſaut ſubit des maladies, lequel eſt ſi prompt, ſur-tout dans l'apoplexie & l'épilepſie, que les anciens les ont attribuées à des cauſes ſurnaturelles? Pourquoi les forces vitales augmentent par degrés juſqu'au temps que la maladie eſt dans ſa vigueur, & gardent une certaine proportion avec celles de la matiere morbifique, quoiqu'il y ait en cela du danger? Quelle eſt la cauſe qui excite dans le corps tant de mouvemens nouveaux en dépit des réſiſtances, leſquelles étei-

gnent la plus grande partie de ce mouvement?

205. De dix parties de forces qui sont employées à faire circuler le sang dans les arteres, il n'en reste qu'une pour les veines dans l'état de santé, comme on l'a démontré dans la these *de naturâ redivivâ*. Lorsque l'action & le frottement sont excessifs, comme dans la fievre inflammatoire, il se fait une plus grande dissipation des forces, & ces forces, lorsqu'elles sont égales à l'obstacle, sont entr'elles comme les quarrés de la vîtesse respective, comme le démontre *s'Gravesande, de collisione, n.* 335.

206. Comme donc dans les obstructions, la force du cœur devient soixante-quatre fois plus grande, si le pouls est deux fois plus grand, l'artere deux fois plus tendue, & la fréquence deux fois plus grande, on peut aisément démontrer, que la perte des forces est huit fois plus grande que dans l'état de santé, vu que la collision est octuple.

207. La quantité de particules ignées étant la même, plus la chaleur est forte, plus le frottement est considérable; & comme la perte des forces est pro-

portionnée au frottement (*s'Graveſand. 338.*) plus la chaleur que cauſe le frottement eſt forte, & plus la perte des forces eſt grande. Comme donc il ſe fait une perte conſidérable des forces dans les maladies inflammatoires, & que la puiſſance motrice s'affoiblit conſidérablement, il n'eſt pas étonnant que ceux qui relevent d'une pleuréſie & d'une péripneumonie dorment plus long-temps, & s'abſtiennent de tous les exercices volontaires tant corporels que ſpirituels, & que malgré la nourriture ſucculente qu'ils prennent, la puiſſance motrice ne reprenne ſes forces qu'au bout d'un temps plus long que celui de la maladie.

208. L'expérience nous apprend qu'après que la matiere morbifique eſt réſolue, atténuée & chaſſée, le pouls devient plus rare, plus petit & plus mollet.

209. La maladie étant heureuſement terminée, ou la matiere morbifique corrigée & évacuée, la fievre ceſſe, c'eſt-à-dire, le pouls devient moins fréquent, ſon diametre diminue, & de tendu qu'il étoit, il devient mollet, ainſi qu'on l'obſerve journellement dans

ceux qui relevent d'une pleurésie, d'une péripneumonie, & d'une fievre aiguë; les forces musculaires, auparavant abattues, renaissent, reprennent leurs premieres fonctions, & après que le pouls est rentré dans son premier état, la puissance motrice se trouve entiérement rétablie.

210. Si l'on compare ce qu'on a dit ci-dessus avec cette derniere observation, on conclura que la puissance motrice ne pourroit se conduire autrement, ni mieux ménager ses forces, quand même elle auroit de l'intelligence. Lorsque le danger est passé, c'est-à-dire, que la circulation ne trouve plus d'obstacle, elle n'agit plus avec la même vîtesse, ses mouvemens sont plus lents & plus tardifs, & elle ménage mieux ses forces, afin de pouvoir les employer dans le besoin, au cas qu'il se présente de nouvelles causes morbifiques à surmonter.

De la cause de l'Inflammation.

211. Plus le degré de chaleur est considérable, la douleur aiguë, la tension forte, la tumeur grosse & la rougeur vive,

vive, & plus, comme disent les Médecins, l'inflammation est forte & intense, & au contraire.

212. Il s'ensuit donc que la cause de l'inflammation est tout ce qui occasionne la chaleur, la rougeur, la tension, la douleur, la tumeur, &c. vu que les effets sont proportionnels à leurs causes. Dans le corps humain la chaleur, la rougeur, la pulsation, la tension, la douleur, la fievre, sont proportionnées au frottement du sang & des vaisseaux, & comme tous ces phénomenes sont plus intenses dans la partie enflammée que dans celles qui sont saines, il s'ensuit que leur cause n'est autre que le trop grand frottement du sang & des vaisseaux, lequel est occasionné par la trop grande impétuosité du sang.

213. Dans l'état de santé, les parties sont rouges, elles ont une pulsation, elles sont tendues, elles ont du sentiment : la chaleur dans cet état est produite par le frottement modéré du sang & des vaisseaux; la rougeur, par la présence du sang dans les vaisseaux cutanés; la pulsation, par la force avec laquelle le sang afflue dans les arteres;

la tenſion, par ſa preſſion ſur les vaiſſeaux, & par la diſtenſion qu'il y cauſe; le ſentiment, par la tenſion de ces mêmes vaiſſeaux. Doit-on être ſurpris, ſi les cauſes venant à augmenter, ces effets augmentent auſſi?

214. Le ſang affluant avec plus d'impétuoſité dans une partie déterminée; 1°. l'excès de ſa vîteſſe ſur celle de la colonne qui précede augmente, de même que la vîteſſe reſpective, le frottement augmente auſſi, & la chaleur devient par conſéquent plus forte. 2°. Si le ſang qui précede eſt en repos, ou ſe meut plus lentement que de coutume, alors l'excès de la vîteſſe du ſang qui ſuit, l'emporte de beaucoup ſur la ſienne, & la chaleur, toutes choſes d'ailleurs égales, devient d'autant plus forte, qu'il rencontre plus d'obſtacle ſur ſa route, ſur-tout dans les arteres. 3°. Plus le conduit dans lequel le ſang circule eſt étroit, plus ſa vîteſſe eſt grande; or l'Anatomie nous apprend que les arteres ſont plus petites que les veines qui en ſortent, & que le ſang perd une moindre partie des forces que le cœur lui communique dans les arteres que dans les veines; d'où

il ſuit, que les arteres, & enſuite les veines venant à s'obſtruer, l'excès de la vîteſſe du ſang artériel doit l'emporter plus que celle du veineux ſur la vîteſſe de l'obſtacle, & que par conſéquent, le frottement, la chaleur, l'inflammation doivent augmenter. 4°. Le lit des arteres s'élargit de plus en plus à meſure qu'elles s'éloignent du cœur, & par conſéquent la vîteſſe diminue; d'où il ſuit, que tout étant d'ailleurs égal, le ſang agit avec moins de force ſur l'obſtacle, qu'il ne le feroit dans les grandes artérioles, d'où vient que l'inflammation eſt plus foible. 5°. Il circule une moindre quantité de ſang dans les petites artérioles que dans celles qui ſont plus grandes; & comme l'intenſité, le danger & la violence de l'inflammation ſont proportionnés à la quantité de ſang interceptée, il s'enſuit que s'il ſe forme une même obſtruction dans les petites arteres que dans les grandes, celle de ces dernieres ſera infiniment plus dangereuſe que l'autre.

215. La circulation devenant plus rapide dans certains vaiſſeaux que dans d'autres, les globules rouges qui ſont les plus peſans (*Martin. Act. Edimb. t. 2.*)

perdent une moindre partie du mouvement qu'ils ont reçu que les lymphatiques, frappent avec plus de force la superficie interne des vaisseaux, distendent les parois des arteres, & dilatent les orifices des vaisseaux. La raison pour laquelle ces globules ne circuloient point dans les plus petits vaisseaux lymphatiques, est que les orifices de ces derniers n'avoient point un diametre égal aux leurs, & qu'après y être arrivés, ils n'avoient point assez de force pour vaincre les résistances qu'ils rencontroient; mais après que les orifices ont été dilatés, & que les résistances ont été surmontées, ces globules étant poussés avec plus de force, & étant devenus plus fluides, doivent enfin pénétrer dans les vaisseaux lymphatiques, comme nous l'apprennent la rougeur qui accompagne l'ophthalmie, & l'observation de M. *Vieussens*, (*novum system.*) Mais ces globules sont composés de six autres plus petits, qui séparément, peuvent pénétrer dans les vaisseaux lymphatiques dont le diametre est égal au leur, mais non point conjointement; aussi se parent-ils, comme l'observe *Leuwenhoeck*, à l'aide de l'impulſion qu'ils reçoivent, ſur-tout dans la bifurcation des plus petits vaiſſeaux, comme *Bellini* nous l'apprend, ſur-tout lorſqu'ils ſont pouſſés par derriere avec plus de force, & lorſqu'ils ſont ainſi diviſés, les globules du ſecond rang ſont jaunâtres, ou tranſparens; d'où l'on voit que le ſang qui ne pouvoit circuler ſous la forme de cruor, circule maintenant ſous celle de lymphe, ou retourne dans ſes troncs après que ſon mouvement eſt ralenti; car la même force qui pouſſe le fluide dans les vaiſſeaux latéraux, lorſque l'émiſſaire du tronc eſt obſtrué, le repompe de nouveau après qu'il eſt ouvert; & c'eſt ainſi que la rougeur inflammatoire augmente, lorſque la vîteſſe du ſang augmente, & qu'elle diminue lorſqu'elle diminue.

216. Le ſang ſe portant avec plus d'impétuoſité dans certains vaiſſeaux déterminés, un plus grand nombre de globules ſe préſentent à la fois pour entrer dans les orifices du vaiſſeau, leſquels deviennent toujours plus étroits, ainſi que l'Anatomie nous l'apprend, & plus il s'en préſente, & plus il y a des cas où ils peuvent eux-mêmes ſe bou-

cher le passage, comme le démontre *Bellini*, former des obstructions, ou arrêter le cours du sang qui leur succede. Que cela soit ou non, le sang se portera davantage sur les côtés, la pression sur les vaisseaux augmentera, la pulsation deviendra plus forte & plus vive, la tension des fibres plus forte, la sensibilité plus grande, la douleur plus intense, & la tumeur plus grosse, comme cela est évident. On voit donc que les symptomes essentiels de l'inflammation sont proportionnés à l'accélération du mouvement du sang dans les vaisseaux donnés, aussi-bien qu'au frottement qui en est une suite nécessaire.

217. Le sang se porte avec plus d'impétuosité dans certains vaisseaux déterminés, & y circule avec plus de force que dans d'autres, dont le diametre & la direction sont les mêmes. Dans l'état de santé, le sang se porte en même quantité & circule avec la même vîtesse dans les vaisseaux qui sont à même distance du cœur, qui forment un même angle avec leur tronc, & qui ont les mêmes orifices; en un mot, la circulation des fluides dans les différens vaisseaux du corps est fixe & déterminée;

de sorte, par exemple, qu'il passe une dixieme partie du sang dans la carotide gauche, une seizieme partie dans la mésentérique supérieure, & ainsi de suite.

218. Si donc la force du cœur augmente, & qu'à chacune de ses contractions il passe une double quantité de sang dans les arteres, s'il en entre dans le même rapport dans la carotide & dans la mésentérique, qu'il en entroit dans l'état de santé, l'une & l'autre en recevront le double, mais la carotide recevra le dixieme, & la mésentérique la seizieme partie du sang qui sort du cœur, de maniere qu'il ne se portera pas en plus grande quantité dans ces vaisseaux déterminés que dans les autres.

219. Que si la carotide, par exemple, reçoit une neuvieme partie du sang, tandis que la mésentérique en reçoit à son ordinaire un seizieme ou un dix-septieme; on peut dire alors que le sang afflue en plus grande quantité dans la carotide que dans les autres vaisseaux, & qu'il agit sur elle avec plus de force; or c'est ce qui doit arriver dans l'économie animale, sui-

vant la ſuppoſition que nous avons faite.

220. L'obſervation nous apprend que la honte répand une rougeur ſur tout le viſage, tandis que la poitrine, les mains & les autres parties du corps conſervent preſque leur couleur ordinaire, & que cette rougeur ſe répand ſur le champ comme une flamme ou une vapeur chaude. Mais comme la rougeur & la chaleur ne peuvent s'emparer des joues, à moins que le ſang ne ſe porte dans les vaiſſeaux cutanés du viſage, & dans les rameaux maxillaires des carotides, s'il arrivoit que les orifices de ces vaiſſeaux ſe relâchaſſent, que la réſiſtance diminuât, que la vîteſſe du ſang n'augmentât point, il n'y auroit point de frottement, & par conſéquent ni chaleur ni rougeur; d'où il ſuit que ce phénomene eſt occaſionné par l'impétuoſité avec laquelle le ſang ſe porte dans les vaiſſeaux des joues.

221. Si le ſang s'étoit indiſtinctement porté avec la même vîteſſe dans les autres vaiſſeaux, on ne verroit pas la raiſon pour laquelle la rougeur doit plutôt s'emparer des joues que des

autres parties ; comme donc les effets ſont proportionnels à leurs cauſes, & que les autres parties ne ſont pas plus rouges qu'à l'ordinaire, il y a lieu de croire que le ſang n'afflue pas en plus grande quantité dans les autres vaiſſeaux cutanés ; d'où il ſuit qu'il peut ſe porter davantage dans certains vaiſſeaux déterminés que dans d'autres.

222. J'ai cité la rougeur que la honte occaſionne pour exemple, parce qu'il eſt connu de tout le monde, mais j'aurois pu en rapporter un grand nombre d'autres qui prouvent également ce que j'avance. L'idée ſeule d'un mets agréable, ou d'un objet qu'on aime, fait venir, comme on dit, l'eau à la bouche. Puis donc que les ſecrétions ſont proportionnées aux vîteſſes des fluides & à la capacité des orifices par leſquels leur ſecrétion ſe fait, & que l'humeur qui doit s'évacuer eſt pro-

Nota. Là où la douleur & la chaleur ſe trouvent, diſoient les Anciens, là auſſi le ſang doit ſe porter en plus grande quantité. Voici une expérience qui prouve que cela eſt ainſi. Obſervez les vaiſſeaux rouges qui ſont dans l'oreille d'un chat vivant, preſſez-les fortement avec les doigts, ou brûlez-lui l'oreille, vous appercevrez de nouveau ces vaiſſeaux à travers la peau qui les couvre, mais ils ſeront en plus grand nombre.

portionnée à la quantité de sang qui est dans le corps, il faut que la vîtesse du sang qui se porte dans les glandes salivales, ou que celle du fluide nerveux qui contracte leurs parois augmente, ou que leurs émissaires se dilatent. Il suffit pour augmenter l'excrétion que les orifices augmentent, lorsque le réservoir est plus grand, par exemple, dans les organes secrétoires vésiculaires, cellulaires, aussi-bien que dans les organes vasculeux, tels que les glandes salivaires; & cela étant, lorsque la salive devient plus abondante, c'est une preuve que les fluides se portent plus abondamment dans les parties déterminées.

223. Ceux qui assistent à des exécutions, & qui ont le cœur sensible à la pitié, sentent souvent tout-à-coup dans leurs oreilles une chaleur accompagnée d'un sifflement; elles deviennent même extrêmement rouges, ce qui annonce une prompte défaillance. Il y a des femmes qui, lorsqu'elles sont en colere, grincent les dents, écument par la bouche, perdent la parole & la respiration; & l'on doit attribuer tous ces accidens à l'impétuosité avec laquelle le fluide

nerveux & le sang se portent dans les nerfs & les vaisseaux de ces organes, comme nous l'apprenons de la théorie des convulsions, & des autres différentes especes de mouvemens.

224. Qu'on ne m'objecte point qu'il y a moins de résistance dans ces parties; car si cela étoit, il faudroit qu'à mesure que les muscles se relâchent, que leur force & leur mouvement diminue, le grincement & le craquement diminuassent aussi; & comme ils augmentent au contraire, il faut nécessairement que les fluides se portent en plus grande quantité dans les vaisseaux déterminés.

225. Les anciens ont observé qu'il y a plusieurs maladies dans lesquelles les fluides se portent avec impétuosité dans les parties supérieures, de même qu'il y en a d'autres dans lesquelles ils se portent dans les inférieures, non point par l'effet de leur écoulement & de leur chute, mais par la faculté de la partie qui agit sur eux. Par exemple, dans l'apoplexie sanguine, le sang se porte à la tête avec tant d'impétuosité, que dans le temps que le corps est pâle & transi de froid, le visage s'enfle,

rougit, les yeux saillent de la tête, la tête souffre autant que si elle étoit étroitement serrée, le visage est affecté de contorsions spasmodiques, auxquelles succedent les symptomes de l'apoplexie.

226. Tout le monde sait qu'il dépend de la volonté d'envoyer le sang & le fluide nerveux dans certains muscles plutôt que dans d'autres; & que par la force d'une imagination lascive, ces fluides se portent avec la plus grande violence dans les organes de la génération.

227. Les Pyrrhoniens eux-mêmes, qui n'admettent que ce qui s'accorde avec leurs principes, conviennent que l'imagination est capable de causer des changemens extraordinaires dans le corps humain. Une fille dans les bras de laquelle un enfant phthisique mourut subitement, fut saisie d'un froid si violent dans celui sur lequel l'enfant avoit la tête appuyée, qu'il fallut appliquer dessus des linges chauds pour le faire cesser, & ce ne fut qu'au bout de trois jours qu'il recouvra sa chaleur naturelle. De même que l'ame, dont l'imagination est une faculté, peut, étant affectée de certaines passions, envoyer

une plus grande quantité de ſang & de fluide nerveux dans certains vaiſſeaux préférablement à d'autres ; elle peut auſſi dans d'autres cas les retirer ; & l'on voit effectivement qu'elle tend & lâche les membres comme il lui plaît, que la crainte interrompt la circulation du ſang, & que la colere l'accélere. Ces derniers argumens exigent tant de recherches, que je n'oſe point les donner pour des démonſtrations, & je ne les rapporte ici que comme probables ; mais je crois que mon principe eſt ſuffiſamment établi par ceux qui précedent.

228. C'eſt une choſe démontrée, que le ſang ne peut ſe porter avec plus de vîteſſe dans des vaiſſeaux déterminés, que le frottement n'augmente ; & que celui-ci augmentant, il occaſionne les principaux phénomenes qui ſe manifeſtent dans l'inflammation. Or, comme il eſt certain que le ſang ſe porte ſouvent avec impétuoſité dans certains vaiſſeaux, ſans qu'il ſoit beſoin pour cela qu'ils ſoient obſtrués, il s'enſuit qu'il peut ſurvenir un frottement violent, & par conſéquent une inflammation, ſans qu'aucune obſtruction ait précédé.

229. Si la puiſſance motrice eſt intelligente, & qu'elle veille à la conſervation de la ſanté, le tumulte des paſſions ayant ceſſé, & n'y ayant aucune cauſe morbifique antérieure à détruire, elle ne doit point employer ſes forces en vain, ni entretenir plus long-temps ces mouvemens exceſſifs des fluides, vu qu'ils ne ſauroient occaſionner une inflammation notable ; mais lorſque les cauſes morbifiques exiſtent déjà, elle doit les combattre conſtamment avec des forces proportionnées au péril qui la menace ; d'où s'enſuivra l'inflammation. *Voyez* la Diſſert. *de naturâ redivivâ*, vers la fin.

230. Suppoſer que dans toutes les maladies inflammatoires le ſang eſt épaiſſi, coagulé, engagé dans les dernieres artérioles, ſans ſe mettre en peine de connoître l'occaſion, ou, comme on dit, la cauſe procatartique de cette maladie ; c'eſt moins raiſonner en homme ſenſé, qu'en homme prévenu en faveur de ſon ſyſtême. Attribuer l'inflammation des poumons à l'air froid qu'on a reſpiré, aux fumées acides & minérales qu'on a humées, comme à une cauſe occaſionnelle, c'eſt avan-

cer une opinion vraiſemblable, mais qui n'eſt pas démontrée. Aucune raiſon, à moins qu'elle ne ſoit fondée ſur le ſyſtême précédent, ne ſauroit perſuader non plus qu'une inflammation cauſée par la métaſtaſe de la matiere fébrile, par de trop grands efforts de voix, par la fermentation du ſang, qui l'oblige à ſe frayer un chemin dans les vaiſſeaux pulmonaires, par des ſubſtances alkalines âcres, par des liqueurs ſpiritueuſes, doive ſon origine à une pareille coagulation.

231. L'événement nous donne lieu de croire que dans la petite vérole, la rougeole, la fievre que cauſe la dentition, le ſang fait effort pour dilater les vaiſſeaux, pour dilater la peau, pour ouvrir les gencives ; vu qu'après que la peau eſt relâchée, que les dents ont percé ; & dans les autres fievres, que les glandes des aines ſont dilatées, & le corps diſpoſé à croître, ces ſymptomes s'appaiſent : mais ſuppoſer dans tous ces cas des obſtructions antérieures ; ſavoir, un ſang gluant, épaiſſi, des crudités qui paſſent des premieres voies dans le ſang, & autres choſes ſemblables ; c'eſt plutôt ſe conformer à l'uni-

formité des systêmes, qu'à l'exacte vérité. Je n'ai pas de la peine à croire qu'un pus repompé, que la matiere arthritique, qu'une sanie âcre, qu'une saumure scorbutique, que les miasmes scabieux, qu'une vapeur pestilentielle, ne puissent inquiéter, irriter & déchirer les vaisseaux; mais je ne porte pas l'amour des systêmes assez loin, pour croire qu'il faille nécessairement qu'ils se bouchent & qu'ils s'obstruent, pour qu'il survienne une fievre & une phlogose.

232. En effet, la même puissance motrice qui déploie toutes ses forces pour lever les obstructions lorsque les vaisseaux sont irrités & molestés de quelque maniere que ce puisse être, doit pareillement les employer pour corriger & évacuer les matieres putrides, âcres, corrosives. Une prise de tabac suffit pour faire éternuer; la moindre fumée acide qui pénetre dans la trachée artere, cause la toux, la dyspnée, un grain de poison dans le ventricule, cause un vomissement, une diarrhée, & la puissance motrice fait des efforts continuels pour l'en faire sortir; un grain de poussiere qui entre dans l'œil,

occaſionne un clignotement & un larmoyement continuel; mais comme ces mouvemens excrétoires & expreſſifs ne ſuppoſent pas toujours une obſtruction dans ces organes, de même la violence des contractions du cœur & des vaiſſeaux ne ſuppoſe pas toujours un ſang épais & obſtruant.

233. Dans l'éternument, l'air qui ſort des poumons, frappe les narines avec force, & les débouche davantage que la cavité de la bouche; lorſque la toux eſt violente, l'air ſort des bronches avec beaucoup d'impétuoſité, & dans la dyſpnée la poitrine ſe dilate & ſe contracte fréquemment; dans le vomiſſement, le ventricule ſe reſſerre, & les matieres qu'il renferme, preſſent & ſont preſſées également de toutes parts; cependant, la même puiſſance motrice reſſerrant le pylore, les fait remonter vers l'œſophage, &c. Que l'on attribue cela, ſi l'on veut, à la ſympathie, & à une organiſation particuliere, tout revient au même, pourvu qu'on nous accorde que dans les organes ſanguins ces fluides ſe portent dans les vaiſſeaux en plus ou moins grande quantité ſelon l'exigence des cas.

234. Ce que je viens de dire suffira peut-être à expliquer d'où vient que lorsqu'on fait une ligature au doigt, il survient une fievre & une inflammation, pourquoi l'intensité de l'inflammation est moins proportionnée à celle des obstructions, qu'à la force de la puissance motrice, de sorte que dans les sujets débiles, vieux, & pituiteux, cette même ligature produit une inflammation moins violente que dans un adolescent robuste, sanguin & bilieux. On peut en dire autant de la pleurésie, de la phrénésie, & des autres maladies. D'où vient que lorsque le sujet est extrêmement affoibli, & peu d'heures & de jours avant qu'il meure, la fievre cesse, de maniere, au rapport de *Valois*, que les assistans le croient hors de danger? *Galien* répondra ici pour moi: *Lors*, dit-il, *que la nature sent ses forces inférieures à celles de la matiere morbifique, elle ne tente pas même de la combattre.*

235. D'où vient, lorsqu'il entre une épine dans les tendons, qu'elle occasionne une distension violente dans ces parties & dans celles qui sont voisines, des inflammations & des convulsions? à quoi servent tant d'efforts?

236. Pourquoi le mouvement du ſang ſe ralentit-il dans le phlegmon, pourquoi l'inflammation diminue-t-elle, lorſque la matiere morbifique s'eſt frayée une voie par la ſuppuration, & dans l'éryſipele, lorſque la cuticule s'eſt détachée de la peau en forme d'écailles, & que la ſanie âcre, prurigineuſe s'eſt écoulée? Pourquoi dans les plaies qui baillent, & qu'on n'a pas aſſez détergées, la fievre & l'inflammation continuent-elles, juſqu'à ce que le ſang ſe ſoit coagulé dans les vaiſſeaux ouverts, & en ſoit ſorti ſous la forme de pus, & que les vaiſſeaux de l'une & l'autre levre, qui étoient trop écartés, ſe ſoient rapprochés en s'alongeant.

237. Il ſuit de ce qui précede, qu'une inflammation, mais légere & paſſagere, peut être occaſionnée par des cauſes externes, telles que le feu, un frottement violent contre un corps rude, comme cela arriva à un enfant qui ayant ſaiſi une corde avec les mains, ſe laiſſa couler du haut d'un clocher en bas; mais comme l'irritation fait que les cauſes internes concourent avec les premieres, de là vient que l'inflammation augmente. La même choſe arrive,

lorſqu'à l'occaſion de quelque paſſion violente, le ſang ſe porte dans certaines parties; il en réſulte une tumeur inflammatoire légere & paſſagere, à moins qu'il n'y ait quelque cauſe irritante, ou un obſtacle difficile à ſurmonter. On peut donc avec raiſon l'attribuer aux obſtructions, pourvu qu'on ne les regarde que comme occaſion, & non point comme cauſe efficiente, car l'inflammation n'eſt j'amais proportionnée à l'intenſité de l'obſtruction. Par exemple, dans le ſquirre, l'obſtruction eſt conſidérable, & cependant il n'y a point d'inflammation; dans le ſphacele, le ſang n'a pas plus de mouvement que dans un cadavre, & cependant il n'y a ni chaleur ni douleur; malgré des ſaignées réitérées, le ſang ténace qui ſéjourne dans les petits vaiſſeaux n'en ſort point, parce qu'il réſiſte à la force des vaiſſeaux & à l'action de celui qui continue de circuler; mais il ſe diſſipe dès que l'action du cœur & la puiſſance motrice diminuent. Ajoutez à cela que le ſang peut très-bien ſéjourner & croupir dans les vaiſſeaux, ſans les choquer avec plus de force, ſans les dilater, ſans les uſer par ſon frottement, & ſans avoir pour cela plus de vîteſſe; & quand il s'agit de mécanique, on ne doit rien avancer qui ne ſoit conforme à l'idée claire & nette qu'on a de la choſe dont on parle. Par exemple, ſi le vent fait marcher un vaiſſeau, & que ſes voiles s'enflent d'autant plus qu'il cingle avec plus de vîteſſe, un homme qui eſt tant ſoit peu au fait de la Phyſique, ne s'aviſera point de regarder la tenſion des voiles comme la cauſe prochaine & efficiente de ſa vîteſſe, quoiqu'elle en ſoit la cauſe occaſionnelle. De même, quoiqu'au moyen d'une digue qui retient l'eau d'une riviere, & qui la dirige dans le chéneau d'un moulin, les roues de cette machine tournent par l'impétuoſité du courant, perſonne, à moins qu'elle n'ignore la mécanique, ne regardera la digue comme la cauſe motrice qui fait aller le moulin, vu qu'elle ne fait que diriger le cours de l'eau, & qu'on eût pu la diriger également par d'autres moyens.

238. Il ſuit de ce qu'on vient de dire (Claſſ. II. depuis 152 juſqu'à 157.) que la nature ſe propoſe pluſieurs buts lorſqu'elle augmente les forces du cœur, & qu'elle excite des maladies inflam-

matoires, & qu'on ne doit pas toujours, comme l'ont fait les modernes, les attribuer aux obstructions des vaisseaux. Le sage *Sydenham* s'en prenoit souvent à la crase vicieuse ou à l'impureté du sang & des humeurs, & aux efforts que fait la nature pour en procurer l'évacuation.

239. » Entre les diverses maladies » qui affligent l'humanité, les unes sont » dues aux particules aëriennes, qui » s'insinuent dans le corps avec les » humeurs, se mêlent avec la masse » du sang, & infectent tout le corps » par leurs qualités morbifiques; les » autres à la fermentation & à la putré- » faction des humeurs, laquelle est » occasionnée par leur trop long séjour » dans le corps, ce qui vient de ce » qu'elles n'ont pu être digérées & » évacuées, ou à cause de leur trop » grande masse, ou à cause de leurs » mauvaises qualités; & dans ces cir- » constances elles s'unissent si intimé- » ment au corps, qu'il ne peut plus » s'en débarrasser; aussi la nature se sert- » elle de cette méthode & de cet en- » chaînement de symptomes, pour » pouvoir évacuer la matiere peccante

» & étrangere dont le séjour seroit capable de détruire la machine du corps humain. » *Sydenham*, *pag.* 20.

240. « Une partie des maladies aiguës est due à l'altération secrette & inexplicable de l'air, lequel infecte le corps humain, & elles ne dépendent de la crase particuliere du sang & des humeurs, qu'autant que l'air l'a altérée par son influence secrette & occulte. Tant que cette constitution de l'air dure, elles subsistent, & elles cessent dès qu'elle change, d'où vient qu'on leurs donne le nom d'*épidémiques.* »

241. » Les autres sont occasionnées par la différente anomalie des corps particuliers ; & comme leur cause n'est pas générale, de là vient qu'elles n'attaquent pas un grand nombre de personnes à la fois. Ces sortes de maladies aiguës regnent indistinctement dans différentes saisons & dans différens temps de l'année, d'où vient que je les appelle *intercurrentes ou sporadiques.* Sydenham, *cap.* 1. *pag.* 21. »

242. Quoique depuis le temps d'*Hippocrate* jusqu'au nôtre, plusieurs

ſavans Médecins ayent pris à tâche, à l'imitation de *Balloni*, de *Sydenham*, & de *Ramazzini*, d'obſerver les conſtitutions épidémiques, & de nous communiquer leurs obſervations, il ne s'en eſt encore trouvé aucun qui ait pu déterminer la nature des miaſmes qui ont occaſionné les maladies correſpondantes, & je ſuis perſuadé, comme *Sydenham*, qu'une grande partie de ces maladies dépendent des qualités manifeſtes de l'air, telle que ſon humidité, ſa ſéchereſſe, ſa froideur, ſa chaleur, ſa peſanteur, ſa légéreté, &c.

243. On ne connoît pas mieux la nature de cette matiere peccante, occaſionnée par l'altération des humeurs excrémentitielles, qui s'évacue ou par une criſe, ou par le ſecours de l'art en forme de pus, d'écailles, de ſanie, de bile, d'urine, d'excrémens, & il y a infiniment plus de ſageſſe à avouer ſon ignorance, que d'adhérer à une hypotheſe déterminée, à celles, par exemple qui l'attribuent à la pléthore, aux ſaburres, à l'épaiſſiſſement ou à l'acrimonie.

244. Dans le doute où l'on eſt là-deſſus, la voie la plus ſure pour connoître la nature du principe morbifique, eſt

eſt d'examiner attentivement celle des ſymptomes qui coexiſtent enſemble & qui ſe ſuccedent, & d'avoir une Hiſtoire exacte de la maladie que l'on traite. C'eſt le moyen de connoître les différentes manieres dont elle peut ſe terminer, ſoit en bien, ſoit en mal, & de former des pronoſtics aſſurés, & rien ne me paroît plus utile dans la pratique qu'une pareille connoiſſance.

245. C'eſt ſans aucun fondement que la plupart des modernes attribuent les maladies inflammatoires à l'engorgement des petits vaiſſeaux capillaires à l'occaſion de la matiere craſſe & épaiſſe qui s'y amaſſe ; ce qui eſt cauſe, ſelon eux, que conformément aux lois de l'hydraulique, le ſang qui ſuccede s'amaſſe, diſtend les vaiſſeaux ſanguins obſtrués, auſſi bien que les lymphatiques qui ſe trouvent dans le voiſinage, & que la force du cœur venant à augmenter, il ſe forme une tumeur rouge, rénitente, & douloureuſe. Cette théorie n'eſt pas moins contraire aux lois de l'hydrodynamique qu'à l'expérience : la premiere nous apprend que lorſque les émiſſaires d'une pompe ſont bouchés, la vîteſſe du piſton diminue

en raiſon du rétréciſſement des émiſſaires; d'où il ſuit que lorſqu'une moitié des vaiſſeaux lymphatiques eſt obſtruée, la preſſion latérale du ſang qui ſuccede ſur les vaiſſeaux obſtrués, n'eſt que $\frac{1}{80}$ plus forte que la preſſion ordinaire, & par conſéquent moindre qu'il ne faut pour pouvoir diſtendre les vaiſſeaux, & y cauſer de la douleur.

246. Les expériences qu'on a faites ſur des animaux vivans, nous apprennent qu'on peut lier les arteres, tant les grandes, comme la carotide, que les petides, comme l'intercoſtale, un jour entier dans un chien vivant, ſans qu'elles s'enflent; qu'un chien, à qui l'on avoit lié les deux carotides, a vécu cinq jours, & que l'ayant ouvert, on les a trouvées liées, mais nullement enflées. J'ai ſouvent obſervé dans le méſentere d'une grenouille, après lui avoir lié l'artere de la jambe, que les globules du ſang remontoient de droit fil vers le cœur, & prenoient une autre route, ſans que le vaiſſeau obſtrué ſe tuméfiât.

247. Il faut donc pour cauſer une tumeur phlegmoneuſe, que le ſang ſoit pouſſé à divers cours réitérés dans les vaiſſeaux, & qu'il rencontre une ré-

ſiſtance, ſoit de la part de la matiere obſtruante, ſoit à cauſe de la contraction ſpaſmodique de la membrane qui entoure la glande ou le viſcere, afin que la matiere étrangere qui s'y eſt arrêtée, ſe digere par la chaleur & la pulſation, ſe fonde, ſe réſolve ou s'altere de telle autre maniere que ce ſoit.

248. La matiere obſtruante eſt ou *idiopathique*, ou *métaſtatique*; ſi elle eſt idiopathique, elle s'eſt engendrée là où elle eſt, & a acquis une qualité irritante par ſon ſéjour; c'eſt ainſi qu'un petit calcul engagé dans les uréteres, qu'un peloton de vers dans les inteſtins, y excitent une ſenſation incommode, qui fait contracter les vaiſſeaux, & leur fait embraſſer le corps nuiſible, mais ſouvent ſans aucun ſuccès; parce que la nature qui fait que tout corps nuiſible ſe réſout par la chaleur & la preſſion, l'enferme, & le preſſe ainſi dans les vaiſſeaux afin de le réſoudre, lorſque cela eſt poſſible, ce qui lui réuſſit aſſez ſouvent; ou bien elle le fait ſortir par la ſuppuration, lorſqu'il n'eſt pas de nature à pouvoir ſe réſoudre.

249. La congeſtion eſt *métaſtatique*,

lorsque la matiere morbifique, après s'être détachée de la masse du sang qui est entiérement infectée, par la voie de la circulation ou de la secrétion, ou après avoir abandonné la partie où elle se trouve, se porte dans le couloir, ou se jette par erreur de lieu, dans un viscere, ou dans une partie externe qui se trouve obstruée, y séjourne, s'y engage tant, qu'à la fin étant poussée par l'action du sang, elle aboutisse à une résolution, & à une suppuration heureuse ou funeste, mais absolument nécessaire. Par exemple, nous voyons souvent des esquilles, & d'autres corps étrangers qui étoient restés dans les plaies, en sortir par la suppuration. C'est ainsi encore que dans la peste la matiere morbifique se jette dans les glandes inguinales ou axillaires, en sort par la suppuration, & garantit le malade d'une mort qui autrement eût été inévitable.

Thérapeutique.

250. Dans les maladies inflammatoires pures, qui sont accompagnées d'un pouls fort, tendu, fréquent, de chaleur, de douleur, de rougeur, &

qui attaquent pour l'ordinaire les ſujets adultes, bilieux, ſanguins, robuſtes, pléthoriques, & qui font beaucoup d'exercice, rien n'eſt meilleur que les fréquentes ſaignées, & qu'un régime liquide, délayant & rafraîchiſſant. Il faut en même temps que le malade s'abſtienne les premiers jours des bouillons de viande, qu'il ne prenne que de la crême d'orge bien délayée, & qu'il ne boive que des liqueurs aqueuſes, émollientes, & en grande quantité. Il faut autant qu'on peut appliquer ſur la partie enflammée des fomentations chaudes & émollientes, contenir la fievre dans les bornes requiſes, de peur qu'elle ne devienne trop forte, & réitérer la ſaignée, juſqu'à ce que les ſymptomes inutiles pour la réſolution de la matiere morbifique ſoient appaiſés, ſans cependant trop affoiblir les forces vitales, ſans leſquelles cette réſolution ne peut ſe faire.

251. Lorſque ces maladies commencent, l'obſtruction & la pléthore ſont ſouvent ſi grandes, que les forces vitales ſont étouffées, & le pouls très-bas; mais on n'a pas plutôt ſaigné le malade une ou deux fois, que le

pouls revient, ſe renforce, & la fievre ſe développe, au lieu qu'il fût mort ſi elle avoit été ſupprimée.

252. Lorſque la maladie n'augmente plus, ou qu'elle eſt dans ſon état, il faut obſerver attentivement les efforts de la nature & les ſeconder. Heureux le malade qui a été avant l'état de la maladie ſaigné autant qu'il doit l'être, & dont les premieres voies ont été débarraſſées par de légers cathartiques & des laxatifs doux. Il faut prendre garde alors de ne point interrompre les efforts de la nature, & ne remédier qu'aux ſymptomes les plus urgens. On doit cependant tenter la réſolution par toutes les voies poſſibles; & ſi la matiere morbifique paroît vouloir ſe frayer une iſſue, il faut dans le temps que la nature travaille à la cuire, la lui préparer, afin que l'excrétion puiſſe s'en faire. La connoiſſance de cette voie dépend de celle qu'on a de l'hiſtoire de la maladie, & de la ſagacité du Médecin. Il y a quelques maladies dans leſquelles la matiere morbifique s'évacue par une hémorrhagie de nez; dans d'autres, par les parotides; dans les unes, par l'expectoration; dans les autres, par une diarrhée;

dans d'autres enfin, par les urines.

253. Le Médecin qui ignore l'événement, doit étudier avec ſoin les efforts & les penchans de la nature, les ſeconder, & employer plutôt ſon temps à les obſerver qu'à les interrompre.

254. Il doit ſuivre une méthode différente, lorſque l'inflammation eſt accompagnée d'une fievre putride. Il a lieu de croire qu'elle eſt telle, lorſque le pouls au lieu d'être fort & véhément, eſt foible, profond & inégal; lorſque les ſymptomes varient & ne ſont pas les mêmes que dans les fievres pures; que le nez coule, que la ſueur eſt légere mais univerſelle, que le malade a des cardialgies, des nauſées, des vertiges, des anxiétés, que le ſang n'eſt couvert d'aucune croûte blanche, que la lymphe en eſt jaune & verdâtre, que le corps & les excrémens ſentent mauvais, que le viſage eſt pâle & la langue ſale.

255. Dans ces ſortes de circonſtances, l'abattement de la nature, & les efforts inconſtans qu'elle fait, prouvent non-ſeulement que le mal eſt grand, mais encore dangereux; & comme on

a moins à attendre d'elle que dans les autres maladies, au lieu de l'affoiblir davantage par la saignée & des laxatifs; on est souvent obligé de l'exciter au vomissement, à la diarrhée, à la sueur, à la diurese, & de la réveiller par des vésicatoires : après que les premieres voies sont débarrassées, de la fortifier avec des sudorifiques & des cordiaux; ce qui est une méthode entiérement différente de la premiere. Il y a cependant des cas où il est bon de saigner une ou deux fois le malade au commencement, afin de pouvoir lui prescrire ensuite plus surement les émétiques & les cathartiques, dont je parlerai ailleurs lorsque j'en viendrai à la cure particuliere de ces maladies.

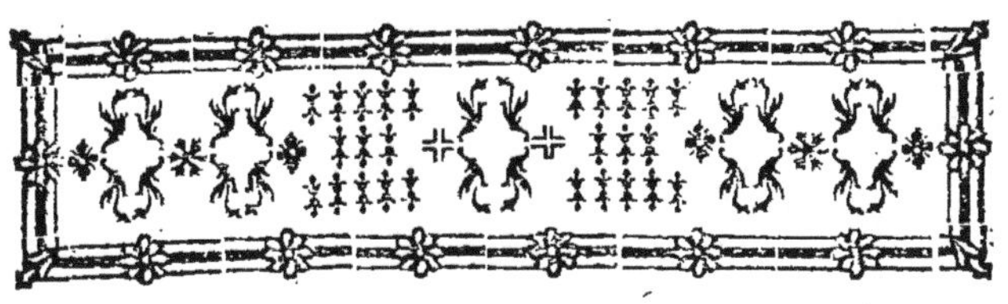

CLASSE TROISIEME.

PHLEGMASIES,

OU

MALADIES INFLAMMATOIRES.

INFLAMMATIONS de Ludwig; *Phlegmons internes*, de P. Alpinus, *Medic. Method. lib.* 7. Elles ſe manifeſtent par une fievre aiguë univerſelle, compliquée de ſignes d'inflammation. Elles ſont ou *internes*, & on les connoît à l'ardeur, la douleur, la tenſion, la pulſation, l'enflure de la partie; ou *externes*, & on les diſtingue par les taches, les exanthemes, le phlegmon ou l'éryſipele.

On diviſe cette claſſe, 1°. en *phlegmaſies exanthémateuſes*, & on les connoît aux taches, aux boutons, aux puſtules cutanées, ou aux tumeurs externes, phlegmoneuſes, éryſipélateuſes,

& à la fievre dont elles sont compliquées.

2°. En *phlegmasies membraneuses*, qui se manifestent par une fievre aiguë, compliquée de douleurs dans quelque viscere, de chaleur, de tension, d'enflure.

3°. En *phlegmasies parenchymateuses*, lesquelles sont compliquées d'une fievre aiguë, de la chaleur de la partie interne, de douleur, de soif, de l'abattement des forces, & d'autres signes propres à chaque espece.

Comme les phlegmasies exanthémateuses ont beaucoup de rapport avec les fievres, sur-tout avec les rémittentes, l'ordre exige que j'en parle immédiatement après les fievres, & il s'est trouvé des Auteurs qui les ont mises au rang des fievres malignes.

La pyrexie, (*pyrexia*) consiste dans la fréquence & la vîtesse du pouls, dans les maladies dont le principal symptome est pris de toute autre chose que la fievre. Par exemple, dans la pleurésie, la phrénésie, la fievre n'est pas le principal symptome dont la maladie tire sa dénomination, quoiqu'elle soit essentielle; c'est pourquoi, pour la distinguer des maladies de la premiere claſſe, on doit l'appeller *pyrexie.* La dyſſenterie & la goutte ſont ſouvent compliquées de la fréquence du pouls & de l'abattement des forces; mais il ſeroit mieux d'appeller cet état pyrexie que fievre, vu que celle-ci n'eſt pas ſon principal ſymptome. La pyrexie conſiſte donc dans la fréquence du pouls avec laſſitude & foibleſſe, jointe à d'autres maladies que la fievre. Il y a différens degrés de pyrexie, dont on juge par la vîteſſe, la plénitude & la tenſion du pouls, & l'intenſité de la chaleur; d'où vient qu'on l'appelle grande pyrexie, comme dans la pleuréſie, & la phrénéſie vraies; & petite pyrexie, comme dans la rougeole, la petite vérole bénigne.

Caſtelli, *in Lexico Medico*, définit la phlegmaſie, une pyrexie ou fievre compliquée d'inflammation. Galien, *Comm. in aphor. 7. lib. 1.* La pyrexie, (*pyrexia*), en Latin *febricitatio*, eſt opposée à ce qu'on appelle apyrexie, (*apyrexia*); & comme dans le cours de la quarte, de la tierce, l'une & l'autre viennent par intervalles, il eſt évident que la maladie eſt composée de l'une & de l'autre, je veux dire de la pyrexie & de l'intermiſſion ; de ſorte qu'en prenant la fievre pour une maladie, il ne s'enſuit pas qu'elle ſoit une pyrexie continuelle, & par conſéquent on doit la diſtinguer de la pyrexie.

Toutes les maladies inflammatoires ſont compliquées d'une fievre continue ou rémittente, mais jamais d'intermittente.

Toutes les maladies de cette claſſe ſont très-courtes, & pour la plupart dangereuſes, & par conſéquent aigues, à l'exception pourtant des eſpeces bénignes & des exanthémateuſes légeres, telles que l'eſſera, la ſcarlatine, &c. qui ſont exemptes de danger.

ORDRE PREMIER.

PHLEGMASIES EXANTHÉMATEUSES.

Fievres éruptives.

CE ſont celles qui ſont compliquées d'éruptions cutanées.

Ces éruptions conſiſtent ou dans des phyma phlegmoneux, ou éryſipélateux, ou phlyctenoïdes, ou dans des taches pourpres, livides.

Il y en a plusieurs que l'on met au nombre des maladies malignes & pestilentielles; mais on ne doit point déterminer les genres des maladies par ces qualités, comme l'ont fait *Riviere*, *Hucher* & les *Galénistes*; car il s'ensuivroit de là que la petite vérole bénigne est d'un autre genre que la maligne; que la dyssenterie, la pleurésie, & quantité d'autres maladies sont de divers genres selon leur plus ou moins de malignité, ce qu'aucun Pathologiste, qui connoît tant soit peu la Logique, n'accordera.

J'appelle maladies inflammatoires *malignes*, celles qui commencent avec un pouls foible, & qui ne causent presque point d'altération dans la chaleur ni dans l'urine, & qui sont tout à coup suivies de symptomes plus violens que l'on ne devroit l'attendre de la force & de la violence du pouls, de maniere qu'elles attaquent le malade comme à l'improviste.

Les *typhodes* sont proprement celles dans lesquelles le pouls, l'urine & la chaleur sont les mêmes que dans l'état de santé, de maniere que les personnes ſans expérience ne croient pas que le malade ait la fievre, dans le temps que ſes forces ſont extrêmement abattues. *Voyez* le genre du typhus, *claſſ.* 2.

J'appelle *peſtilentielles* celles qui étant malignes ou *typhodes* & épidémiques, tuent infiniment plus de ſujets qu'elles n'en laiſſent en vie; ſouvent ces diverſes qualités viennent d'un mauvais traitement; par exemple, la vérole, avant que l'on connût ſon antidote, étoit une maladie peſtilentielle, au lieu qu'aujourd'hui, elle eſt à peine une maladie maligne.

Il y a cette différence entre une maladie maligne & une maladie grave, par exemple, la vraie pleuréſie, la phrénéſie, &c. que l'on peut connoître les ſymptomes de celle-ci par la véhémence du pouls, auſſi-bien que par les principes de l'Anatomie, de la Pſychologie & de la Mécanique; au lieu que ceux de la maladie maligne dépendent des qualités occultes, par exemple, d'une force deſtructive, d'une diſſolution putrédineuſe, d'un levain, d'un poiſon, d'une corruption gangreneuſe, en un mot, de principes phyſiques,

& nullement de principes mécaniques & psychologiques, du moins dans l'état présent de la Médecine.

Les phlegmasies, dont la théorie est fondée sur la Mécanique & la Psychologie, sont appellées *vraies*, ou purement inflammatoires, telle est la vraie pleurésie dans laquelle le sang est bien constitué, sans aucune apparence de corruption dans les premieres voies : celles qui dépendent de la corruption des humeurs, & comme l'on dit, d'une crase cachée & venimeuse, de miasmes, de la contagion, en un mot, des qualités occultes de l'air ou des humeurs, sont appellées *impures*, & selon que le danger est plus ou moins grand, *malignes* ou *pestilentielles*.

Dans les phlegmasies vraies, on juge de la *grandeur* de la fievre par la plénitude, la fréquence, la tension du pouls; & de la *gravité* de la maladie, par le nombre & l'intensité des symptomes : dans celles-ci, plus la fievre est grande, plus les symptomes, tels que l'ardeur, la soif, l'abattement des forces, des membres, l'insomnie, le dégoût, sont grands. Plus la fievre est grande, plus le frottement du sang contre les vaisseaux est considérable ; de là le développement des particules ignées, d'où s'ensuivent la chaleur, la sécheresse & l'âcreté de la salive, par l'évaporation des parties aqueuses, & l'augmentation de la soif; il se fait une plus grande dépense du fluide nerveux pour mouvoir les organes vitaux; de sorte qu'il en reste moins pour les mouvemens libres. La nature qui veille à la conservation de la santé & de la vie, ne peut rester oisive dans un état aussi dangereux, en étant avertie par l'entremise du cerveau & des nerfs; de là l'insomnie, la crainte, le dégoût des alimens, & la même chose arrive dans les affaires morales. Si l'écorce du cerveau est engorgée de sang, & que l'ame ne puisse point appercevoir l'état du corps, parce qu'elle est opprimée & séduite par le vice du cerveau, il en résulte un délire ou un assoupissement, pendant lesquels la nature s'acquitte à notre insu, de ses fonctions vitales, de même que dans le sommeil & dans la veille, tandis que le corps est en santé.

Jusqu'ici on peut déduire ces phénomenes des principes de la Physiologie Mécanique-Psychologique. Il n'en est pas de même de ceux qui surviennent dans les maladies inflammatoires malignes, en tant que telles ; ils sont dus à d'autres principes, par exemple, à une matiere âcre, vermineuse, acide ou putride, qui picote ou irrite les premieres voies ; d'où s'ensuivent des nausées, des cardialgies, des anxiétés, des vomissemens, des diarrhées, des contractions spasmodiques, des stagnations dans les vaisseaux, des corruptions, des gangrenes, des meurtrissures, des charbons, des pétéchies ; & quoiqu'il paroisse absolument nécessaire de chasser la matiere morbifique, cependant, la nature est si accablée, qu'elle ne cherche pas même, comme dit Galien, à la combattre ; d'où vient que le pouls est le même ou plus foible que dans l'état de santé, inégal, intermittent, la respiration de même, qu'il survient des hoquets, des syncopes, &c. On voit par-là que dans les maladies malignes & pestilentielles, la matiere morbifique est si nuisible, & si propre à étouffer les forces de la nature, qu'on doit plutôt attribuer les symptomes à son énergie, qu'à celle de la nature ; au lieu que dans les maladies bénignes, elle y a moins de part que les forces de la nature.

Il eſt aiſé de former le pronoſtic d'après ce que je viens de dire ; car, comme le danger eſt d'autant moins grand que les efforts de la nature ſont plus libres, plus vifs & qu'ils trouvent un moindre obſtacle de la part de la matiere morbifique, il eſt évident que l'iſſue d'une maladie bénigne doit être heureuſe, & celle d'une maladie maligne malheureuſe, & que celle-ci eſt d'autant plus dangereuſe, que les efforts de la nature ſont plus interrompus & plus irréguliers, les forces de la matiere morbifique plus intenſes, & ſa qualité plus âcre & plus deſtructive.

Les indications générales dans les maladies bénignes ſe réduiſent à lever les obſtacles qui empêchent la coction, la réſolution & l'évacuation critique de la matiere morbifique dans les inflammations internes : dans les maladies cutanées, à hâter la maturité des puſtules, des bubons, la deſſication des boutons miliaires & varioliques, & la deſquamation de la peau ; ce ſont là les voies qu'il faut prendre pour évacuer la matiere morbifique après qu'elle est cuite.

Dans les maladies malignes les forces seules de la nature ne suffisent point pour remplir ces indications ; il faut de plus la délivrer des humeurs qui l'accablent par le moyen de la saignée, qu'il faut employer de bonne heure avec ménagement, ensuite par l'émétique, pour purger les premieres voies de la matiere putride qui s'y trouve, par des purgations réitérées, pour dégager le conduit intestinal, pour procurer l'excrétion de la bile, des humeurs contenues dans les intestins, & du chyle mal conditionné, tandis que l'on corrige la matiere morbifique mêlée avec le sang, avec des délayans opposés au venin donné, qu'on l'évacue par les couloirs de la peau par des sudorifiques, & qu'on entretient & ranime les forces vitales avec des cordiaux & des céphaliques.

Comme dans la plupart des maladies exanthémateuses, les humeurs sont disposées à la putréfaction, comme cela paroît par la puanteur de l'haleine & des excrémens, & par la promptitude avec laquelle la gangrene s'empare des cadavres, il faut s'abſtenir des alimens & des remedes ſeptiques, & leur ſubſtituer des anti-ſeptiques. Perſonne n'ignore que les alimens tirés des végétaux, à l'exception de ceux qui ſont âcres, engendrent moins de corruption que les chairs des animaux; d'où il ſuit qu'on doit nourrir les malades avec de la crême d'avoine, du riz, la décoction blanche de *Sydenham*, à moins qu'on ne juge à propos de les fortifier avec des bouillons lorſque le pouls eſt languiſſant; & dans ce cas, il convient de leur donner de la tiſane de corne de cerf, dans laquelle on mettra un morceau de quelque racine aromatique, d'angelique, par exemple, & même du vin trempé. Les anti-ſeptiques ſont, la camomille, la racine de contrahierva, le quinquina, le camphre, dont on fait un grand uſage dans les maladies exanthémateuſes.

Comme la plupart des fievres éruptives ſont cauſées par les effluves putrides qui abondent dans les camps, les hôpitaux, les villes aſſiégées, les lieux marécageux dans les temps chauds & humides; il importe extrêmement, tant pour prévenir ces maladies, que pour les guérir, de faire respirer aux malades un air pur, & de le renouveller souvent, en brûlant des aromates, de la poudre à canon, ou par le moyen du ventilateur; de leur interdire la chair des animaux maladifs, & qui sont morts du charbon; de même que les eaux marécageuses; de mettre dans leurs alimens des acides, tels que du jus de limon, du vinaigre, pour les garantir de la putréfaction, d'entretenir la perspiration, en changeant souvent leurs hardes, & en les logeant dans des appartemens secs; car une perspiration interceptée, est comme un levain putrédineux, qui augmente la force de la matiere morbifique.

I. *La Peste*, *Pestis*; en Grec, *Loimos*, & dans quelques Auteurs, *Pestilentia. Febris pestilens*, Fr. Hoffmanni, *cap. 12.*

La peste est une maladie inflammatoire exanthémateuse, souvent épidémique & maligne qui se manifeste par des bubons, des parotides, des charbons, & par de petites pustules blanches, livides, noires comme des charbons, répandues ſur toute l'habitude du corps.

Le nom de peſte, dans le ſens qu'on l'emploie communément, a quelque choſe d'effrayant, & ſignifie une maladie épidémique mortelle; de ſorte qu'on peut l'appliquer également à la dyſſenterie, à la petite vérole, à la quotidienne continue, au pourpre, aux maladies malignes & épidémiques; mais on a vu ci-deſſus qu'on ne doit point déterminer le genre d'une maladie par le plus ou le moins de malignité qu'on y remarque; & tous les Modernes conviennent aujourd'hui que le vrai caractere de la peſte conſiſte dans les bubons, de même que celui de la petite vérole dans les puſtules. En effet, la peſte, de même que la petite vérole eſt quelquefois ſporadique & bénigne, comme cela conſte par les obſervations des Médecins de Montpellier qui ont traité les peſtiférés de Marſeille & d'Alais.

La peſte differe des maladies peſtilentielles en ce qu'elle eſt un genre de maladie unique & défini, au lieu qu'il y a autant de maladies peſtilentielles, qu'il y a des maladies malignes & épidémiques, dont il meurt plus de gens qu'il n'en échappe.

Ceux qui ont la peste se nomment en Latin *pestiferi*, & en François *pestiférés*. On entend par bubon une glande dure, enflée, douloureuse, qui vient difficilement à suppuration. Il vient le plus souvent aux aines, quelquefois au jarret, aux aisselles, à la mâchoire, à la gorge, derriere l'oreille, par où l'on voit qu'il ne differe de la parotide que par le siege qu'il occupe.

Le charbon malin épidémique qui vient avec une fievre maligne ou pestilentielle, constitue aussi une espece de peste, & on ne sauroit le rapporter à un autre genre, d'autant plus que la même maladie épidémique qui cause des bubons, est quelquefois suivie de charbons. On peut, si l'on veut, en faire un genre distinct.

1. *Pestis vulgaris, pestis Londinensis*, Sydenham, ann. 1665. *Pestis Massiliensis, classis* 2, 3 & 4. Chicoyneau, Deidier & Verny, ann. 1720. *Pestis Alepiensis*, Couzier, &c. Peste vulgaire.

C'est une espece de peste caractérisée par des bubons qui paroissent le plus souvent aux aines, tant au commencement, que dans le cours de la maladie, & qui eſt épidémique & pernicieuſe.

Elle ſe manifeſte par un friſſon, par une ſtupeur & une peſanteur de tête, pareille à celle que cauſe l'ivreſſe, par un pouls fréquent & tendu, par une chaleur interne brûlante, médiocre au dehors, & par une ſoif qu'on ne peut éteindre ; le malade a la langue blanche, ou d'un rouge foncé, il parle bref & en balbutiant, il a les yeux rouges, égarés & étincelans; le viſage haut en couleur, ou livide; les cardialgies ſont fréquentes, la reſpiration l'eſt auſſi, elle eſt laborieuſe, quelquefois grande, rare, ſans toux, ſans douleur; viennent des nauſées, des vomiſſemens bilieux, verds, noirâtres, ſanguinolens, les déjections ſont de même nature, ſans douleur ni tenſion dans le bas-ventre; les délires ſont légers, ou phrénétiques ; les urines quelquefois ſemblables à celles des perſonnes ſaines, le plus ſouvent troubles, blanches, noires, ſanguinolentes; les ſueurs rarement fétides, nuiſibles; il ſurvient quelquefois des hémorragies qui n'apportent aucun ſoulagement; le malade a a le corps & l'esprit abattus, il est dans une crainte continuelle de la mort; enfin, au commencement, ou dans le cours de la maladie, il vient des bubons aux aines, aux jarrets, aux mâchoires, aux aisselles, dans quelques-uns des parotides, & des charbons dans différens endroits du corps, de même que de petites pustules blanches, livides, noires, ou des taches pourprées répandues sur différentes parties.

La maladie, à moins que la mort ne la termine, dure environ quatorze jours. La fievre cesse, & le bubon se termine rarement par résolution, le plus souvent par suppuration, & quelquefois par induration.

L'épidémie (*a*) est quelquefois plus d'un siecle à revenir chez nous; elle regne en Angleterre tous les quarante ans, & plus souvent à Constantinople.

La contagion cessa trois ou quatre fois dans un an à Alais, à Aix, &c. elle disparut une fois pendant quatre-vingts jours, & il n'y avoit plus per-

(*a*) *Valleriola* a vu une peste en Languedoc en 1533. *Ranchinus*, en 1630. J'en ai vu une en 1720. *Mezerai* rapporte qu'elle a régné en 1348, 1362 & 1580.

ſonne dans la ville qui en fût attaqué, lorſqu'un ou deux mois après pluſieurs perſonnes en furent ſaiſies le même jour à Alais, à Aix, à Marijol; elle diſparut de nouveau quelques mois après; d'où l'on peut conclure d'après les obſervations réitérées des Médecins d'Alais, qu'elle étoit cauſée par la conſtitution particuliere de l'air, auſſi-bien que par la diſpoſition particuliere des habitans. De trois cents peſtiférés qu'il y eut à Alais, à peine y en eut-il un ou deux qui fuſſent d'un rang au-deſſus du commun, ce qui donne lieu de croire que la mauvaiſe nourriture y eut beaucoup de part. Le Docteur *Gibert*, profitant de l'intermiſſion, ordonna à tous ceux qui avoient vécu avec les peſtiférés de ſe purger avec l'émétique, jugeant que c'étoit un moyen sûr de prévenir les rechutes. Il obſerva que tous ceux qui avoient vécu avec eux, rendirent par la bouche une quantité prodigieuſe de petits vers blancs faits comme un grain d'orge, & qu'il n'en fut pas de même des autres habitans. Le Docteur *Privat* s'étant rendu à Alais pendant que la peſte y étoit, il ne fut pas plutôt entré dans la ville, qu'il commença à sentir de la douleur dans la glande inguinale, laquelle continua pendant deux fois que la contagion redoubla, & cessa dans les intermissions, & ce symptome lui a servi plus d'une fois à prédire le retour des accès, cette douleur étant un avant-coureur de la peste. Il se moquoit du peuple & des Magistrats, qui toutes les fois que la peste revenoit, l'attribuoient à une communication illicite, ou à l'exportation des marchandises infectées, tant à Alais que dans les autres villes, & qui firent punir de mort plusieurs personnes qui avoient contrevenu aux défenses, comme si elles eussent été la cause de ce fléau.

On prit le parti à Alais d'envoyer à la campagne les personnes infectées de la peste, pour qu'elles y jouissent d'un air plus pur & plus frais, & de donner l'émétique par précaution à ceux qui avoient vécu avec elles, & cette conduite eut tout l'effet qu'on s'en étoit promis. Plusieurs de ceux qu'on avoit envoyés dans le fauxbourg ou le Lazaret, y périrent de frayeur, regardant la mort comme inévitable dans cet hôpital; car la frayeur & le désespoir ſont les ſymptomes inſéparables de cette maladie, & ſont toujours funeſtes. Au reſte, pendant un an que la peſte régna à Alais, il ne mourut pas plus de monde, qu'il n'en mouroit les autres années de maladies ſporadiques de diverſe eſpece; le nombre ſe monta à environ trois cents; mais ce qu'il y a de particulier eſt, que toutes les autres maladies aiguës ceſſerent tout le temps que la peſte régna, & que celles qu'il y eut, tenoient toutes de la contagion.

2. *Peſtis benigna 5ᵃ. Claſſis.* Chicoyneau & Verny. *Peſte bénigne.*

Cette eſpece ou variété de peſte régna à Marſeille & dans les autres Villes en même temps que la premiere. Celle-ci ne cauſe aucune angoiſſe, ni aucun abattement de forces ſenſible, le pouls eſt ſeulement un peu plus fréquent, & elle eſt compliquée de bubons ou de charbons. La cure conſiſte à mûrir les bubons avec des cataplaſmes ſuppuratifs. Cette eſpece paroît avoir beaucoup de rapport avec la petite vérole bénigne que les enfans portent avec eux dans les rues, dans laquelle on n'obſerve aucun régime, & qui n'a cependant aucune mauvaiſe ſuite.

3. *Pestis interna*, de la premiere Classe de MM. Chicoyneau & Verny; *Peste interne*, ou *rétrocédente* du D. Gibert.

Celle-ci est une variété de la premiere, ou de la peste vulgaire, & elle n'est compliquée ni de bubons ni de charbons, quoique les efforts de la nature semblent vouloir en produire, comme cela paroît par l'ouverture des cadavres; car l'on apperçoit dans les parties internes des signes de ces éruptions, & sur les extérieures, des meurtrissures, des pétéchies & autres éruptions imparfaites.

Ses signes sont un froid universel, des frissons anomales, un pouls petit, mollet, fréquent, inégal, concentré, qui cesse lorsqu'on applique le doigt dessus; la pésanteur de tête, la stupeur, le vertige, le chancellement, le regard fixe, la foiblesse de la vue, le désespoir peint sur le visage, la voix lente, plaintive, la blancheur, & sur la fin la sécheresse, la rudesse, la noirceur de la langue, la couleur pâle & cadavéreuse du visage, les syncopes fréquentes, des anxiétés horribles, l'abattement de l'esprit & du corps, le vomissement, les nausées, le délire, l'assoupissement, le tremblement, & la mort la premiere, la deuxieme ou la troisieme heure.

Elle differe des autres asphyxies ou morts subites, en ce qu'elle est mêlée avec les autres especes de peste, & qu'on trouve dans l'intérieur des cadavres des phlegmons, des charbons, des gangrenes &c. Cette espece regne au commencement de la contagion, & personne n'en échappe, à moins que le bubon ou le charbon ne vienne à suppuration, & il en est de même de ceux dans qui la petite vérole rentre.

Observations sur la Peste d'Alais, par M. Gibert, *Médecin de la Faculté de Montpellier.*

Il est difficile au commencement de distinguer la peste de l'yvresse. Le premier jour, abattement des forces, chaleur, soif incommode, pouls fréquent, yeux étincelans, égarés, visage haut en couleur, langue couverte d'écume, & fort rouge, douleur de tête, dans les aines, sous les aisselles, dans la gorge, derriere les oreilles, cardialgies, nausées. Le second jour, vomissemens de matiere bilieuse, verdâtre, dans lesquels on rend des vers semblables aux ascarides, déjections de même espece, suivies d'une éruption de bubons, de parotides ou de charbons, qui sont d'autant plus gros, que le vomissement a été plus grand.

L'éruption faite, les malades se levent, marchent, méprisent la maladie, n'observent aucun régime, la chaleur & la soif s'appaisent; ils ont cependant le pouls dur & fréquent, ils bégayent, ils ont les yeux & le visage pâle & un appétit considérable. Le sixieme, septieme, ou huitieme jour, les tumeurs disparoissent & rentrent dans le corps, la supuration s'arrête, le pouls devient plus lent & s'évanouit, ils meurent, ou, ce qui est plus fréquent, il survient une orthopnée, un carus, une phrénésie & des convulsions, qui sont suivies de la mort.

Le vomissement & la diarrhée sont souvent salutaires au commencement de la maladie. Ceux, dans qui le vomissement & les déjections furent peu copieuses, avoient le visage cadavereux, paroissoient ivres, & moururent avant le quatrieme jour; un peu avant ou après leur mort, leur corps étoit couvert d'exanthemes. D'autres, dont la maladie étoit moins violente, ou qui étoient d'un tempérament plus foible, pousserent leur vie jusqu'au vingtieme jour, sur-tout, s'ils avoient tardé à déclarer leur maladie. A Alais, le vomissement fut salutaire au commencement de la maladie, & mortel dans le cours; la diarrhée fut également salutaire dans l'un & l'autre temps; il n'en fut pas de même à Merseille.

Les Médecins de Montpellier ont observé une peste sporadique; car l'année que la peste régnoit à Alais, il y eut à Montpellier trois ou quatre malades qui eurent des bubons pestilentiels, & je ne vois pas pourquoi on refuseroit de rapporter à ce genre les maladies sporadiques qui regnent tous les ans, & qui sont compliquées d'une éruption critique ou symptomatique de parotides. La raison pour laquelle on ne le fait point, c'est la crainte que le peuple a de la peste; c'est ce qui fait encore que nous prescrivons le vin émétique sous le nom d'eau bénite, & que le peuple craint de nommer le charbon & le cancer par leurs propres noms.

Quantité de gens moururent subitement à Marſeille ſans d'autres ſymptomes qu'une laſſitude, un abattement des forces, & qui croyoient ſe bien porter.

4. *Peſtis ſporadica*; Sydenham, p. 64. appellée par d'autres, *febris maligna vel peſtilens, parotis peſtilens*. Peſte ſporadique.

Cette eſpece n'eſt point épidémique, & ne fait point autant de ravage que la peſte ordinaire, mais elle eſt ſouvent compliquée de parotides, & quelquefois de bubons dans les autres parties. Il n'y a que le peuple qui la regarde comme contagieuſe, & elle ne differe des quotidiennes & des tierces continues & des fievres nerveuſes, que par l'éruption des parotides.

5. *Peſtis carbunculoſa*, Charbon peſtilentiel. *Peſtis Indica*, *Carazzo* Gemelli Carreri. *Anthrax peſtilens* des Auteurs.

Comme le bubon ne conſtitue point la peſte, lorſqu'il n'eſt point compliqué d'une maladie maligne, vu qu'il accompagne la vérole, & que la peſte bénigne eſt épidémique, & regne en même temps que la peſte ordinaire, on ne doit regarder le charbon comme peſtilentiel, qu'autant qu'il eſt malin. Ce pendant, cette espece de peste ne differe point de la vulgaire, lorsqu'il vient des bubons & des charbons; mais il arrive quelquefois qu'il ne survient qu'un charbon pestilentiel, qui emporte le malade en peu de temps; il a le pouls, foible, petit, intermittent, le visage cadavereux, les forces extrêmement abattues. Ces charbons viennent au cou, autour des oreilles, des mâchoires, & l'on doit mettre cette maladie au rang de la peste, soit qu'elle soit sporadique, comme dans la Gaule Narbonnoise, où elle est commune, au rapport de *Pline*, soit qu'elle soit pandémique, comme dans les Indes, suivant *Gemelli Carreri*.

Cette maladie attaque les gens de la campagne qui se nourrissent de chair de moutons qui sont morts du charbon, les bergers, les bouchers, les lavandieres, qui manient leurs cadavres & leur laine. C'est une opinion répandue dans les environs de Perpignan, que ce sont les perdrix qui donne le charbon pestilentiel aux moutons, & qu'ils le prennent en buvant dans les creux des rochers où l'eau s'amasse, lorsque ces oiseaux en ont bu les premiers. Cette opinion, toute paradoxe qu'elle est, paroît confirmée par les expériences que le D. *Champagne*, Médecin de Montpellier a faite à *Sigean*, & qu'il a communiquées à l'Académie Royale des Siences; mais on ne sauroit en rendre raison.

Le *mal des ardens*, qui fit autrefois tant de ravage en France, ne seroit-il point par hasard la même maladie que le charbon pestilentiel?

J'ai vu quelquefois deux sortes de charbons; savoir, des malins, qui, avec un pouls foible, un visage pâle, un froid dans les extrémités, la cardialgie, l'abattement soudain des forces, mettoient au bout de quelques jours ou de quelques heures les malades au tombeau. L'on n'appercevoit aucune tumeur sur la surface extérieure du cou; on sentoit seulement sous la peau une petite glande enflée presque indolente, qui n'adhéroit point à la peau, dont l'extrémité étoit couverte d'une tache livide. Lorsqu'on coupoit la peau, on trouvoit au-dessous une tache noirâtre, indolente, sphaceleuse. J'ai vu d'autres charbons moins malins compliqués d'une petite fievre, qui venoient sur quelque partie du visage, aux paupieres, par exemple, qui duroient plusieurs jours, qui s'ulcéroient; la tumeur étoit inégale, d'un rouge noirâtre, fongueuse en forme d'excroissance, seche, sans pus, semblable à un chancre ulcéré, elle gagnoit enfin les parties voisines. Cette espece a beaucoup de rapport avec le *mal des ardens*, dont on peut voir la description dans l'Histoire de France de *Mezerai*, ann. 996, aussi bien qu'avec *le feu sacré* ou le *feu de St. Antoine*, qui régna l'an 1090, sous Philippe I.

6. *Pestis glossanthrax* Liger, *Maison rustique, des maladies des bestiaux.* Charbon pestilentiel à la langue.

Cette peste fit périr quantité de bœufs, de chevaux, de mulets en France, & même plusieurs personnes à Nîmes en 1732. Elle se manifesta par un charbon à la racine de la langue, qui la rongeoit entiérement au bout de quelque jours; & après qu'elle étoit mangée, l'animal, qui jusqu'alors n'avoit point eu de fievre & avoit été en état d'exercer ses fonctions, mouroit subitement & sans qu'on s'en apperçût.

On la guérit en raclant le charbon

avec un écu ou tel autre inſtrument, juſqu'à effuſion de ſang, & l'on appliquoit ſur la plaie une décoction d'ail, de ſel, de poivre & d'aſſa fœtida dans du vinaigre. Ce remede ne fut pas moins ſalutaire aux hommes qu'aux bêtes.

7. *Ancœur* ou *avant-cœur*, terme d'Hippiatrique, Liger, *Maiſon ruſtique*; *Peſtis anticardia.*

Cette peſte eſt ſporadique, & très-familiere aux bœufs & aux chevaux. Le poil du dos ſe dreſſe, il ſurvient une fievre aiguë inflammatoire compliquée de palpitation de cœur, de triſteſſe & ſouvent de ſyncopes, l'animal marche la tête baſſe. Il ſe forme ſur le devant du poitral une tumeur phlegmoneuſe de la groſſeur du poing, à laquelle on donne le nom d'*avant-cœur.* Cette maladie eſt très-dangereuſe; & lorſque la tumeur rentre, l'animal meurt infailliblement.

On la guérit en ſaignant l'animal au cou, & lui tirant une livre, ou une livre & demie de ſang; on lui donne deux lavemens par jour, on tond le poil qui couvre la tumeur, & on la fait venir à maturité, indépendamment des potions cardiaques & ſudorifiques qu'on lui fait boire, & qui ſont compoſées avec la thériaque, l'antimoine & autres drogues ſemblables.

8. *Peſtis Sianæa*; le Siam, mal de Siam.

Cette maladie fut apportée de Siam à la Martinique en 1686, par le vaiſſeau l'*Oriflame*. Elle changea de face dans les divers ſtades de l'épidémie; tantôt c'étoit la *ſynoque de Siam*, tantôt le *ſcorbut de Siam* & tantôt la *peſte de Siam*, étant compliquée de bubons dans les aines & ſous les aiſſelles, & elle devint générale. Elle commença par une *céphalalgie* violente & le *lumbago*, auquel ſuccéda une fievre interne, c'eſt-à-dire *typhode*, qui ne cauſa aucune altération, ni dans le pouls, ni dans la chaleur. Elle étoit ſouvent ſuivie d'un ſtomacace univerſel, ou d'un flux de ſang par le nez, la bouche, les pores de la peau, l'uretere, le fondement, &c. les malades rendoient par haut & par bas des vers de diverſe couleur, & de différente groſſeur.

Il vint à quelques-uns des bubons dans les aines & ſous les aiſſelles, remplis d'un ſang noir, fétide, ou de vers.

La maladie ſe terminoit au bout de

six à sept jours; & les cadavres étoient aussi livides & aussi corrompus au bout d'une heure, que s'ils eussent été enterrés de puis quatre jours.

Dans l'espece la plus aiguë, les malades ressentoient un léger mal de tête, & mouroient subitement.

Cette maladie n'épargna ni les Anglois ni les Espagnols en 1705. Le Pere Labat, de qui nous tenons cette description, l'eut deux fois. Un malade entr'autres qui en fut attaqué, croyoit qu'on lui rompoit les genoux, un moment après les cuisses, les reins. La noirceur de la peau gagne les parties supérieures, les inférieures perdent peu à peu le sentiment, & le malade meurt au bout de demi-heure.

Le D. *Dover*, Médecin Anglois, qui a donné en 1732. *the ancien Physician's Legacy &c.* avoit enfermé ses soldats dans un temple où l'on avoit enterré depuis peu des pestiférés. Cent quatre-vingt d'entr'eux furent attaqués de la peste avec des pétéchies & des bubons. Il les fit tous saigner, & ordonna de ne point bander la plaie du premier que le dernier ne le fût, de sorte qu'il s'en trouva qui perdirent jusqu'à cent onces de sang. Il leur donna pour boisson ordinaire de leau acidulée avec l'huile & l'esprit de vitriol. Tous en échapperent, à la réserve de huit, qui voulurent boire des liqueurs spiritueuses. Ces choses se sont passées au Pérou : à peine a-t-on pu en Europe tirer quelques onces de sang aux pestiférés.

9. Peste rémittente; *Pestis remittens.* Chicoyneau, *observ. derniere.*

C'est une variété de la peste vulgaire ou bénigne, qui est compliquée, non point d'une fievre continue, mais d'une quotidienne continue rémittente. Ce Médecin l'a observée dans une jeune fille de Marseille, qui avoit tous les jours à cinq heures du soir un paroxisme de fievre, qui commençoit par le frisson & le frissonnement, & qui se terminoit le matin par des sueurs. Il lui vint au commencement de la maladie un bubon dans l'aine de la grosseur d'un œuf de pigeon, & à l'exception de la frayeur, elle n'eut aucun autre symptome.

M. *Chicoyneau* commença par la purger, il lui fit ensuite prendre le quinquina quatre fois par jour, & le bubon étant venu à suppuration, elle fut parfaitement guérie.

La *Curation* de la peste vulgaire, qui fut moins funeste à Alais que dans les autres endroits, se réduisit à lever les obstacles qui s'opposoient à l'éruption que la nature s'efforçoit de procurer dans les glandes, sur-tout dans celles des aines ; car la peste n'est autre chose qu'un effort de la nature pour hâter l'excrétion du miasme mêlé avec le sang, dont la secrétion ne peut se faire que dans ces glandes ; & en effet le bubon n'est pas plutôt venu à suppuration, que la santé se rétablit, au lieu qu'étant répercuté, ou ne poussant pas assez, la mort est infaillible. Plus il y avoit de bubons, & mieux c'étoit, mais il n'en étoit pas de même des charbons, & plus ils étoient nombreux, plus il y avoit à craindre pour le malade; ce qui prouve que le miasme du charbon est plus venimeux & plus exalté que celui du bubon. Plus le vomissement ou la diarrhée étoit forte au commencement, mieux l'éruption du bubon se faisoit, ce qui prouve que les saburres des premieres voies la retardoient. Cette maladie est inflammatoire, mais la matiere maligne étouffe les efforts de la nature, ses forces ſont opprimées au commencement, mais non pas épuiſées ; il faut donc commencer la cure par la ſaignée, & même la réitérer, ſi le pouls le permet, vu qu'elle eſt indiquée par l'ardeur, la ſoif, la rougeur, les diverſes hémorrhagies, &c. Si le pouls ne permet point la ſaignée, il faut commencer par l'émétique. Les malades d'Alais ſupporterent parfaitement bien le vomiſſement bilieux, vermineux, quoiqu'il fût abondant. Ceux qui, ayant pris l'émétique par précaution, rendirent de pareilles matieres, furent preſque tous exempts de la peſte ; au lieu que ceux qui ne vomirent point après avoir pris l'émétique, & qui avoient vécu avec les peſtiférés, moururent. Si la premiere doſe d'émétique ne produit aucun effet, il faut en donner une ſeconde, une heure & demie après dans quelque tiſane purgative ; & ſi les forces s'abattent, on prendra une drachme de diaſcordium.

L'éruption faite, il faut abandonner le bubon à la nature, de même que dans la petite vérole. On ſe trouva mal à Alais d'avoir cautériſé le bubon, de l'avoir ouvert, ou de l'avoir percé.

Les délayans, les rafraîchiſſans, le

thé, les émulsions chaudes, produisent un très-bon effet. On ne doit rien donner au malade qui puisse l'échauffer, lorsqu'il a le visage enflammé, & qu'il est dans l'ardeur de la fievre.

Au cas qu'il n'ait pas été suffisamment purgé, on lui donnera une tisane laxative, dans laquelle on mettra un bol de mercure doux; s'il ne dort point, on aura recours aux narcotiques, & l'on continuera la tisane eccoprotique pendant quatre ou cinq jours.

Si le pouls languit, si la sueur est peu abondante, & que l'éruption soit trop lente, on donnera au malade une tisane sudorifique; si au contraire le malade est trop échauffé, on lui en donnera une qui puisse le rafraîchir, y ajoutant de la manne : l'éruption des bubons faite, on en procurera la suppuration selon la méthode ordinaire.

10. *Pestis scorbutica* Lind. *Traité du scorbut, chap. des dissections.* Peste scorbutique.

Il y a des scorbutiques qui ont les gencives ulcérées, auxquels il vient des tumeurs dures, rouges, aux pieds & aux mains, lesquelles sont suivies de bubons aux aines & sous les aisselles, qui s'abſcedent aiſément, leur peau eſt parſemée de taches bleuâtres. On a trouvé dans les cadavres que l'on a ouverts, les glandes inguinales & axillaires enflées, entourées de pus; on en a même trouvé dans les interſtices des muſcles des bras & des cuiſſes.

Choſes à obſerver dans la cure.

La peſte vulgaire & la peſte interne enlevoient preſque tous les malades à Marſeille, avec des ſignes d'une inflammation gangreneuſe dans le cerveau & le poumon; & plus ils étoient gras & robuſtes, moins il y avoit d'eſpoir pour leur vie. La peſte interne ne ſouffroit ni les émétiques ni les cathartiques, & les ſudorifiques & les cardiaques ne faiſoient que retarder la mort de quelques heures.

Ceux qui avoient la peſte vulgaire, ſupportoient à peine la ſaignée, à moins qu'on ne s'y prît de bonne heure, & lors même qu'ils la demandoient, elle étoit ſouvent ſuivie d'une ſyncope mortelle. Les remedes que l'on employa avec le plus de ſuccès, furent l'émétique & l'ipécacuanha, les tiſanes laxatives, délayantes, nitreuſes, & légerement diaphorétiques ; les évacuatifs trop forts excitoient des hypercatharſes mortelles, & les ſudorifiques violens des gangrenes internes. Il n'y eut que ceux qui eurent des bubons ou des charbons qui en échapperent. Il y eut à Marſeille environ vingt mille ames qui eurent la peſte bénigne, & leurs bubons augmenterent peu à peu ſans fievre, ſans laſſitude & ſans aucun autre ſymptome. Ces bubons dégénéroient en ſquirre, ou, ce qui etoit encore mieux, venoient à ſuppuration, ou ſe réſolvoient ſans peine ; mais ce dernier cas étoit fort rare. Les malades ſe promenoient par la ville, de même que s'ils n'avoient rien eu, & ſe contentoient d'appliquer une emplâtre ſur leurs bubons.

On employa pour rétablir les forces que l'émétique ou les cathartiques avoient abattues, les cordiaux, entr'autres la thériaque, le diaſcordium, le lilium ; & pour calmer la ſoif & l'ardeur dont les malades étoient tourmentés, les tiſanes nitreuſes acidulées, avec l'eſprit de ſoufre ou de nitre, le ſyrop de limon, &c.

Les bubons étoient au commencement profonds, petits, extrêmement douloureux, & n'altéroient point la couleur de la peau; ils la ſoulevoient à meſure qu'ils groſſiſſoient, & après avoir pris leur crue, ils étoient tout-à-fait indolens. Ils paroiſſoient en tout temps, & on les attiroit au dehors avec des cataplaſmes émolliens & anodins, compoſés avec du lait, de la mie de pain, du jaune d'œuf, ou d'herbes émollientes, & enſuite avec de l'oignon, du ſavon, de l'huile, &c.

Mais comme ceux qui étoient intérieurement affectés de la peſte, mouroient avant que le bubon ſe manifeſtât au dehors; dès qu'on l'appercevoit, on y appliquoit un cauſtique, & au bout de quelques heures, on perçoit l'eſcarre avec un biſtouri, pour découvrir les glandes. Mais comme on ne pouvoit les extirper ſans occaſionner une hémorrhagie, & qu'elle étoit toujours funeſte, quelque petite qu'elle fût; on les ſcarifioit pour les faire venir plus promptement à ſuppuration. Les ventouſes ni les véſicatoires n'eurent aucun ſuccès, ou exciterent des inflammations. Les inciſions ne furent d'aucun secours à Alais, & les bubons ne se terminerent qu'à l'aide de cataplasmes & des forces de la nature.

11. *Pestis Ægyptiaca*, Prosper. Alpini, *de med. Ægypt. lib. 1.* Peste d'Egypte.

Elle se manifeste par des bubons, elle regne tous les sept ans au Caire, dans le mois de Septembre ou d'Octobre, & ne cesse que le 17 Juin. Le Nil croît depuis le solstice d'été, jusques vers la fin du mois d'Août, & s'éleve à la hauteur de seize à vingt-six coudées, pendant tout le temps que les vents Etésiens soufflent du côté de l'Ethiopie, où il pleut pendant quarante jours. Il est vrai qu'il commence à croître dès le mois de Mai; mais comme cet accroissement est insensible, l'on ne le mesure que dans celui de Juin. Les Egyptiens, qui, comme tous les autres Mahométans, croient la prédestination, ne prennent aucune précaution pour se garantir de ce fléau, aussi fait-il des ravages considérables dans le pays; & l'an 1580, il mourut au Caire cinquante mille ames de la peste: On ne voit aucune maladie sporadique pendant tout le temps qu'elle regne; elles ne se manifestent que depuis le mois de Juillet jusqu'en Septembre, qui est le temps où elle cesse. Cette peste n'est point endémique, elle passe des autres pays en Europe. Celle qui y vient de la Grece & de la Syrie, fait infiniment moins de ravage que celle qui y est apportée de la Barbarie ; cette derniere est la plus cruelle, & dure souvent huit à neuf mois.

Observations touchant la cure du Charbon pestilentiel.

Les bubons étoient ordinairement compliqués de charbon dans la peste vulgaire. Ce dernier vient rarement au visage, au cou, au bas-ventre, mais souvent aux cuisses, aux jambes, aux bras, à la poitrine. Il se manifeste par une pustule blanchâtre, jaune ou rougeâtre, pâle ou d'un rouge foncé dans le milieu, lequel noircit peu à peu, & se couvre de croûte tout autour. Ses couleurs varient, de sorte qu'eu égard à la couleur prédominante, à la douleur ou à l'indolence qui l'accompagnent, on peut diviser les charbons en phlegmoneux, en érysipélateux & en gangreneux.

Les

Les cauteres actuels & potentiels ont eu un succès funeste ; il en est résulté des inflammations gangreneuses, & des callosités. On s'est infiniment mieux trouvé de les inciser près à près jusqu'au vif, & même d'enlever la partie gangrenée & l'escarre calleuse qui se formoit autour du centre de quelques charbons.

Après avoir scarifié le charbon comme le bubon, on appliquoit dessus un plumaceau chargé de térébenthine, de baume d'Arcée, d'huile de térébenthine, de thériaque, à laquelle on ajoutoit dans les cas où la putréfaction étoit considérable, de l'aloès, de la myrrhe & du camphre. On couvroit le plumaceau avec des cataplasmes émolliens, anodins ou spiritueux, suivant l'exigence des cas, de même que pour la cure des bubons, indépendamment des lotions détersives ou émollientes. Dans les cas où les digestifs excitoient des douleurs, on se servoit en leur place d'un plumaceau chargé d'un onguent nutritif. Ces sortes de charbons exigent un autre traitement que le charbon simple, que l'on brûle pour l'ordinaire avec des escharotiques.

L'*éryſipele*, le *feu ſacré* de Sydenham, *pag.* 66. ont beaucoup d'affinité avec la peſte vulgaire, & cauſent ſous les aiſſelles & dans les aines les mêmes douleurs que les bubons, mais nous n'en avons point d'hiſtoire exacte.

II. *VARIOLA*, *petite Vérole* ; appellée par les Languedociens, *Picotte* ; par Haly Abbas, Joubert & les anciens, *Variola* ; par les Allemands, *Boċten* ; par les modernes, *Variolæ*, au pluriel ; par les Anglois, *Small pox* ; par les Italiens, *Vaiolo* ; par Rhaſis, *Euphlogia* & *Chaſpe*.

Lorſque le ſujet n'a qu'une ſeule maladie, eût-il pluſieurs puſtules ſcabieuſes, miliaires, varioliques, ſon mal ne change point de nature, & on doit le déſigner par un ſeul nom ſingulier.

On croit que la petite vérole a paſſé d'Aſie en Europe dans le temps des *Croiſades*, & de celle-ci dans l'Amérique dans le temps que Ferdinand *Cortès* conquit le Pérou.

La petite vérole eſt un genre de

phlegmaſie exanthémateuſe, ſouvent épidémique, dont l'éruption conſiſte dans des puſtules phlegmoneuſes de la groſſeur d'un pois, qui viennent à ſuppuration.

Elle differe de la peſte, en ce que dans celle-ci il ſurvient une éruption de bubons ou de charbons, & que la petite vérole ſe manifeſte par des puſtules qui groſſiſſent peu à peu, qui ſuppurent, qui ſe couvrent de croûte, & laiſſent de petits creux dans la peau. De la rougeole, en ce que les boutons de celle-ci ſe détachent par écailles furfuracées, & qu'elle eſt précédée d'un coryza, du larmoiement, de la toux, ce qui arrive rarement dans la petite vérole. De la fievre véſiculaire, en ce que celle-ci ſe manifeſte par des bulles ou des véſicules de la groſſeur d'une petite noix & pleines d'eau.

Tous les hommes, ſur-tout les enfans, ont une fois la petite vérole dans le cours de leur vie, à l'exception d'un vingtieme qui ne l'ont jamais naturellement, & qui ne peuvent la prendre par l'inoculation.

Il y a deux ſortes de petite vérole; l'une *diſcrete*, dans laquelle les puſtules ſont éloignées les unes des autres, & elle eſt ou bénigne, ou maligne; & l'autre *confluente*, dont les puſtules ſe joignent pluſieurs enſemble, de maniere que deux ou trois n'en forment qu'une ſeule, ou au moins ſont diſpoſées par placards ſur le viſage, ce qui leur a fait donner le nom de puſtules à placards. La petite vérole confluente eſt plus mauvaiſe que la diſcrete bénigne.

1. *Variola lymphatica*, *petite vérole volante; Variolæ volaticæ;* en François, *Verrete* & *vérolette;* en Languedocien, *Eſclapette;* en Italien, *Ravaglio;* par quelques-uns *Verrete*, *cryſtalline;* en Anglois, *Water pocken; Variolæ diſcretæ, variolæ halituoſæ ſeu aquoſæ*, Brendel. *Hydrachnis* D. Cuſſon.

Cette eſpece attaque les enfans de deux ou trois ans ſans angoiſſe & ſans aucune fievre notable. Elle ſe manifeſte par de petites puſtules au viſage, leſquelles ſont rouges & remplies d'une lymphe tranſparente ou blanchâtre, de la groſſeur d'une lentille, dont les unes ſe ſechent au bout de deux jours, tandis qu'il en pouſſe d'autres, & qui tombent toutes enſemble après s'être deſſéchées au bout d'environ quatre jours, sans creuser la peau, & sans causer aucune incommodité à ceux qui l'ont.

Il y en a une autre espece qui attaque les enfans huit jours après qu'ils sont nés ; elle est accompagnée de pareilles pustules aqueuses autour du nombril, sous les aisselles, autour des doigts, lesquelles se sechent au bout de trois ou quatre jours, & se détachent en forme de croûte. Les Languedociens l'appellent *bourgueirole*.

Elle se guérit naturellement, pourvu, s'il fait froid, que l'on tienne l'enfant chaudement, & qu'on lui donne du bouillon, ou quelqu'autre potion chaude.

2. *Petite Vérole discrete bénigne, premiere sorte ;* Helvetius, *Traité de la petite vérole ; Réguliere,* (*Regularis*) Sydenham ; *Petite vérole discrete simple ; Variolæ aureæ,* Riedlin. *Lin. Med.* A.

Il y a quatre stades dans celle-ci ; savoir, le prélude, l'éruption, la suppuration, l'exsiccation.

1°. Le *prélude* de cette espece consiste, 1°. dans une lassitude spontanée ; 2°. dans la fréquence du pouls ; 3°. dans une céphalalgie compliquée d'assoupissement dans les enfans; 4°. dans un mal de reins & un vomissement; 5°. dans des mouvemens convulsifs, qui ne sont pas de mauvais augure.

2°. L'*éruption* commence vers le troisieme ou le quatrieme jour; plus elle est tardive, & mieux c'est. Les points ou les taches different du pourpre en ce qu'elles sont rouges & élevées en pointe, elles sont au commencement en petit nombre sur le visage, le menton, la poitrine; elles croissent peu à peu, les pustules grossissent jusqu'au septieme jour, alors l'éruption cesse, & la suppuration commence à se faire.

3°. La *suppuration* dure depuis le septieme jour jusqu'au neuvieme; elle va même au-delà dans la petite vérole confluente maligne.

4°. L'*exsiccation* dans la petite vérole discrete, commence le neuvieme jour, & dure jusqu'au quatorzieme; elle commence par les pustules des pieds & des mains qui ont paru les premieres; les dernieres sont les plus larges de toutes.

La petite vérole bénigne a cela de particulier, que tous les symptomes s'appaisent dès que l'éruption commence à ſe faire, la fievre diminue, les puſtules groſſiſſent peu à peu, & il ne ſurvient point d'autre maladie.

La petite vérole diſcrete differe de la confluente, non-ſeulement en ce que les ſymptomes ſont moins violens, mais encore en ce que les puſtules du viſage ſont moins nombreuſes & plus éloignées les unes des autres. Quelle que ſoit leur quantité dans les autres parties du corps, il ſuffit qu'elles ſoient en petit nombre & ſéparées ſur le viſage, le pronoſtic en eſt beaucoup plus aſſuré.

La diſcrete bénigne eſt accompagnée d'une fievre continue, qui eſt preſque inſenſible dans quelques ſujets. Les enfans agiſſent, mangent à leur ordinaire, jouent dans leur lit, rient, & ſont de bonne humeur, ſur-tout après que l'éruption eſt faite. Elle eſt quelquefois compliquée d'une fievre *rémittente*, d'une quotidienne continue, comme je l'ai vu une fois, & même, comme l'aſſure *Helvetius*, d'une tierce continue. Le malade eſt ordinairement conſtipé, & lorſqu'il ſurvient une diarrhée, elle abat les forces, ainſi que l'a remarqué *Helvetius*; elle interrompt &

arrête même l'éruption, ce qui est infiniment plus dangereux que dans la petite vérole confluente.

Il y a une espece de petite vérole dans laquelle il ne se fait aucune suppuration le septieme jour; les pustules se terminent peu à peu par résolution sans danger, & quelquefois sans aucune fievre sensible. Les Anglois appellent cette qui se termine par résolution *Kikenpokes*, & il faut la distinguer de la rétrocession des pustules, laquelle a lieu dans les autres especes, & dans les autres temps de la maladie, & qui est très-funeste, comme on peut le voir dans *Helvetius*.

On peut rapporter à la petite vérole discrete bénigne, celle que l'on donne par le moyen de l'inoculation, & qui est appellée *éruptive* dans les Actes d'Angleterre, *tom. 8. p. 601*. Pour cet effet, on fait une incision d'un pouce de long dans l'épiderme au bras ou à la jambe du sujet qu'on veut inoculer, & l'on applique dessus de la charpie imprégnée de pus variolique, ou bien on l'introduit par le moyen d'un emplâtre vésicatoire. La contagion s'étant insinuée dans le corps, il survient le ſeptieme ou le huitieme jour un friſſon, une chaleur & une éruption variolique, qui eſt pour l'ordinaire bénigne & diſcrete, pourvu que l'enfant ait au-deſſus de cinq ans, qu'il ait uſé d'un régime rafraîchiſſant, qu'on lui ait interdit pendant quinze jours la viande & le vin, ou qu'on l'ait purgé & préparé par quelques potions délayantes. Il conſte par 200000 obſervations qu'on a faites ſur l'inoculation en Angleterre, dans l'Amérique, en Italie, en France, &c. auſſi-bien quà Geneve, à Nîmes, &c. que de trois cents ou cinq cents ſujets qu'on inocule, il y en a à peine un qui meure, & que, lorſqu'on a ſoin de choiſir les ſujets, comme l'a fait M. *Ramby*, à peine y en a-t-il un ſur mille qui ſuccombe à l'opération, au lieu que ſuivant le calcul du Docteur *Jurin*, parmi ceux qui l'ont par la voie ordinaire, il en meurt environ un ſur ſept; d'où il ſuit qu'il eſt de la charité & de la prudence d'inoculer les enfans vers l'âge de ſix ans, après les avoir préparés par un régime rafraîchiſſant & émollient. De quatre cents quatre-vingt-douze enfans qu'on vient d'inoculer dans l'hôpital de Londres, il n'en est mort qu'un seul.

Cure. On prescrira à ceux qui ont une petite vérole discrete bénigne un régime délayant & rafraîchissant, tel que le bouillon, ou la crême de riz, d'avoine, qu'on leur donnera toutes les quatre heures; & on leur fera boire de la tisane d'orge.

On leur donnera tous les jours, ou de deux jours l'un, un clystere émollient; on les saignera le plutôt qu'on pourra du bras, & le lendemain du pied, ou du pied seulement; au cas que le Médecin soit appellé trop tard, que le sujet soit d'un tempérament chaud & pléthorique, & que les symptomes soient urgens, il convient de le saigner jusqu'à trois fois; mais cette précaution est souvent inutile dans les sujets jeunes, froids, cacochymes, lors surtout que l'épidémie est bénigne.

Au cas que la fievre diminue, ou qu'il y ait quelque rémission dans le prélude de la maladie, on purgera sans délai le malade avec l'émétique, ou avec quatre ou six gouttes de syrop de *Glauber*, ou avec quelques cuillerées d'eau tiede, dans laquelle on fera dissoudre un, deux ou plusieurs grains de tartre ſtibié, proportionnellement à la quantité d'eau, à la ſenſibilité & à l'âge du ſujet.

On entretiendra l'effet de cet émétique, en purgeant le malade dès le lendemain, ou dès le jour même, s'il y a apparence d'éruption. Il eſt ſouvent à propos, avant qu'elle ſe faſſe, de préparer le ſujet par la ſaignée & la purgation, le reſte de la cure étant le plus ſouvent l'ouvrage de la nature.

Il faut avoir ſoin que le malade n'ait ni plus ni moins de hardes qu'à l'ordinaire, de peur qu'il ne reſpire un air trop chaud.

Si le malade eſt d'un tempérament froid, & que les puſtules s'affaiſſent, ſoit parce qu'on l'a ſaigné, ou parce qu'il a pris l'air, il faut avoir recours à la tiſane de corne de cerf, & aux cardiaques préparés avec la vipere; mais pour l'ordinaire on peche ou par la chaleur du régime, ou par le défaut d'air, ce qui eſt cauſe que le ſang fermente, & que les puſtules diſparoiſſent.

Si les enfans rendent des matieres verdâtres, ou qu'ils ayent des rapports acides, on leur donnera de temps à autre des potions abſorbantes & anthelminthiques.

Si les pustules ne se remplissent point, ou que le cercle qui entoure leur base devienne d'une couleur plus pâle, on leur donnera quelques grains de diaphorétique minéral, ou de poudre bézoardique, ou de poudre de guttete.

Si les malades ont des insomnies & des anxiétés, on percera les pustules lorsqu'elles seront venues à maturité, & on leur donnera du syrop de pavot blanc avec quelque poudre absorbante; & comme la fievre ne subsiste plus & qu'ils ont envie de manger, on mettra dans leurs bouillons quelque peu de mie de pain, ou de crême de riz. Lorsque le sang est appauvri, & il est tel parmi les pauvres gens, & qu'aucun symptome ne s'y oppose, on peut leur donner un peu de pain & de vin trempé, comme on le pratique dans l'Hôpital général, lors sur-tout que la suppuration est faite. On les purgera lorsque les croûtes se détacheront, & au cas qu'il y ait quelque reste d'ulceres, de furoncles ou de fievre, il sera bon de les purger une seconde fois.

Si le desséchement des pustules est suivi d'une fievre rémittente, on aura recours au quinquina.

Lorsque la diarrhée survient dans la petite vérole discrete, & que les pustules s'affaissent, il y a beaucoup à craindre pour la vie du malade; & dans ce cas on doit recourir à la thériaque, au diascordium ou au syrop de pavot blanc, que l'on mêlera avec quelque absorbant.

3. *Variola discreta complicata*, Helvetii 2ª. species. *La discrete compliquée; Anomala* Sydenhami; *Petite vérole discrete maligne.* Helvetius, *Observations sur la petite vérole.*

L'éruption n'est pas plutôt faite dans la petite vérole réguliere ou bénigne, que la fievre & les autres symptomes accidentels cessent: il n'en est pas de même dans celle qui est anomale ou maligne.

L'éruption est précédée d'une fievre ardente, les forces sont extrêmement abattues, la peau est seche & brûlante; les carotides battent, les tendons se roidissent, les yeux sont vifs & teints de sang; il survient des douleurs de tête & de reins, souvent sans délire & sans assoupissement. Après que l'éruption est faite, la céphalalgie, la douleur des reins, le vomissement, & les autres symptomes diminuent, mais la fievre revient & se change en tierce continue, & aux symptomes dont on a parlé, il s'en joint des nouveaux, tels que l'insomnie dans les paroxysmes, le délire, l'anxiété, le saignement de nez, des sueurs abondantes, qui ne diminuent ni la sécheresse ni l'ardeur de la peau; souvent même il se forme un érysipele miliaire, ou des taches pourpres dans les interstices des pustules. La fievre & les autres symptomes augmentent dans la *suppuration*; à ces symptomes se joignent les anxiétés, le délire, les spasmes, mais les pustules ne s'affaissent point, & ne sont pas plus mauvaises. Ses variétés sont,

4. *Variola discreta dysenteriodes*, Sydenham, *constit. ann.* 1670. Petite vérole dyssentérique.

On lui donne cette épithete, 1°. parce qu'elle regne en même temps que la dyssenterie épidémique, & qu'elle a le même caractere; 2°. parce que lorsqu'on use d'un régime trop chaud, le virus variolique s'évacue souvent par un flux de ventre sanguinolent.

Elle differe de la petite vérole ordinaire ; 1°. par l'éruption, laquelle ne ſe fait point le quatrieme jour, comme dans la petite vérole bénigne, mais le troiſieme ; 2°. les puſtules ſont plus petites & plus inégales, & leur pointe noircit ſur la fin ; 3°. il ſurvient ſouvent un ptyaliſme de même que dans la confluente.

5. *Variola diſcreta veſicularis*, Mead, *of the ſmall pox. 1748. Cryſtalline diſcrete, Siccæ*, Conringius, *Diſſert. de variol.*

Elle differe de la miliaire par des véſicules qui ont la figure d'un pois. Elle eſt maligne.

6. *Variola diſcreta verrucoſa*, Mead. *of the ſmall pox.*

Elle ſe manifeſte par des puſtules dures, ſaillantes, ſemblables à des verrues, qui noirciſſent en ſe deſſéchant, & qui ſont un mois à tomber. Elle eſt diſcrete chez nous, & elle tient le milieu entre les bénignes & les malignes.

7. *Variola diſcreta ſiliquoſa*, Mead, *diſcourſe of the ſmall pox.*

Cette eſpece, qui eſt maligne, a beaucoup de rapport avec la cryſtalline diſcrete & avec la précédente, & elle en differe par des ſiliques molles & vuides formées par une ſanie tranſparente épanchée ſous la peau.

8. *Variola discreta miliaris*, 3a. spec. Helvetii, *Observ. sur la petite vérole, pag.* 204. *Petite vérole très-discrete, vésiculaire & pourprée.*

Celle-ci est une autre variété de la discrete maligne.

Voici les signes auxquels on la connoît : 1°. les pustules sont plus éloignées & moins nombreuses ; 2°. indépendamment du pourpre & des pustules varioliques, il survient quantité de petites vésicules extrêmement serrées ; 3°. les symptomes sont les mêmes que dans la fievre maligne ; 4°. il n'y a quelquefois que deux ou trois pustules aux bras, tandis que la poitrine est couverte d'une éruption miliaire ou érysipélateuse, ou de pétéchies ; les membres & sur-tout la poitrine est couverte de vésicules miliaires pleines d'une sérosité limpide, qui rendent la peau extrêmement rude.

Thérapeutique des petites Véroles discretes malignes.

Avant que l'éruption se fasse, il faut modérer la violence de la fievre par deux ou trois saignées du pied, si le sujet est adulte,

La diete, les tisanes & les lavemens, comme dans la petite vérole bénigne, mais le régime plus sévere. A la fin du redoublement l'émétique ou la purgation, pour prévenir les sueurs colliquatives, l'hémorrhagie & la dysurie dont cette espece est ordinairement compliquée.

Si les paroxysmes sont accompagnées de bâillement & de frisson, & que la chaleur ni la sécheresse de la peau n'y mettent point obstacle, on fera boire au malade jusqu'au quatrieme jour de la tisane faite avec le quinquina & la bourrache.

Au cas que le Médecin arrive après l'éruption, il ne laissera pas que de faire saigner le malade deux fois du pied, & il lui donnera l'émétique & un cathartique les trois premiers jours. Le cercle des pustules deviendra d'un rouge plus vif, l'éruption se fera plus lentement, la suppuration sera plus douce, les insomnies & les anxiétés moins violentes. On doit en même temps entretenir la perspiration & l'écoulement de l'urine avec des délayans, tels qu'une décoction de bourrache, une infusion de capillaire auxquelles on joindra l'antimoine diaphorétique, ou autre choſe ſemblable.

Si le malade a le ventre trop libre, on emploiera les abſorbans & les potions chaudes, ſur-tout dans le temps que la ſuppuration commence à ſe faire.

Conſultez *Sydenham* pour la cure de la petite vérole dyſſentérique.

La cryſtalline diſcrete demande plus d'humectans & plus de rafraîchiſſans.

Voyez ce que le Docteur *Mead* dit des petites véroles de la ſixieme & de la ſeptieme eſpeces.

Petite Vérole confluente.

9. *Variola confluens; Petite vérole confluente ſimple* d'Helvetius, premiere eſpece. *Confluentes régulieres de* Sydenham. Freind. *Epiſtol. de purgantibus.*

Elle differe de la petite vérole diſcrete par la coalition des puſtules, & des ſuivantes, en ce que celles-ci ſont moins malignes, & que celles qui ſuivent ſont peſtilentielles, ou plus funeſtes, qu'elles viennent par bouquets ſur le viſage; qu'elles ſont cryſtallines ou noires, ainſi qu'on le verra.

Elle commence de même, mais les ſymptomes, tels que les anxiétés, l'abattement des forces, le vomiſſement, ſont beaucoup plus violens que dans la diſcrete, outre que les ſueurs ne viennent point auſſi promptement. La diarrhée précede quelquefois l'éruption, & continue un ou deux jours après qu'elle eſt faite, ce qui n'arrive preſque jamais dans la petite vérole diſcrete.

L'éruption ſe fait le troiſieme jour, & même plutôt, & plus elle eſt prompte, plus les puſtules ſont nombreuſes & mauvaiſes; ſouvent elle tarde juſqu'au cinquieme jour à cauſe du vomiſſement & des douleurs qui ſurviennent dans les reins, les lombes & la plévre. L'éruption ne calme point les ſymptomes, comme dans la diſcrete, ils continuent après même qu'elle eſt faite. Les redoublemens viennent tous les ſoirs. *Sydenham* prétend que les puſtules ne ſont point diſtinctes, mais qu'un peu après l'éruption, elles ne forment, comme dans l'éryſipele & la rougeole, qu'une véſicule rouge qui couvre tout le viſage, & qui a peu de relief, au lieu que dans la petite vérole diſcrete, les puſtules ſont plus élevées & ſéparées par des interſtices blancs juſqu'au huitieme jour, que leur sommet devient blanc, tandis que leur contour s'enflamme. Le huitieme jour de la petite vérole maligne, cet amas de pustules qui rend l'épiderme blanc, s'aigrit de jour en jour, devient noirâtre & douloureux, & se détache par larges écailles, non point le onzieme jour, comme dans la petite vérole discrete, mais au bout de quinze ou vingt. Le ptyalisme dans les adultes & la diarrhée dans les enfans accompagnent la petite vérole confluente. Voyez *Ptyalisme variolique*. La salivation s'arrête le onzieme jour, & à moins que l'enflure du visage & des mains n'augmente, la perte du malade est infaillible, & il ne tarde pas long-temps à mourir. Voyez *Œdeme variolique*.

Petites Véroles confluentes malignes.

10. *Variola confluens crystallina* Helvetii, *p.* 208. *Observ. Variola Japonica*, Kempfer. *Petite vérole crystalline, premiere espece de confluente maligne; Vesiculæ D. Barbaræ* Car. Pison. *obs.* 149.

On a de la peine à la distinguer les

premiers jours, parce que les pustules ne sont point encore assez grosses pour paroître crystallines, je veux dire, qu'il n'y en a pas un assez grand nombre de réunies pour former une vésicule remplie de sérosité, ainsi qu'il arrive dans la crystalline, dont le caractere est d'avoir quantité de ces vésicules réunies ensemble. La petite vérole miliaire est compliquée de pareilles vésicules, mais elle n'excede pas la grosseur d'une tête d'épingle, d'où vient qu'elles sont miliaires.

Les *symptomes qui l'annoncent* sont, une fievre violente, une diarrhée séreuse abondante, la céphalalgie, une soif excessive, l'enflure & la pâleur de la peau.

Les *symptomes de l'éruption*, les pustules sont d'un rouge moins vif, elles grossissent plus promptement, & elles sont plus grosses que dans les autres especes. Le cercle qui entoure la base de la pustule est toujours plus pâle, ou moins rouge; la peau de la vésicule est extrêmement mince, son fond, de même que son aréole sont très-pâles, l'enflure oedémateuse des membres est considérable; enfin la fievre maligne,

& plus ſouvent encore la tierce continue joint ſes ſymptomes à l'éruption miliaire, & ils ſont tels qu'on l'a dit en parlant de la petite vérole diſcrete maligne.

Le pronoſtic de la cryſtalline eſt plus sûr que celui de la confluente.

II. *Variola confluens cohærens; ſeconde eſpece de confluente maligne* d'Helvetius, *obſerv. pag. 210. Petite vérole cohérente.*

Caractere. Les puſtules ſont affaiſſées à leur ſommet, & cohérentes; elles forment ſur le viſage une ſurface unie d'un bout à l'autre, & elles ſont ſéparées les unes des autres par des puſtules miliaires, & pour l'ordinaire pourprées.

Elle s'annonce de même que la petite vérole compliquée, mais la fievre eſt plus forte, & les redoublemens plus longs & plus violens; à quoi l'on peut ajouter le battement des carotides, la rougeur des yeux, & la rigidité des tendons.

L'éruption totale des puſtules ſe fait promptement, les puſtules ont une figure irréguliere, leur ſommet eſt affaiſſé, elles ſont entourées d'un cercle d'un rouge très-vif, elles ſont médiocrement élevées, sur-tout sur le visage, qui est fort enflé, & dont l'épiderme ne forme pour ainsi dire qu'une seule pustule parfaitement égale & unie; la peau est seche & brûlante, quelque abondantes que soient les sueurs; l'urine est peu abondante, & d'un jaune très-foncé; le pouls est dur, petit, ou grand & fréquent; les yeux sont rouges, étincelans, saillans, & ne peuvent supporter la lumiere, d'autres fois livides avec mydriase; la céphalalgie est violente, excepté qu'il ne survienne un délire ou un coma; le délire, la rigidité des tendons & les convulsions sont plus fréquens que dans les autres especes.

12. *Variola confluens nigra* Sydenh. p. 124. *troisieme espece de confluente maligne* d'Helvetius pag. 213. appellée par quelques-uns *Variola hœmatodes* ou *scorbutica*; *sanguinea* Mead. *Petite vérole noire* ou *scorbutique*. Sydenham, *Variolæ ann.* 1674.

Caractere. Les pustules sont noires; & rendent un sang de même couleur, leur fond est gangrené, le malade pisse du sang, il est sujet à diverses hémorragies, l'intervalle que laissent les pustules est noir. Elle se manifeste comme les autres maladies malignes.

L'éruption commence le second jour, les pustules ont peu de relief, elles sont noirâtres, & lorsqu'on les perce, elles rendent un sang noir & livide. L'urine est presque toujours sanguinolente, de même que les déjections & les larmes; l'intervalle des pustules est noir, la fievre & les paroxysmes violens.

Cette espece emporte pour l'ordinaire le malade le second ou le troisieme jour.

13. *Variola confluens corymbosa; quatrieme espece de confluente maligne* d'Helvetius *pag. 214. Petite vérole à placards.*

Caractere. Amas de pustules non confluentes, mais très-serrées sur-tout au visage, sans aucune pustule entre deux.

Le commencement & l'éruption sont les mêmes que dans la petite vérole compliquée. Le prognostic est le même que celui de la compliquée ou discrete maligne. Plus les placards sont nombreux sur le visage, plus le malade est en danger, quel qu'en soit le nombre sur le reste du corps.

Cure

Cure des petites Véroles diſcretes, malignes & confluentes.

On ſaignera les malades une ou pluſieurs fois du bras ou du pied avant l'éruption, & même davantage s'ils ſont adultes. On leur donnera enſuite un vomitif, & ſi le temps le permet, & que l'éruption ne ſoit pas prête à ſe faire, on les purgera tout de ſuite.

On délayera le ſang les premiers jours, en leur faiſant boire copieuſement de la tiſane, d'orge, par exemple, ou une décoction de rapure de corne de cerf, dont on mettra demi-once ſur deux livres d'eau, ou de racine de ſcorſonere, &c. Si le malade eſt d'un tempérament chaud, on y ajoutera quelques gouttes d'eſprit de vitriol, juſqu'à ce que l'éruption des puſtules ſoit entiérement faite.

Lorſque les puſtules ſeront toutes ſorties, ce qui arrive pour l'ordinaire vers le ſixieme jour, on lui donnera tous les ſoirs du ſyrop de pavot blanc juſqu'au onzieme, ce qu'on réitérera le matin dans la confluente, augmentant la doſe s'il y a phrénéſie; mais il faut aller bride en main lorſqu'on a affaire à des enfans qui ont du penchant à dormir.

S'il ſurvient une iſchurie, le malade ſe levera, & fera quelques tours dans ſa chambre.

Si ſa ſalive eſt trop gluante, & que les crachats ne puiſſent ſortir, on le fera gargariſer avec de l'eau d'orge & du miel roſat.

S'il eſt aſſoupi, que ſon pouls ſoit concentré & languiſſe, on lui appliquera un véſicatoire ſur la nuque, ou de l'ail ſur la plante des pieds, que l'on renouvellera tous les jours.

S'il ſurvient le onzieme jour une quotidienne continue ſymptomatique, accompagnée d'inquiétudes, d'anxiétés, & d'autres ſymptomes ſemblables, ſi elle réſiſte aux parégoriques, & que le malade ſoit en danger de mourir, on le ſaignera ſur le champ du pied, & l'on réitérera deux fois la ſaignée les jours ſuivans s'il le faut; on le purgera même tout de ſuite, & on lui donnera l'émétique, ſi ſes forces le permettent, ſans oublier les parégoriques. Il ſuffit ordinairement d'un cathartique.

Lorſque les puſtules ſeront entiérement deſſéchées, on lui oindra pendant deux jours le viſage avec une pommade préparée avec l'huile d'amande douce.

Sil ſe forme des puſtules dans les yeux, ou que les paupieres ſoient exceſſivement enflées, on fera infuſer du ſafran dans de l'eau roſe, & on en mettra dedans.

Voici la méthode que *Fiſcher* Médecin Allemand emploie pour la guériſon de la petite vérole. Il commence par purger & ſaigner le malade, & le fait enſuite baigner dans l'eau tiede, ce qui hâte non ſeulement l'éruption, mais encore la maturation des puſtules. Il conſte par plus de vingt obſervations qu'on a faites à Montpellier, que les bains, ſans en excepter ceux d'eau froide, accélerent l'éruption; mais cette méthode ne vaut rien pour les ſujets cacochymes, non plus que dans le cas où l'on craint une petite vérole maligne.

La Méthode de Morton conſiſte dans l'uſage des diaphorétiques, par leſquels il prétend chaſſer le virus variolique. Il les fait précéder des véſicatoires ſur la nuque & ſur la plante des pieds ; il y joint au besoin les anodins, les cordiaux & les bézoardiques, & termine la cure par des bols cathartiques.

Huxham observe qu'il y a des cas où il convient d'employer la méthode de *Sydenham*, comme il y en a d'autres où il est à propos de faire usage de celle de *Morton* ; que chaque cas demande une méthode particuliere, & que le savoir du Médecin consiste à distinguer celle qui convient le plus.

Méthode indienne de Daniel Ludovici, *Collect. Academ. tom. 3. pag. 338.*

On plonge le premier jour le malade dans le fleuve le plus prochain. Le second jour, on lui donne pour toute boisson du petit lait aigre. Le troisieme on lui fait manger des concombres confits dans le vinaigre.

Le quatrieme jour, après que la petite vérole a poussé, on le plonge tout habillé dans la riviere, après quoi on le remet dans son lit. Voilà la maniere dont les Negres de l'île de Java traitent les malades qui ont la petite vérole & les femmes en couche. La maladie fait son cours sans aucun fâcheux accident, mais elle laisse des cicatrices blanches, que ces barbares regardent comme un très-grand défaut.

J'ignore ce que c'eſt que les *variolæ piloſæ* de Carrichter.

III. *PEMPHIGUS*, Fievre véſiculaire, appellée par Galien 6. *epidemiar. Pemphigos & Pemphigodes puretos; Hydroa*, Car. Piſonis, ainſi appellée de *Pemphix*, bulle ou phlyctene. *Bulloſa febris.* Nouvell. Claſſ.

C'eſt une fievre inflammatoire exanthémateuſe, le plus ſouvent aiguë, laquelle ſe manifeſte par de groſſes bulles ou véſicules tranſparentes, remplies d'une ſéroſité jaune, répandues ſur toute la ſurface de la peau.

Elle differe du millot ou du pourpre blanc, en ce que les véſicules de celui-ci n'excedent pas la groſſeur d'un grain de millet; de la petite vérole cryſtalline, dont les véſicules ſont remplies de pus, ou formées de pluſieurs puſtules jointes enſemble, qui ſont venues à ſuppuration. Les bulles de la fievre véſiculaire ſont environ de la groſſeur d'une noisette, souvent plus grosses, & rarement plus petites, & remplies d'une sérosité jaune.

Ce qui me fait croire que cette maladie est nouvelle, est qu'on n'en trouve aucune histoire distincte ni chez les Grecs, ni chez les Arabes; mais elle n'est pas si rare, que je n'aie eu occasion de l'observer six fois.

1. *Pemphigus major* Christoph. Seligeri; *febris vesicularis catarrhalis* Belii *amœnit. Fievre vésiculaire catarrale. Hydatides* de Charl. Pison, *observ. 147. 149.* où l'on trouve la description de cette maladie.

C'est une maladie accompagnée d'une fievre aiguë continue, dans laquelle, le second ou le troisieme jour, il s'éleve sur la peau des ampoules ou des vésicules de la grosseur d'une noix ou d'une aveline, remplies d'une sérosité jaune fort claire, laquelle étant écoulée, il reste dans l'endroit des grandes taches d'un rouge noirâtre, entourées des croûtes noirâtres de l'épiderme; elle se termine au bout de deux semaines. Je l'ai observée pour la premiere fois en 1725 dans l'Hôpital de Montpellier. J'y trouvai un soldat auquel il vint au commencement d'une fievre aiguë continue, ſur le bas-ventre & ſur les cuiſſes quantité de véſicules rondes & tranſparentes entourées d'un cercle rouge dont il mourut. M. *Deideir* avoua qu'il ignoroit le nom de cette maladie, & prétendit qu'on pouvoit lui donner le nom de *véſiculaire.* J'ai eu occaſion depuis de l'obſerver pluſieurs fois dans pluſieurs pauvres qui étoient à l'hôpital général, & j'en ai vu deux qui l'avoient ſans fievre, ce qui lui eſt commun avec les maladies exanthémateuſes, telles que la peſte & la petite vérole bénigne, du moins la lymphatique, dont quelques eſpeces ſe manifeſtent ſans beaucoup de fievre. Voyez ſa cure *dans les Amœnitat. medic.* de Delius *decad. 1. caſ. 9. pag. 71.*

2. *Pemphigus caſtrenſis* D. Thiery, *Medic. experimental. pag. 134. Fievre véſiculaire des camps.*

Il régna à Prague en 1736, dit ce fameux Médecin, une maladie contagieuſe contre laquelle tous les ſecours de la médecine furent inutiles, ſa violence l'emportant ſur l'efficacité des meilleurs remedes. S'étant apperçu que les véſicules qui s'élevoient ſur la peau avoient beaucoup d'affinité avec les phlyctenes des véſicatoires, il ſoupçonna qu'elles étoient cauſées par une humeur âcre, pareille à celle des cantharides, & il ſauva tous ſes malades en leur preſcrivant le vinaigre bézoardique, au lieu que tous ceux que les autres Médecins traiterent n'en revinrent point.

3. *Pemphigus Helveticus*, Dan. Langhans, *Act. Helvet. vol.* 2. *pag.* 260.

Voici la deſcription que *Daniel Langhans* Médecin de Zurich, donne de la maladie épidémique qui régna en 1752.

Il régna au commencement de l'hiver dernier une maladie épidémique que perſonne juſqu'ici n'a obſervée ni décrite, laquelle continua pendant tout l'été avec la même violence, & emporta tous ceux qui en furent attaqués.

Elle eſt extrêmement contagieuſe, & il ſuffit qu'une perſonne l'ait dans une famille, pour que toutes les autres en ſoient pareillement attaquées au bout de quelque temps, de ſorte que je ne puis mieux la comparer qu'à la vérole, avec cette différence que celle-ci eſt plus d'un an à devenir mortelle, au lieu que celle dont je parle l'eſt dès le premier jour.

Elle ſe manifeſte par une douleur & une tenſion légere & preſque imperceptible dans le goſier, & extérieurement derriere les oreilles, laquelle ſe communique juſqu'à la partie antérieure de la poitrine, avec friſſonnement, nauſée, friſſon; de même que dans les fievres intermittentes, avec cette différence pourtant qu'elle ne cauſe aucune chaleur, ni aucune effervescence. Le cou s'enfle ordinairement en dehors, & il ſe forme dans le goſier autour de la luette & du pharynx, des bulles ou des puſtules de la groſſeur d'une noiſette, qui ne cauſent preſque aucune douleur, & qui contiennent une ſanie jaune de très-mauvaiſe odeur. Il en vient ſouvent dans d'autres parties du corps, aux aines, dans l'entre-deux des cuiſſes & aux parties naturelles, aux doigts, aux levres, &c. qui, lorſqu'elles percent d'elles-mêmes, ou qu'on les ouvre avec la lancette, rendent une matiere ichoreuſe.

Le ſecond, le troiſieme ou le quatrieme jour, les puſtules de la gorge s'affaiſſent, & l'on apperçoit dans l'endroit où elles étoient, de petits fragmens blancs. Le malade reſſent une grande anxiété dans la poitrine, la tumeur du cou commence à diminuer ou à augmenter, & à s'abscéder, & l'on sauve le malade en l'ouvrant sur le champ. Lors, au contraire, qu'il sent une pesanteur dans la poitrine, avant qu'elle disparoisse avec les pustules de la gorge, ou qu'elle s'abscede, il meurt sur le champ de même que ceux qui sont étouffés par un empyeme. Il y a eu des malades qui sont morts sur le champ, à cause que la matiere des pustules étoit rentrée, sans avoir pu venir à suppuration.

Toutes les fois que cette matiere venimeuse est poussée par la violence de la fievre du gosier sur les parties extérieures du corps, le malade n'a plus rien à craindre. La maladie cesse dès qu'il se forme un abscès dans les glandes inguinales, axillaires, parotides, maxillaires, & dans celles de l'œsophage. La même chose arrive lorsqu'il vient des vésicules sur les parties externes; il se forme souvent autour des doigts une vésicule dans laquelle tout le venin est renfermé, & d'où il est aisé de le faire sortir. Les habitans attribuent ce venin aux brouillards qui régnerent quelque temps auparavant dans le pays. Ils se nourriſſent d'eau-de-vie de froment, de ceriſes & de fromage gras & fort âcre.

Cure. Après avoir ſaigné copieuſement une ou deux fois le malade, on lui appliquera un large véſicatoire ſur le ſinciput, & on lui enveloppera le cou d'un cataplaſme fait avec du lait, que l'on aura ſoin de renouveller toutes les deux heures. On lui donnera en même-temps un ſudorifique composé avec l'oxymel ſcillitique & l'ellébore, de chacun deux drachmes, de miel roſat & d'eſprit de nitre dulcifié, de chacun une drachme, & on lui fera boire par-deſſus d'eau de ſcordium trois onces, de mélange ſimple une once & demie, de camphre un ſcrupule. On aura ſoin de provoquer la ſueur pendant ſix heures, en faiſant boire au malade du petit lait, ou une infuſion de ſauge. Les tumeurs externes & les puſtules de la bouche, diſparoiſſent pour l'ordinaire le lendemain. Le ſurlendemain on lui fait prendre une poudre réſolutive composée avec le ſel ammoniac & le nitre, & on lui fait boire un grand verre d'infuſion de ſauge. On lui donne la nuit ſuivante une doſe de thériaque dans de l'eau de ſcordium, laquelle procure une sueur abondante ; & après que le malade est rétabli, on le purge pendant quelques jours avec le sel d'epsom.

4. *Pemphigus Indicus*, Bontii, *de medicina Indorum*, *observ. ultimâ. Bullosa febris cum dysenteriâ*, Morton, *pyretol. appendix. pag. 163.*

Cette espece dans les Indes est compliquée de fievre maligne & de dyssenterie. *Bontius* a vu régner depuis 1658 jusqu'en 1691, une fievre quotidienne continue épidémique, dans laquelle le cou & la poitrine des malades étoient couverts de vésicules aqueuses.

Bontius vante beaucoup l'extrait de safran & d'opium.

5. *Pemphigus Brasiliensis*, Observations curieuses sur la Physique, *tom. 1. 1730.* le P. Bougeant, J.

Le simple attouchement du serpent à deux têtes du Brésil, lors même qu'il est mort, cause l'espece dont nous parlons ici. M. *Couplet*, de l'Académie Royale des Sciences, en fut lui-même attaqué. Il lui vint des vésicules aqueuses, qui lui durerent trois mois.

Je laisse à d'autres à décider si l'on peut réduire ou non les maladies de ce genre à un plus petit nombre d'especes,

IV. *RUBEOLA*, *la Rougeole*. C'eſt le premier nom que lui ont donné les Traducteurs d'Hali Abbas, *practic. lib. 3. cap. 1. de Variolæ & Rubeolæ medelâ;* en latin barbare, *Morbilli*, comme qui diroit petite maladie. *Blacciæ*, Aaronis Interpret. *Haſafin*, *nec non Roſeola* Caſtelli, *Lexic. Medic.* & *Alureſchin Maahah*, des Arabes, ſuivant Golius.

Elle ſe manifeſte par de petits boutons ſemblables à des piqûres de puces, rudes, inégaux, leſquels tombent par écailles ſemblables à du ſon, & dont l'éruption eſt précédée d'une toux ſeche, d'éternuement, de larmoiement, & d'une fievre catarrhale.

1. *Rubeola vulgaris*, Pientis. *Rougeole ordinaire. Morbilli regulares*, Sydenhami, *ann. 1670. Febris morbilloſa*, Frid. Hoffmanni.

Elle attaque les enfans au-deſſus & au-deſſous de ſept ans; l'épidémie ſe répand dans la même ville du ſeptentrion au midi, ou réciproquement, & dure souvent six mois.

La maladie se termine au bout de huit jours : mais elle prépare souvent la voie à d'autres plus funestes.

Elle commence de même que le catarrhe, par des accès alternatifs de froid & de chaleur, par le frisson & le frissonnement. Le second jour la fievre & l'angoisse augmentent, le malade est extrêmement altéré, il perd l'appétit, il a la langue blanche & humide, une petite toux seche, les yeux & la tête pesante ; il est continuellement assoupi, il a un coryza, les yeux brillans, humides ou larmoyans, il éternue à tout moment, ses paupieres s'enflent, il est attaqué du vomissement, de la diarrhée, & tous ces symptomes augmentent jusqu'au temps de l'éruption. Elle se fait le quatrieme jour, & elle consiste dans de petites taches rouges qui viennent au front & au visage, & qui ressemblent à des piqûres de puces, & qui forment différens placards, sur lesquels il vient de petits boutons que l'on distingue par le tact & non point par la vue, qui se répandent ensuite sur la poitrine, le ventre & les autres parties du corps, les taches qui y viennent sont moins saillantes, mais plus larges & plus rouges que celles du visage. Le vomissement cesse dès que l'éruption est faite, mais la toux, la fievre & la dyspnée augmentent, la fluxion sur les yeux, l'assoupissement & l'inappétence continuent.

Le sixieme jour, les pustules du front & du visage se dessechent, tandis que les taches rouges subsistent dans les autres parties du corps.

Le huitieme jour, elles disparoissent sur le visage & sur le reste du corps.

Le neuvieme jour, les boutons se détachent sous la forme d'une farine légere; mais la fievre, la dyspnée, la toux, augmentent quelquefois, moins cependant que dans la rougeole maligne.

C'est un très-mauvais signe lorsqu'il survient une phrénésie le quatrieme jour; dans ce cas, le pouls est extrêmement petit; & il convient d'appliquer des sangsues aux tempes du malade.

Si la rougeole s'empare d'un sujet qui ait des vers, on les voit aussi-tôt sortir par haut & par bas, sur-tout dès qu'on a donné un cathartique ou un vomitif au malade, après quoi il n'en paroît plus.

C'eſt un mauvais ſigne lorſque la fievre augmente vers la fin de la rougeole, qu'elle devient ardente, & que le malade eſt altéré. Les cathartiques, la ſaignée, les tiſanes & les émulſions, ne ſont preſque plus d'aucun ſecours.

Les vomiſſemens de matiere verdâtre ſont ſuivis d'une diarrhée ou d'une dyſſenterie, qui continue après même que la rougeole eſt guérie, qui réſiſte aux cathartiques & aux abſorbans, & qui ne cede qu'à la ſaignée.

La rougeole par elle-même eſt rarement dangereuſe, mais les maladies qui la ſuivent ſont ſouvent funeſtes.

Il y a des rougeoles bénignes, qui tiennent à peine les enfans au lit trois ou quatre jours, qui ne ſont preſque point accompagnées de fievre, & qui ne ſe manifeſtent que par une petite toux ſeche & par des taches rouges. Elles ont cela de commun avec les petites véroles bénignes, qu'elles ſe guériſſent naturellement en peu de temps, lors ſur-tout qu'elles ſont ſporadiques.

2. *Rubeola anomala; Morbilli anomali*, Sydenhami, *cap.* 3. *ann.* 1674.

pag. 134. Morbilli epidemici & maligni, Mortoni, *de febrib. inflammatoriis, cap.* 3. Rougeole maligne.

Elle differe de la rougeole réguliere ou bénigne, 1°. en ce que l'éruption ſe fait plus tard que dans la bénigne, ſavoir, depuis le cinquieme juſqu'au ſeptieme jour, & quelquefois plutôt, ſuivant *Sydenham*, je veux dire avant le quatrieme jour; 2°. en ce que les ſymptomes du prélude & de l'éruption ſont plus fâcheux; 3°. en ce que les élevures ne commencent point par le viſage, mais par les épaules & le tronc; 4°. en ce que les ſuites ſont plus fâcheuſes. Les ſymptomes qui précedent l'éruption ſont, le friſſon, le bâillement, la pandiculation, la foibleſſe, les nauſées, le vomiſſement, l'inquiétude & l'agitation, le vertige, la céphalalgie, la douleur des reins. Ces ſortes de ſymptomes ſont communs aux maladies graves; voici ceux qui ſont propres aux maladies exanthémateuſes dont il s'agit. Le pouls eſt petit & fréquent, la reſpiration fréquente & courte, on ſent une oppreſſion dans les hypochondres, les veines ſont pâles; & à ces ſymptomes ſe joignent l'aſſoupiſsement, les soubresauts des tendons, les spasmes, le délire, la rougeur des yeux, le larmoiement, la pesanteur des paupieres, les douleurs poignantes de la peau. Cette espece est aussi compliquée d'une esquinancie, de l'enrouement, de la coqueluche, d'une toux férine très-incommode, qui suffoque presque les enfans, leur fait vomir ce qu'ils ont mangé, avec des efforts qui leur rendent le visage noirâtre. L'éruption se fait ensuite, la fievre perd une partie de sa malignité, la maladie se trouve dans son état, & la fievre garde la même teneur jusqu'à ce que les boutons se dessechent; mais *Sydenham* a observé qu'ils ne se détachent pas toujours par croûte farineuse. L'issue de cette espece est souvent triste & funeste; car les boutons venant à rentrer, la fievre & la dyspnée augmentent; il survient une péripneumonie ou une diarrhée, qui n'est point aussi indifférente que celle de la rougeole bénigne, mais âcre, dyssentérique ou accompagnée de tranchées. Souvent la toux, la dyspnée, la fievre, amenent une fievre hectique, une inflammation, une anasarque ou une ophthalmie. La Rougeole differe 1°. de la fievre rouge, par les intervalles anguleux, qui ſéparent les placards des boutons de la rougeole, ſur-tout ſur la poitrine, au lieu que dans la fievre rouge, la rougeur eſt auſſi uniforme que ſi l'on avoit répandu du vin rouge ſur la peau ; 2° du pourpre ou des pétéchies, en ce que les taches pétéchiales ſont exactement circulaires, au lieu que celles de la rougeole ſont d'une groſſeur & d'une figure irrégulieres ; d'où vient, 3°. qu'elles different encore de la petite vérole qui commence. Les taches de celle-ci ſont petites, mais rondes ; dans le pourpre ſcorbutique elles ſont livides, & non point d'un rouge de ſang ou vif, comme dans la rougeole & la fievre rouge ; & elles commencent à ſe manifeſter vers le troiſieme jour dans les bénignes. Dans les malignes, la couleur des boutons eſt d'un rouge moins vif, mais la violence des ſymptomes la diſtingue aſſez du pourpre ſcorbutique.

Les péripneumonies, les eſquinancies, les toux, les diarrhées, les anaſarques, les ophthalmies, les phthiſies, &c. qui ſuccedent à la rougeole, résistent aux méthodes vulgaires, & demandent un traitement propre à cette maladie.

Cure de Sydenham.

La chaleur du régime est beaucoup plus nuisible aux adultes qu'aux enfans, lors sur-tout qu'ils sont d'un tempérament froid & pituiteux ; il rend les effervescences livides & ensuite noirâtres.

Le malade doit garder le lit, au moins pendant deux jours, après la premiere éruption. On lui donnera toutes les quatre heures trois ou quatre onces d'une décoction pectorale faite avec le syrop de violette & de capillaire, & quelques bouillons dans les intervalles. Pendant que la toux le presse, on lui donnera un éclegme composé avec de l'huile d'amande douce, des syrops béchiques & du sucre, & tous les soirs un paregorique, jusqu'à ce qu'il soit entiérement rétabli.

Si les boutons viennent à disparoître, & qu'il survienne une fievre, une dyspnée ou une péripneumonie, il faut avoir recours à la saignée, aux décoctions pectorales & aux éclegmes. On purgera le malade environ douze jours après l'attaque.

M. *Barbeyrac* emploie la même méthode pour la rougeole que pour la petite vérole. Dès que la rougeole commence à ſe déclarer, ſi le pouls eſt plein, & le ſujet pléthorique, il commence par le ſaigner, il le purge avant & après l'éruption, & lorſque le ſujet eſt d'un tempérament froid & pituiteux, il a ſoin d'entretenir l'éruption avec des diaphorétiques & des cardiaques. *Sydenham*, au contraire, s'en tient aux béchiques, & ne purge ſes malades que le douzieme jour. Les cathartiques ſont ſur-tout néceſſaires, lorſqu'on apperçoit des ſignes d'une fievre vermineuſe ou putride, comme cela m'eſt quelquefois arrivé.

3. *Rubeola variolodes; Rougeole boutonnée; Febris lenticularis* Boneti *Polyalth. Variolæ hermaphroditicæ* Fehrii.

Cette eſpece eſt commune à Paris. Après que la rougeole s'eſt déclarée par une toux ſeche, un coryza, un larmoiement, &c. il ſurvient une éruption de boutons pointus, beaucoup plus gros que dans la rougeole ordinaire, qui laissent des traces après eux. Je doute cependant qu'on doive la rapporter à la petite vérole; car personne n'ignore que la petite vérole maligne commence souvent, de même que la rougeole ordinaire, par une affection catarrheuse, je veux dire, par la toux, le larmoiement, la rougeur des yeux. *Voyez* là-dessus *Vandermonde 1758 Jul. pag. 81. Buxiere* a observé une rougeole boutonnée dont l'éruption précédoit ou suivoit la petite vérole bénigne dans les mêmes sujets; mais il y a cette différence entre la rougeole boutonnée & la lymphatique, que dans ceux qui ont eu un petit nombre de pustules dans la petite vérole, les boutons de la rougeole se détachent en forme de farine, au lieu que les pustules de la vérole crystalline viennent au bout d'un jour, ou à peu près, à suppuration, & laissent un creux dans la peau. Quelques-uns regardent cette éruption comme une rechute de la petite vérole, de même que la crystalline.

4. *Rubeola anginosa*, Essais d'Edimbourg, *tom. 4. pag. 617.*

Cure de la Rougeole.

Méthode de M. Gontard, *Journal de Médecine*, 1758. *pag.* 338.

On ne doit pas employer la même méthode dans la rougeole que dans la petite vérole. Il faut dans la premiere, lors sur-tout que l'on traite des adultes, les saigner une ou deux fois, & leur donner l'émétique, soit que les boutons paroissent ou non, ensuite les purger tous les deux jours, leur donner des béchiques, & le soir des anodins, selon les circonstances. L'éruption se fait souvent aussi-tôt après l'émétique, & presque toujours trois jours après l'éruption, les boutons, la fievre, & les autres symptomes disparoissent. On réitere la saignée entre l'émétique & les purgatifs, selon que les circonstances l'exigent. Dans le cas où la mollesse & la petitesse du pouls s'y opposent, il suffit, comme l'Auteur l'a observé nombre de fois, de commencer par la saignée, & passer ensuite à l'émétique & aux purgatifs, que l'on réitere s'il le faut. J'ai long-temps employé cette méthode, lors sur-tout que j'ai traité des malades qui avoient des vers.

V. *MILIARIS*, le Millot, maladie miliaire, la Miliaire; *Febris miliaris & morbus miliarium* Allioni, *Tractatio* 1758. *Purpura alba; Purpura puerperarum; Febris puerperarum miliaris; Febris purpurata; Purpura maligna; Purpura miliaris; Febris veſicularis*, de divers Auteurs; appellée par les habitans de Leipſick, *des Frieſel*; par les François, *Pourpre blanc, Millet*; par les habitans de Turin, *Miarola*; *Febris eſſeroſa* Zacuti Luſitani; *Peticularis culicularis*, de Pierre de Caſtro.

C'eſt un genre de maladie inflammatoire ou de fievre exanthémateuſe dans laquelle il s'éleve ſur la peau de petites puſtules rouges de la groſſeur d'un grain de millet, qui ſe changent en peu de temps en des véſicules remplies d'une ſéroſité limpide, tranſparente ou de de couleur de lait. Cette maladie eſt très-rare parmi nous.

Dans la fievre rouge toute la peau ſe couvre d'une pareille rougeur, mais il n'y a point de puſtules.

Les puſtules de la rougeole ſe manifeſtent pluſieurs enſemble ſur la poitrine & ſur le viſage, elles ne dégénerent point en véſicules, & ſont beaucoup plus rouges que le millot.

La ſueur fétide, les convulſions, la contraction du pouls, la qualité aqueuſe des urines, la petite fievre qui précede l'éruption, ſont autant de ſignes qui diſtinguent cette maladie des autres.

Cette maladie a paru pour la premiere fois à Leipſick en 1750, elle s'eſt répandue depuis dans toute l'Allemagne, en Angleterre, en Suiſſe, en Savoie; elle regne même de temps en temps dans la Lombardie, & elle n'épargne pas les adultes.

1. *Miliaris benigna*; Allioni *ſimpliciſſima*; *Purpura rubra* des Allemands; *Fievre miliaire* d'Hamilton; *Nouvelle fievre* de Sydenham, *ſchedula*.

Le premier jour avant l'éruption, le friſſonnement n'eſt accompagné d'aucune chaleur extraordinaire, le malade n'a presque point de maux de tête, le pouls est concentré & duriuscule, l'urine saine, ni soif, ni douleur, l'appétit est dans son entier, le malade a des sueurs qui l'incommodent beaucoup.

Le second jour le pouls est plus prompt, l'urine aqueuse, la crainte & la tristesse s'emparent du malade, il sent dans la fossette du cœur une compression qui retient ses soupirs, il survient des mouvemens involontaires, & une stupeur poignante dans les doigts, appellée *granf* en Allemand; le sommeil est interrompu par des spectres, il survient des sueurs continues qui sentent l'aigre corrompu, & le pouls est plus concentré.

Après l'Éruption.

Les pustules grossissent en peu de temps & se remplissent d'une sérosité limpide, leur base s'enflamme, la peau se tend & se gonfle, l'éruption s'achève au bout de trente heures, & alors les convulsions diminuent, cessent, la sueur continue, mais en moindre quantité, les urines deviennent plus hautes en couleur. Le ſeptieme jour le pouls eſt mollet, égal, les puſtules ſe deſſechent, & l'épiderme ſe détache par écailles.

Les cadavres de ceux qui meurent du millot, s'enflent en peu de temps, & rendent une odeur inſupportable. *Bianchi* n'a trouvé qu'une phlogoſe dans la matrice d'une femme qui venoit d'accoucher. *Allionus* a trouvé les veines du cerveau engorgées de ſang. Les cadavres conſervent long-temps leur chaleur, & rendent du ſang par le nez.

Cure.

La ſaignée n'a rien de dangereux dans le premier période de la maladie; la fievre ni le délire ne cedent point à ce remede dans le ſecond, & qui plus eſt, elle accélere les convulſions & la mort.

L'émétique ne fait que hâter l'éruption, & ne la diminue point. Les purgatifs anti-phlogiſtiques, tels que la caſſe, lorſqu'on les donne avant l'éruption & qu'on les réitere, la retardent utilement, & même l'empêchent, mais ils ſont nuiſibles après qu'elle eſt faite.

Les diaphorétiques les plus efficaces accélerent l'éruption dans le premier période, & nuiſent au malade ; ils augmentent la fievre & la chaleur dans le ſecond. Les anti-phlogiſtiques acides tels que la limonade ſucrée corrigent le venin dans le premier période, & nuiſent dans le ſecond. Les délayans, les aigrelets, les émolliens produiſent un très-bon effet. Les fomentations tiedes & émollientes que l'on fait ſur les pieds & ſur les membres dans le ſecond période, ſont extrêmement utiles.

Les véſicatoires élevent le pouls & hâtent l'éruption. Ils ſont pernicieux dans le ſecond période, & ne produiſent pas grand effet dans le premier.

Les convulſions qui ſuivent l'éruption des puſtules, ne cedent ni aux opiates ni aux anti-ſpaſmodiques ; l'ouverture des véſicules ne ſert à rien.

La trop grande chaleur du lit, de la chambre, du régime cauſe le millot dans les pays froids. Un Médecin de Turin, extrêmement habile dans ſa profeſſion, facilite l'éruption des puſtules en fomentant le corps de ſes malades avec des linges trempés dans de l'eau tiede.

2. Millot malin ; *Miliaris maligna*, Allioni, *n. 76. acutior.*

Tout se passe avant l'éruption comme dans le millot bénin, mais les convulsions augmentent à mesure qu'elle avance, au lieu qu'elles diminuent dans le bénin. La fievre augmente sur le midi, le pouls devient plus prompt & plus concentré, & elle se fait sur-tout sentir durant la nuit. Les urines sont abondantes, ténues, aqueuses; le malade a la langue blanche & seche, il a des insomnies, il est tourmenté par des songes effrayans, & par une céphalalgie distensive interne. Son visage devient plus plein; la peau s'échauffe & s'enflamme, les sueurs diminuent. Le troisieme jour après l'éruption tous les symptomes augmentent, la fievre devient ardente, le pouls est dur & agité, il survient des soubresauts de tendons, les sueurs cessent, les pustules s'affaissent, la chaleur devient brûlante, la peau se gerce, l'urine est aqueuse & très-abondante, le malade est inquiet, altéré, de mauvaise humeur, il ne cesse de parler, il s'agite de tous côtés, il tombe dans le délire & dans des convulsions. Le ventre, qui jusqu'alors avoit été resserré, se lâche & rend des matieres bilieuses & fétides. Lorsque la sueur revient, & que les pustules reparoissent, tous ces symptomes s'appaisent. Le lendemain les exanthemes sortent en plus grand nombre, & sont plus grands; les premiers commencent à se sécher; les seconds excitent le troisieme jour de leur éruption les mêmes symptomes dont on a parlé, excepté qu'ils sont moins violens; il en vient de nouveaux le troisieme & le quatrieme jour, jusqu'à ce que la maladie soit à son dernier période, ou que le déclin soit le même que dans la premiere espece. Dans cet état, le ventre se lâche, & rend des matieres bilieuses & fétides avec des borborygmes. L'urine continue d'être blanchâtre, elle ressemble à du petit lait, elle ne forme aucun dépôt & elle est brûlante. Le malade ne recouvre ordinairement la santé qu'au bout de quatorze ou vingt jours. Il y a des jours que cette éruption est extrêmement abondante, & lorsqu'on la répercute ou qu'on l'arrête, les symptomes dont on a parlé, reviennent avec la même violence. Le type de cette maladie est presque indéfinissable.

Lorsque la maladie doit être promptement suivie de la mort, aux symptomes dont j'ai parlé ci-dessus se joignent le délire & les convulsions; les malades ne peuvent rester en place, ils ont le regard fixe & de travers, ils entrevoient les objets comme à travers un brouillard, & ils leur paroissent doubles. Quoiqu'ils parlent à tort & à travers, & qu'ils n'y voient goutte, ils assurent opiniâtrément qu'ils y voient & qu'ils sont dans leur bon sens, & ils ont de la peine à convenir qu'ils soient malades. Leur respiration est grande, rare & entrecoupée comme celle des asthmatiques. Il s'en trouve qui pleurent & qui s'affligent sans aucun sujet, ils tentent de se lever, ils s'agitent, vomissent ce qu'ils ont pris, & crachent sur ceux qui les servent; à quoi l'on peut ajouter le bruit qu'ils font en avalant les boissons qu'on leur donne. Ils tombent enfin dans des convulsions, les yeux leur pétillent dans la tête, ils sont saisis d'un râlement, le pouls leur manque, & ils meurent. Plus les pustules sont nombreuses & précoces, & plutôt ils succombent.

3. *Miliaris recidivans*, Allioni, *n. 82.* que d'autres appellent chroniques ou de longue durée.

Celle-ci est une variété de la maligne, mais qui dure plus long-temps, parce que la peau étant trop dense, ou la lymphe trop visqueuse, les pustules ont peine à sortir, s'affaissent, ou rentrent dans le corps. Dans ce cas la maladie devient chronique, le malade tombe tôt ou tard dans des rechutes, & meurt même souvent avant que sa santé soit rétablie. Voici à peu près comment la maladie fait son cours.

Lorsque les pustules ne sont pas élevées, mais très-petites & accompagnées seulement d'une certaine rougeur de la peau, & que le venin pénetre bien avant dans le corps, la vîtesse du pouls n'est point aussi grande dans ce second stade; mais sa hauteur & sa fréquence sont inégales, & quelquefois même il est tout-à-fait intermittent. Les urines sont tantôt ténues, tantôt colorées, souvent troubles, en petite quantité; la chaleur est considérable, sans être extrême; les tendons sont dans des soubresauts continuels, la langue est affectée d'un tremblement, le malade tombe dans le délire & dans des convulſions. Il ſurvient enfin une ſueur viſqueuſe & fétide, laquelle calme peu à peu ces ſymptomes, & qui eſt ſuivie de l'éruption de quelques groſſes véſicules & de pluſieurs puſtules qui reſſemblent à des poireaux.

Quelquefois, après l'état que je viens de décrire, les malades tombent dans un aſſoupiſſement accompagné de ſoubreſauts continuels des tendons ou de rapports convulſifs, ils reſtent hébétés & perdent la mémoire. Ils tombent auſſi en léthargie, & après différentes convulſions, le râlement les prend, & ils meurent.

Cette variété, lorſque le malade a le bonheur d'échapper, revient l'année d'après. Il y a des femmes qui y ſont ſujettes à toutes leurs couches, & ſouvent elle laiſſe après elle une diſpoſition à la ſueur, aux furoncles ; elle affoiblit la mémoire, & les rend ſujettes à la crainte & à l'affection hyſtérique. Le rhumatiſme ſe met de la partie ; le ſang que l'on tire dans le ſecond ſtade après les ſueurs, eſt vermeil & dénué de ſéroſité ; celui que l'on tire avant eſt coagulé, & contient très-peu de lymphe.

Cette eſpece dure environ trois ſemaines, la maligne ne dure pour l'ordinaire que deux, & la bénigne ſe termine au bout de ſept jours.

Il y a pluſieurs maladies miliaires, je veux dire, produites & entretenues par un venin miliaire, qui proviennent d'une miliaire maſquée; de ce nombre ſont, la fievre continue, la quotidienne continue, la tierce, la péripneumonie, la pleuréſie, l'eſquinancie, l'éryſipele, l'ecclampſie, l'odontalgie, la toux, le coryza, l'éternuement, l'apoplexie, le tic, la mélancolie, la crampe, la ſciatique, la goutte; toutes ces eſpeces demandent un traitement convenable à leur genre & commun au millot; mais ces maladies que ce venin excite, ſe diſſipent ou s'appaiſent dès que l'éruption miliaire eſt faite. Lorſque cela n'arrive point, c'eſt un ſigne que la maladie eſt compliquée, ou qu'elle dépend de deux principes différens, & de ce nombre ſont, la goutte, la péripneumonie, la fievre continue, le pourpre, la petite vérole, la rougeole, qui ſont compliquées d'exanthemes miliaires. J'appellerai les premieres maladies miliaires, parce qu'elles ſont produites par un venin miliaire caché.

Pronoſtic du Millôt en général.

Le danger eſt proportionné, 1°. à la quantité du venin; 2°. à la viſcoſité des humeurs; 3°. à la denſité de la peau; 4°. à l'irritabilité.

Les ſujets robuſtes, ſanguins, élancés, herpétiques, goutteux, ſujets au vin, mélancoliques, courent infiniment plus de danger que les femmes qui ſont d'un tempérament plus mou, & que les hommes d'un tempérament lâche, foible, qui boivent de l'eau, & dont le ſang eſt plus doux.

Après que les ſymptomes convulſifs ont ceſſé, ſi le pouls devient mollet & plein, ſi les puſtules augmentent, & ſe rempliſſent de ſéroſité, c'eſt un très-bon ſigne; comme au contraire, c'en eſt un très-mauvais, lorſque la céphalalgie ceſſe avant le quatrieme jour, ſur-tout dans les ſujets ſanguins.

Un pouls concentré, dont la contraction augmente après l'éruption, de même que la tension & la fréquence, présage des convulsions & la mort du malade.

Plus les sueurs sont abondantes & prématurées, plus elles sont mauvaises, sur-tout si le pouls est extrêmement contracté.

L'urine, qui de rouge qu'elle étoit, devient aqueuse, ou qui est constamment telle, est mauvaise. Celle qui est blanche comme du petit lait indique la longueur de la maladie.

La stupeur poignante appellée *granf*, indique beaucoup de venin dans plusieurs endroits. Si elle est légere, que l'urine soit aqueuse, que le malade sue, & qu'il ait le pouls concentré, c'est un signe que le venin est abondant, & qu'il a peine à sortir, ce qui n'annonce rien de bon.

L'éruption est d'autant plus mauvaise, qu'elle est plus prompte. Les pustules qui viennent le troisieme ou le quatrieme jour, sont souvent mortelles le septieme & le huitieme; celles qui viennent le sixieme sont moins funestes, & plus elles sont tardives, moins elles sont dangereuses. Plus les pustules sont hâtives, plus la maladie est longue & les rechutes fréquentes.

Les petites pustules sont d'un très-mauvais augure, lorsqu'elles sont nombreuses. Celles qui ne piquent point en sortant, & qui causent des démangeaisons sont très-mauvaises, & c'est un mauvais signe lorsqu'elles rentrent; mais il n'y a plus rien à espérer lorsque le malade vomit, qu'il connoît son mal, qu'il avale avec bruit, qu'il a le hoquet & qu'il balbutie.

Plus les pustules sont nombreuses & élevées, plus la mort est prompte lorsqu'elles s'affaissent. Lorsqu'elles sortent & disparoissent tour à tour, c'est un signe que la maladie sera de longue durée.

C'est un très-mauvais signe lorsque les convulsions augmentent après l'éruption. C'en est aussi un très-mauvais lorsque la frayeur & le désespoir s'emparent du malade, & qu'il s'éveille en sursaut.

On ne doit pronostiquer rien de bon, lorsque la peau ne s'enfle point dans le temps de l'éruption, ou qu'elle n'est affectée ni des épipastiques, ni des ventouses.

Les convulsions qui commencent avec la maladie, ou qui précedent l'éruption, n'ont rien de dangereux, mais celles que cause l'affaissement des pustules sont mortelles.

Le saignement de nez est funeste dans quelque temps qu'il arrive. C'est un mauvais signe lorsque le sang que l'on tire au malade conserve sa couleur vermeille, & ne contient aucune lymphe. Si lors de la solution de la maladie, la peau ne s'écaille point, & que les convulsions continuent, on doit s'attendre à une rechute.

(A) *Miliaris Boïa*, *Miliaire de Cusset en Bourbonnois*, par M. *de Brest* Méd. Journal de Médecine, Juin 1756.

Les pustules de cette maladie consistent dans des vésicules, dont l'éruption se fait le sixieme jour, & est précédée de céphalalgie, de foiblesse, d'une fievre aiguë, de nausées, de vomissement, d'insomnie. La saignée & l'émétique ont précédé l'éruption, & le septieme jour le pouls a été petit, fréquent, variable.

Le pouls a été assez fort dans les paroxysmes pour pouvoir saigner les malades dix-sept fois en 23 jours. Il est survenu des parotides, des hémorragies de nez copieuses, & ils sont morts après une longue agonie.

Cette maladie n'épargne ni âge, ni sexe, si l'on en excepte les vieillards. La méthode d'*Hamilton* n'a pas réussi.

Celle que l'on emploie dans le typhus ordinaire a sauvé trés-peu de personnes.

Les sujets d'un tempérament foible & délicat s'en sont mieux tirés que les autres.

(B). *Miliaire critique* Guilbert. *Journ. de Médec. Juin 1756.*

Un homme qui avoit pris de l'arsenic, a été garanti de ses mauvais effets au moyen d'une fievre miliaire qui a été suivie d'une desquamation totale de la peau.

Un homme ivre, & phthisique confirmé, ayant avalé deux drachmes d'arsenic, fut attaqué d'un vomissement. Son pouls étoit fréquent, foible, convulsif, irrégulier, sa respiration laborieuse & entrecoupée; il avoit le regard féroce, les yeux lui sortoient de la tête, les larmes lui couloient le long des joues, son visage étoit convulsif, sa voix tremblante, sa langue seche, ses levres tachetées de noir; il sentoit des ardeurs d'entrailles, il étoit extrêmement altéré, ses hypocondres étoient enflés, ses déjections brûlantes & involontaires, sa sueur fétide, il avoit une ischurie & le délire. Ces symptomes durerent six jours, quoiqu'on lui eût donné de l'huile, du lait & des bouillons gras & mucilagineux. Il survint le sixieme jour une éruption miliaire universelle qui les calma; elle se renouvella pendant quinze jours, il eut des sueurs, il lui vint des ulceres aux talons, la peau s'écailla enfin en forme de farine & le malade guérit par l'usage du lait, mais il lui est resté une foiblesse, un tremblement universel & une ophthalmie.

(C). *Miliaris lactea; Miliaire maligne laiteuse*, Puzos, *Traité des accouchemens*, *pag.* 378. *Eruption laiteuse à la peau.*

La miliaire des femmes en couche est blanche, les pustules sont de la grosseur d'une tête d'épingle, elles sont répandues sur la poitrine, le cou, le bas-ventre, & accompagnées d'une démangeaison importune, d'insomnies, sans que l'écoulement des lochies soit interrompu, & la maladie se termine heureusement par la desquamation de la peau. Cette affection est beaucoup plus fréquente en été qu'en hiver, & comme elle est vraisemblablement causée par la chaleur des hardes, le moyen de la prévenir est de mettre l'accouchée dans un endroit où elle puisse respirer un air pur.

La variété de cette espece consiste dans une éruption miliaire, compliquée de la fievre, d'une chaleur brûlante, de l'enflure des mains & des doigts & de pustules; à mesure que celles-ci grossissent, la fievre & l'enflure de la peau diminuent, il se fait dessous un épanchement, pareil à celui du panaris, lequel étant venu à maturité, perce & s'écoule sans douleur & sans danger. La miliaire laiteuse est maligne, l'éruption est fort lente, la fievre & la céphalalgie augmentent, la fievre est d'abord médiocre, les lochies sont séreuses, la fievre laisse quelques rémissions, mais au bout de quelques jours la tête s'échauffe, la malade tombe dans le délire, son sommeil est inquiet, l'éruption languit, la fievre se change en continue, les lochies s'arrêtent, & la malade est en danger de perdre la vie. On peut l'en garantir par un régime ſévere, par de légers diaphorétiques, que j'indiquerai à l'article de la miliaire des femmes en couche.

(D). *Miliaris nova febris* Sydenhami; *Schedula monitoria de novæ febris ingreſſu.*

Cette eſpece dans le commencement a beaucoup de rapport avec l'eſquinancie, mais elle dégénere d'elle-même & à la moindre occaſion en carus & en phrénéſie ; le pouls eſt le même que celui des perſonnes ſaines.

Le froid & la chaleur ſe ſuccedent tour à tour.

Les paroxyſmes ſont peu réguliers, & reviennent tous les jours vers le ſoir. Ils ſont précédés de douleurs dans la tête, dans les membres, dans le cou & dans la gorge, & d'une toux incommode; plus on eſt éloigné de l'hiver, plus ces ſymptomes ſont légers.

Le ſang approche de celui des pleurétiques.

La langue eſt tout-à-fait blanche, couverte d'une croûte raboteuſe, mais cependant humide. Lorſque le malade ſe tient au lit, & qu'il uſe d'un régime chaud, la fievre dégénere en carus ou en phrénéſie, mais le délire n'eſt point violent, & il parle à tort & à travers. Ce même régime occasionne une éruption de pétéchies & de pustules pareilles à celles de la rougeole, mais elles ne s'écaillent point. La langue est seche & noirâtre, les sueurs ne procurent aucun soulagement, & lorsqu'il survient une phrénésie, le pouls est tantôt prompt, tantôt tardif, il devient enfin irrégulier, & les soubresauts des tendons annoncent la mort du malade.

Cette fievre consiste simplement dans une inflammation du sang, & le malade en guérit en quittant le lit pendant un jour, en se faisant saigner, & en prenant quelques cathartiques & quelques juleps rafraîchissans.

Au cas que la dyspnée, la céphalalgie & la toux augmentent, on réitérera la saignée, on appliquera un épipastique sur la nuque du malade, il prendra trois fois de deux jours l'un un cathartique, composé avec une infusion de séné & de rhapontic dans une décoction de tamarin, y ajoutant de la manne & du syrop de rose solutif. Le jour qu'on l'aura purgé, on lui donnera le soir un somnifere, ce qu'on ne fera point les autres jours, pour éviter l'assoupissement carotique, que l'agitation du sang pourroit occasionner.

Les aphtes ni le hoquet n'ont rien de dangereux ; & au cas qu'ils ne cessent point d'eux-mêmes, on aura recours au quinquina & au syrop de coquelicot. Il convient que le malade se leve, & au cas que la foiblesse ne le lui permette point, il restera tout habillé sur son lit, la tête haute ; ce qu'il continuera de faire pendant tout le cours de la maladie.

Le jour qu'on ne le purgera point, il prendra trois fois par jour un électuaire, composé avec des conserves d'oseille sauvage, de rose sauvage, d'épine vinette, de groseille & de crême de tartre, avec le syrop de limon ; ou bien un julep composé avec l'eau de pourpier, de laitue, de prime-vere, le syrop de limon & de violette, ou il boira de la limonade. Au cas qu'il sue pendant la nuit, il ne mettra ni plus ni moins de hardes que lorsqu'il étoit en santé. Il se nourrira de crême d'avoine, d'orge, de décoction blanche ; & après la seconde purgation, on lui permettra les bouillons de poulet ou de veau. Après que la fievre aura cessé, à moins qu'elle ne ſe change en intermittente, on lui donnera du vin pour réparer ſes forces.

(E) *Miliaris ſudatoria*; la Suette miliaire. *Fievre putride maligne*, appellée la *Suette*, qui a régné à Guiſe durant l'été de 1759, par M. *Vandermonde*, Journal, Avril 1760. *Fievre hélode* ou *Suette, de* Meyzerey, *tom.* 2. *n°*. 250.

Prélude. Colique d'eſtomac gravative, laſſitude, céphalalgie gravative ou tenſive, oppreſſion de poitrine, dyſpnée aſthmatique, ardeur dans le corps, ſueur âcre, copieuſe, nauſées, yeux étincelans, viſage haut en couleur, la langue blanche & humide, ſoif ardente, pouls fréquent, ondoyant, ſubrenitent.

Accroiſſement. Au bout de douze heures, démangeaiſon férine, puſtules ſphériques miliaires, très épaiſſes, groſſes comme un grain de moutarde, anxiété & agitation; enſuite, puanteur de l'haleine & de la perſpiration, le plus ſouvent conſtipation, & quelquefois une diarrhée ſéreuſe putride, inſomnie, délire, l'urine tantôt crue & copieuſe, tantôt rouge & peu abondante.

Du ſecond au troiſieme jour, le pouls dur, tendu, grand, la dyſpnée fréquente, laborieuse, augmentation de sueur, affoiblissement du pouls, diminution des forces musculaires, suppression d'urine, flux de sang par le nez, les hémorrhoïdes, le vagin, convulsions de la mâchoire & des tendons, avant-coureurs de la mort.

Les symptomes les plus constans sont, 1°. une sueur continue & copieuse; 2°. l'éruption miliaire; 3°. douleur aiguë dans la région du cœur; 4°. lassitude universelle; 5°. pouls dur, tendu, très-fréquent.

L'épidémie est un composé de divers genres de maladies, mais qui proviennent toutes d'un virus miliaire, & d'une putréfaction synochale. La suette miliaire est compliquée d'une fievre continue putride & du millot; mais l'épidémie en question est compliquée de pleurésie, de diarrhée, de tierce, de quotidienne continue, de perte de sang, d'une hémorrhagie de nez ou du fondement, d'érysipele, &c.

Cette maladie n'attaque ni les vieillards ni les enfans, mais bien les personnes adultes, robustes, laborieuses, qui ont le teint brun. Elle regne par un temps moyen, en été, lorsque l'air est impur.

Les parties ſur leſquelles ſe fait l'éruption miliaire, ſont la poitrine, le bas-ventre, les extrémités. Cette maladie differe de la ſuette éphémere, quoique les François lui donnent le même nom.

Cure. Elle eſt malheureuſe, lorſqu'on la remet au-delà de deux ou trois jours, & que les malades uſent de cordiaux, de ſudorifiques, de vin, pour entretenir la ſueur ou la provoquer.

La diarrhée qui ſe joint aux ſueurs au commencement de la maladie, eſt mortelle, à moins qu'on n'emploie de bonne heure les antiſeptiques & les mucilagineux; mais non point la ſaignée, ni les antiphlogiſtiques.

Ceux qui avoient été bien traités, & qui ſe croyoient guéris de cette fâcheuſe maladie, parce que la fievre & les ſymptomes avoient ceſſé avant qu'il y eût des ſignes de coction, tomboient le jour ſuivant dans la phrénéſie, & mouroient dans les convulſions. Ceux qui étoient plus robuſtes, auroient péri de même par la violence des ſymptomes, ſi on ne les eût promptement ſecourus.

La perte de ſang ou l'hémorrhagie

qui ſurvenoit depuis le troiſieme juſqu'au quatrieme jour, indiquoit une diſſolution du ſang très-dangereuſe. C'eſt un mauvais ſigne lorſque la ſueur eſt puante, ténue, & que les puſtules ſont d'un rouge noirâtre; mais c'en eſt fait du malade, lorſque les ſueurs & la diarrhée augmentent, que l'urine eſt enflammée, puante, en petite quantité, & le pouls petit & ondoyant.

C'eſt un très-bon ſigne lorſque l'urine eſt de couleur de citron, qu'elle dépoſe beaucoup de ſédiment, que le pouls eſt mollet, fort, élevé, la reſpiration libre, les ſueurs moins abondantes, moins puantes, que la ſoif diminue, que les puſtules ſont pâles, que la peau eſt écailleuſe ou farineuſe, & la chaleur douce.

Il faut ſaigner le malade deux ou trois fois, & dès que la colique d'eſtomac le permettra, on le fera vomir, en lui donnant quelques grains de tartre ſtibié, délayé dans une grande quantité d'eau. Si les ſymptomes continuent, on ajoutera à la décoction de tamarin, un grain de tartre ſtibié. Après que les ſymptomes ſeront appaiſés, on lui donnera de la limonade ou de l'oxycrat.

Lorſque

Lorſque la fievre aura ceſſé, on le purgera avec des tamarins & le ſel d'epſom. On a employé pour cet effet, avec ſuccès, la limonade avec le tartre ſtibié.

Les bouillons ſeront faits avec la chair de veau, la bourache, la bugloſe, les piſtaches; la tiſane avec de l'orge torréfié, le gruau.

Dans le cas où le malade eſt trop foible pour ſupporter la ſaignée, rien n'eſt meilleur que les acides, & les mucilagineux incraſſans.

Pour arrêter les ſueurs, on parfumoit le lit avec du vinaigre; & pour calmer la diarrhée, on donnoit au malade de la décoction blanche, du ſyrop de limon, des eccoprotiques.

Dans le délire, la ſaignée du pied, les poudres tempérantes, les lavemens; en cas de putréfaction exceſſive, le quinquina, la contrahierva, le camphre & les acides; dans l'aſcite accidentelle, les bouillons faits avec la racine de fraiſier, les feuilles d'aigremoine, le ſuc de creſſon d'eau, de bourache.

Il faut s'abſtenir des ſudorifiques & des véſicatoires.

(F) *Miliaris Germanica*, Walthieri, *Medic. Germanorum*, *pag.* 151.

1°. L'attaque varie.

A. Plusieurs personnes dans le mois de Janvier furent saisies du froid pendant plusieurs heures; à ce froid succéda une chaleur violente; le froid & la chaleur se succéderent tour à tour pendant deux ou trois jours; après quoi la fievre & la chaleur continuerent avec *céphalalgie*, dyspnée ou oppression de poitrine, pouls lâche, & aussi-tôt plein, abattement de forces considérable, altération, insomnie, nausées, vomissement dans quelques-uns, l'urine saine durant toute la maladie, la sueur les derniers jours.

B. La miliaire se déguisa dans quelques-uns pendant plus d'une semaine sous la forme d'une fievre *intermittente*; il y en eut un petit nombre qui eurent des symptomes arthritiques.

C. Il y en eut plusieurs dans qui la miliaire se déguisa en *pleurésie*, avec une toux férine, l'urine rouge; elle fut précédée du frissonnement, auquel succéda la chaleur, & accompagnée d'une oppression de poitrine, d'une foiblesse inexprimable; & quelques-uns moururent dans l'espace d'une semaine.

2°. Progrès de la maladie.

A. Céphalalgie cruelle, paraphrénésie, le visage haut en couleur & enflé, la langue seche, altération extrême, tremblement spasmodique des membres.

B. Quelques-uns eurent des taches pétéchiales sur la poitrine; d'autres, de petits points rouges, qui disparoissoient au bout de deux ou trois jours, auxquels succédoient pendant trois autres des taches miliaires blanches, qui se dissipoient sans que la peau s'écaillât. Il y en eut plusieurs dans qui l'éruption miliaire survint le onzieme, quinzieme ou seizieme jour.

C. Presque tous eurent une hémorrhagie de nez, & une diarrhée qui dura trois jours, & même huit; & après qu'elle avoit cessé, il survenoit des exanthemes miliaires; le tremblement & la paraphrénésie diminuerent.

Cette maladie attaque plutôt les femmes que les hommes, les jeunes gens plutôt que les adultes, & les adultes plutôt que les vieillards.

Ses principes, un temps froid, les alimens cruds, un miasme âcre & contagieux qui pénetre les nerfs, l'altération subite de l'air ; plus le tremblement étoit violent, plus l'issue étoit funeste.

L'*Hémorrhagie* de nez qui étoit modérée, & qui se faisoit goutte à goutte & à différentes reprises, appaisoit tous les symptomes; celle qui étoit violente étoit funeste.

La paraphrénésie qui duroit au-delà de trois jours, soit que l'éruption se fît ou ne se fît point, étoit mortelle.

C'est un bon signe lorsque la sueur continue; comme au contraire c'en est un très-mauvais, lorsque la peau se desseche. Les petits exanthemes en forme de vésicules, que l'on pouvoit appercevoir, qui n'augmentoient point, & qui ne procuroient aucun soulagement, étoient funestes.

La *Toux*, qui continue une semaine, est salutaire. Dans ce cas, l'urine est rouge au commencement & saoulée vers le cinquieme, ou bien elle dépose un sédiment ou des flocons dans le fond du vaisseau ; celle de dessus est claire. L'urine de ceux qui n'avoient point la toux, étoit la même que celle des personnes saines.

L'*urine cuite* avec un sédiment les

premiers jours de la maladie, étoit d'un très-mauvais augure.

La *diarrhée* n'avoit rien de dangereux, quelque opiniâtre qu'elle fût, pourvu qu'on ne l'arrêtât point avec des remedes.

La croûte gélatineuſe qui ſe formoit ſur le ſang, étoit un ſigne aſſuré de la guériſon du malade; il n'en étoit pas de même lorſque le ſang étoit rouge, délayé, ténu.

La cophoſe eſt un très-bon ſigne dans cette maladie.

La criſe étoit parfaite lorſqu'il ſurvenoit un éryſipele compliqué de l'enflure des joues, des orbites, & d'une tumeur derriere les oreilles qui venoit à ſuppuration. Il mourut très-peu de perſonnes de cette maladie.

Pratique. La ſaignée que l'on fit aux malades avant le ſeptieme jour, même dans le temps du flux menſtruel, & avant l'éruption des exanthemes, fut extrêmement ſalutaire.

Dans la miliaire qui tenoit de la fievre intermittente, je donnai à mes malades un émétique composé avec l'ipécacuanha & le petit lait acidulé; je les ſaignai enſuite, après quoi je revins à l'ipécacuanha lorsqu'ils avoient la bouche amere & des nausées ; le tartre émétique ne produisit pas un bon effet.

Dans la miliaire qui se manifestoit sous la forme d'une pleurésie ; & qui étoit accompagnée de la toux & de crachats sanguinolens, je leur prescrivis, après les avoir saignés, un mélange absorbant & sudorifique, dont ils prenoient trois cuillerées toutes les trois heures, leur enjoignant d'en user jusqu'à la crise.

Ce mélange étoit composé de fleur de tilleul & de sureau, de chacun trois onces, de poudre du marquis, d'yeux d'écrevisses, de nacre de perle, de chacun un scrupule ; d'antimoine diaphorétique, de nitre en tablette, de chacun un scrupule & demi ; d'extrait de safran, quatre grains ; de sucre perlé, deux drachmes : mêlez.

Lorsque la fievre continue dans le cours de la maladie, il faut provoquer ou entretenir les sueurs avec des délayans, tels que l'infusion de feuilles de chardon bénit, plutôt qu'avec des remedes chauds ; ou bien il faut donner au malade des émulsions diapnotiques, & des mixtions tempérantes.

Par exemple, on lui donnera trois fois par jour une poudre compoſée avec la corne de cerf philoſophiquement préparée, & du corail rouge, de chacun huit grains; de nacre de perle, d'antimoine diaphorétique, de nitre épurée, de cinnabre d'antimoine, de chacun trois grains; d'huile diſtillée de bois de roſe une goutte, d'extrait de caſtoreum, demi-grain, mêlez & donnez-en une cuillerée après la poudre.

On lui donnera pour ſa boiſſon ordinaire une légere décoction de racine de ſcorſonere, & de corne de cerf avec quelque peu de graine de fenouil; des bouillons de viande de veau ou de bœuf, ou bien des panades, & jamais des gelées, à moins qu'il n'ait la diarrhée. On fait uſage de cette poudre & de ce julep, lorſque l'éruption eſt accompagnée de délire, d'altération, de dyſpnée, &c.

Lorſque la diarrhée miliaire s'arrête, elle cauſe la fievre, l'altération, une dyſpnée & une céphalalgie gravative, ou bien elle les augmente. On l'entretient en mettant dans les bouillons des émulſions d'amandes, & une décoction de quinquina. On l'arrête les jours suivans avec la poudre de hompie & des pilules de cynoglosse, ou des émulsions, auxquelles on ajoute de graine de plantain, de pavot, de crystal minéral, de corail rouge & de corne de cerf, de chacun huit grains sur chaque once d'émulsion. Rien n'est meilleur encore pour arrêter la diarrhée & hâter l'éruption des pustules miliaires, que d'appliquer sur le bas-ventre du malade des sachets à demi remplis d'avoine torréfiée chaude.

L'éruption miliaire étoit fort lente dans ceux qui avoient la vérole, elle duroit deux semaines, & elle étoit suivie de la desquamation de la peau. En pareil cas il convient d'entretenir une moiteur continuelle avec une mixtion composée de quatre onces d'eaux cordiales, d'eau de fleurs de tilleul, d'acacia, de sureau, de chacune une once; de nacre de perle, de poudre du marquis, de chacune demi-drachme: d'ivoire brûlé, de corail rouge, de chacun un scrupule; d'antimoine diaphorétique, un demi-scrupule, d'esprit de nitre dulcifié quarante gouttes, de sucre perlé deux drachmes. Le malade en prendra deux cuillerées toutes les deux heures, & uſera pour boiſſon d'une tiſane de ſcorſonere, de corne de cerf & de graine de fenouil.

Lorſque malgré la ſaignée, la diarrhée continue, que la fievre ne diminue point, que le malade a le délire ou eſt aſſoupi, & que l'éruption ne ſe fait point, j'applique deux véſicatoires aux jambes du malade, au moyen de quoi l'éruption ſe fait au bout de deux jours, & le délire ceſſe. Je lui donne une émulſion légérement diaphorétique compoſée avec des ſemences froides, la graine de chardon marie, de pavot, l'eau de fleur d'acacia, de ſureau, de mauve, auxquelles j'ajoute d'yeux d'écreviſſe, de corne de cerf, de corail, de chacun un ſcrupule; de nitre vingt-quatre grains, &c. dont je lui en fais prendre le quart toutes les demi-heures.

On doit éviter les eſſences, les elixirs, les liqueurs ſpiritueuſes, excepté la liqueur anodine d'*Hoffmann*, ou l'eſprit de nitre dulcifié.

Pour appaiſer la *ſoif exceſſive* dont le malade eſt tourmenté, je lui donne un gargariſme compoſé de parties égales d'eau & de vinaigre, & lorſqu'il n'a point la diarrhée, du petit lait coupé avec du vin blanc.

J'ai appaisé la *céphalalgie* avec un épitheme préparé avec le vinaigre, l'eau rose & le blanc d'œuf.

J'avois soin les premiers jours de tenir le ventre libre par le moyen des lavemens, après quoi j'en discontinuois l'usage.

(G) *Miliaris nautica; Miliaire scorbutique; Febris nautica* Huxham. *Morbus carcerum*, Lind. *de scorbuto*.

C'est aussi une maladie pourprée comme la premiere, mais elle en differe par les symptomes scorbutiques qui l'accompagnent. La fievre survient, l'éruption est plus abondante aux jambes que dans les autres parties du corps; elle devient peu à peu livide & noirâtre, de même que la miliaire érysipélateuse. Il se forme des ulceres gangreneux, sanieux, sordides; d'où s'ensuivent un spina ventosa, des caries opiniâtres, qui serpentent en montant plutôt qu'en descendant, les gencives sont molles, à peine enflées, souvent sanglantes, les mâchoires se carient, les dents tombent, le malade est continuellement altéré, il a la peau seche

& brûlante, le pouls petit & fréquent, le regard fixe, quelquefois égaré, les yeux vifs, de travers. Il tombe dans des inquiétudes, & quelquefois dans le délire; il a la langue humide & tremblante, & il meurt en très-peu de temps. Lors même que ſa mort eſt retardée, elle n'en eſt pas moins aſſurée, il ſe forme par métaſtaſe une carie à la jambe au-deſſous du genou, il y vient des ulceres gangreneux, accompagnés de douleurs très-vives, qui ſont toujours ſuivis de la mort. Cette maladie differe très-peu de la fievre nautique dont *Huxham* donne la cure fort au long, *de aëre, & epidem. pag. 44.*

La miliaire des priſons & la miliaire nautique different de la quotidienne continue de Hongrie par l'éruption miliaire éryſipélateuſe dont elles ſont accompagnées. Il eſt difficile de fixer ces eſpeces, parce que le venin miliaire peut être combiné de pluſieurs façons avec celui du pourpre & du ſcorbut, & qu'on ne connoît point encore leur différence eſſentielle.

(H) *Miliaris purpurata; Miliaire pourprée*, appellée par les Allemands, *The goal fever*, par les Anglois, *Jail-diſtem-*

ers, par Huxham, *de aëre*, *pag.* 82. *Febris carcerum*, Ludwig. *Instit. n.* 150. Pringle, *Dissert. of the jail-distempers.*

C'est une fievre putride, contagieuse & pestilentielle, compliquée de l'abattement des forces, de l'oppression du diaphragme, de tremblement, de soubresauts des tendons, d'insomnies, de délire, de la noirceur & de la séchéresse de la langue, d'ulceres dans la gorge, de la puanteur de l'haleine. Le pouls vacille pour l'ordinaire, dès le commencement même de la maladie, dans les sujets les plus robustes; l'urine est pâle & sans force, souvent noirâtre & puante, elle n'a presque point de sédiment, ou bien il ressemble à du son éparpillé. Dans l'état de la fievre, il se fait une éruption de pétéchies noires, souvent de boutons ou de pustules livides accompagnées de sueurs huileuses & fétides. C'est un bon signe lorsque les pustules sont vermeilles dans le fort de la maladie, comme au contraire c'en est un très-mauvais, lorsqu'elles sont livides & noirâtres. Les pétéchies n'annoncent jamais rien de bon. Plusieurs sont attaqués vers la fin de la maladie d'une diarrhée, leurs déjections ſont noires & fétides ; il y en a qui dès le commencement de la maladie ont une phrénéſie, ou un varus, & lorſque ces derniers lâchent leurs excrémens ſans le ſentir, ils meurent infailliblement avant que le deuxieme jour ſoit expiré.

Cette maladie ne ſupporte preſque point la ſaignée. Le premier ſang que l'on tire eſt rouge & vermeil ; le ſecond eſt livide ou noir, & ne ſe fige point.

(I) *Miliaris Britannica ;* Journal *de Médec. Juillet 1759. pag. 57. Maladie contagieuſe qui regne en Bretagne, entre Breſt & Rennes, ſur-tout à Plenée depuis 1757*, par M. Moucet. *Fievre inflammatoire catarrhale & putride.* M. Moucet.

(K) *Miliaris puerperarum ; Eruption laiteuſe à la peau*, Puzos, Gottlieb Ludwigii, *Inſtit. Clinicæ, n. 244. Purpuræ puerperarum, ipſi dicta ; Miliaire des femmes en couche.*

La miliaire des femmes en couche & des autres ſujets eſt blanche ou rouge. Lorſque la blanche ſurvient le troiſieme ou le quatrieme jour après l'accouchement, & qu'elle eſt compliquée de délire, de chaleur & d'autres symptomes graves, elle est toujours funeste, lors sur-tout qu-elle est précédée de sueurs copieuses, qu'il y a inflammation de matrice & un sentiment de froideur dans le bas-ventre, & que les pétéchies se manifestent en même temps que la miliaire. Il y a quelque espérance pour la malade, lorsqu'elle rend par le vagin quantité de matiere fétide, & que la fievre diminue.

La miliaire est beaucoup plus bénigne dans les femmes en couche, lorsqu'elle est rouge, qu'elle survient le cinquieme, le septieme, ou le neuvieme jour, que les symptomes sont doux, & que les lochies prennent leur cours. *Voyez* sa cure chez Puzos, *Traité des accouchemens*, *pag.* 377. qui en distingue deux especes. Il prescrit dans la simple, qui est souvent occasionnée par les hardes dont on surcharge les femmes en couche, de légers diaphorétiques, par exemple, l'infusion de thé, de safran, d'armoise, de camomille, & l'huile d'amande douce.

(L) *Miliaire scorbutique*, Chr. Gottl. Ludwigii, *Instit. clinicæ*, *n.* 230. *Pourpre scorbutique* du même.

La miliaire scorbutique attaque, sur-tout en été, les ſujets dont le corps eſt rempli d'impuretés, ſouvent ſans aucune fievre. Elle ſuccede quelquefois à d'autres maladies légeres, par exemple, à la quotidienne continue catarrhale, & dans l'un & l'autre cas, elle eſt toujours chronique, & elle fatigue long-temps les malades. Elle eſt compliquée de puſtules rouges, qui rendent la peau rude, & qui cauſent des démangeaiſons inſupportables, lors ſur-tout qu'on s'échauffe. Cette eſpece n'eſt accompagnée d'aucune langueur, d'aucune anxiété, ni d'aucun autre ſymptome fâcheux.

Elle eſt cauſée par l'acrimonie de la lymphe, & celle-ci par l'uſage du ſel & des épiceries, par une vie ſédentaire, par les boiſſons chaudes, par le fréquent uſage du tabac, le défaut d'exercice & la conſtipation. Les boiſſons aqueuſes, les alimens doux, l'exercice en plein air, les frictions & les bains, procurent beaucoup de ſoulagement aux malades. Les tiſanes adouciſſantes faites avec la ſcorſonere, le china, le glouteron, produiſent auſſi un très-bon effet, après qu'on a purgé & ſaigné le malade, mais les alexipharmaques ne valent rien. On emploiera en été les eaux aigrelettes, & après que la maladie aura cessé, on fera prendre les bains froids au malade pour lui fortifier la peau. *Ludwig.*

Dans cette espece, l'urine qui est haute en couleur, se corrompt en peu de temps, & est couverte d'une croûte huileuse & saline, les malades ont des tranchées, & leurs déjections sont fétides. Le pouls dans cette fievre est plus rare & plus lent que dans l'état de santé. *Lind. de scorbuto.*

VI. *PURPURA*, *le Pourpre*; appellé par les Grecs *Porphyre*; par les Allemands, *Fievre pétéchiale*; *Pétéchies*, *Péticules*, *&c.* par d'autres.

C'est un genre de maladie inflammatoire, qui se manifeste par de petites taches à peu près rondes, semblables aux piqûres des puces, mais rouges, livides ou noires, sans tumeur & sans démangeaison, à quoi l'on peut ajouter la fievre quotidienne continue ou tierce double.

Ces taches different, 1°. des morsures des puces, qui peuvent faire illusion dans les fievres, en ce que celles-ci disparoissent lorsqu'on les presse, ce que le pourpre ne fait point; & de plus, on n'y apperçoit point la piqûre que font ces insectes; 2°. Elles different des taches scorbutiques, en ce que le scorbut ne cause aucune fievre, au lieu que le pourpre est compliqué d'une fievre aiguë; d'ailleurs les taches scorbutiques sont compliquées d'autres signes du scorbut, du *stomacace*, par exemple, qui n'ont pas lieu ici; 3°. La rougeole commence par une affection catarrhale; après l'éruption, la peau est rude & raboteuse, & il n'y a rien de tout cela dans le pourpre, si l'on en excepte celui qui régna à Vienne en 1758, dont *Hasenohrl* nous a donné la description. Ajoutez à cela que les taches de la rougeole sont d'une figure irréguliere, au lieu que celles du pourpre sont exactement rondes; 5°. Dans la fievre scarlatine, le tronc est couvert d'une rougeur uniforme, comme si l'on avoit répandu du vin rouge dessus; dans le pourpre, les taches sont livides, distinctes; les intervalles sont de même couleur que la peau; d'ailleurs elles ne causent aucune démangeaison, au lieu qu'elle est extrême dans la scarlatine.

Il est vrai que le pourpre accidentel, ou symptomatique se joint à la petite vérole, à la rougeole, à la miliaire maligne, à la peste vulgaire; mais il differe de tous ces exanthemes. Au reste, les pétéchies épargnent le visage, & infestent le tronc principalement.

1. *Purpura benigna* Chr. Gottl. Ludwigii, *Institut. Clinic. n.* 145. qui les appelle *pétéchies bénignes. Fievre pourprée.* Voyez *Forestus*, *observ.* 59. *lib.* 6.

Elle se manifeste par une fievre, qui, comme toutes les autres, commence par le frissonnement & le frisson, auquel succede la chaleur. Vers le quatrieme jour, il s'éleve sur le corps, particuliérement sur le tronc un petit nombre de taches, qui ne sont ni livides, ni noires, mais d'un rouge vermeil. Lorsque ces taches paroissent sur tout le corps après des signes de coction, elles sont critiques, & terminent la maladie.

Mais lorsqu'elles disparoissent, comme dans le cas de *Forestus*, elles causent d'autres maladies fâcheuses, par exemple, des coliques d'eſtomac cruelles, des douleurs d'entrailles, une dyſpnée. Rien n'eſt meilleur pour les faire reparoître, que de donner toutes les trois heures au malade une drachme de poudre bézoardique, avec un ſcrupule de nitre, & quatre grains de camphre.

2. *Purpura maligna; Fievre pourprée maligne; Fievre peſtilentielle* de Riviere pr. Méd. *Fievre pétéchiale* de Chr. Ludwigii, *n. 146.* Juncker, *tab. 72. Fievre pourprée* de Riviere, *c. 1. obſ. 21.* Sennert, *lib. 4. cap. 11. Febris peticularis* Raimond Fortis; *Tabardillo* en Eſpagnol; en Allemagne, *Fievre lenticulaire.*

Cette maladie, dit Riviere, *p. 326*, n'a qu'un ſeul ſymptome, qui eſt propre & particulier à la fievre peſtilentielle, & qui n'a pas lieu dans les autres fievres. Il s'éleve ſur tout le corps, principalement ſur les lombes, la poitrine & le dos, des taches rouges, qui reſſemblent pour l'ordinaire à des piqûres de puces, auxquelles les Italiens donnent le nom de péticules ou de pétéchies.

Riviere, *obſ. 18. centur. 2.* a vu un homme de quarante ans attaqué d'une fievre pourprée maligne, compliquée d'une ſoif intenſe, d'ardeur d'entrailles

& d'inquiétudes. Elle fut précédée d'un cholera morbus; il survint le troisieme jour une hémorrhagie abondante, le pouls étoit petit, les taches livides. Indépendamment des juleps cardiaques avec le cristal minéral qu'il prescrivit trois fois par jour à son malade, il lui ordonna une poudre composée de demionce de cristal minéral, & de demi-drachme de camphre, dont il prenoit le quart toutes les trois heures. Il se trouva mieux dès le premier jour; & ayant continué ces remedes, il guérit au bout de quelques jours.

Ce même Auteur, *observ. 21. centur. 1*, rapporte l'histoire d'une fievre pourprée rémittente, laquelle dura huit jours, dans laquelle on purgea le malade une fois, & on lui fit trois saignées. Son pouls étoit fréquent & inégal, & tout son corps couvert de taches rouges. Les urines étoient louables, quelque peu cuites, malgré les ventouses, la tisane de corne de cerf, l'huile de scorpion dont on l'oignit; il tomba dans le délire le onzieme jour. Il parut le seizieme autour du vésicatoire qu'on lui avoit appliqué sur le dos, quantité de pustules approchantes de celles de la petite vérole, qui s'étant ouvertes le lendemain, ſe deſſécherent; mais il s'éleva ſur la région antérieure de la poitrine, quantité de petits boutons tranſparents, remplis de ſéroſité, ou miliaires; la fievre ſe calma, le délire diminua; & le malade ayant été purgé le ſeizieme jour & le vingt-deuxieme, il récouvra la ſanté.

L'Auteur attribue ce ſuccès à la tiſane, ſur chaque verre de laquelle il mettoit une drachme de criſtal minéral, & dix gouttes d'eſprit de vitriol. Il employa auſſi un mélange compoſé de demi-drachme de criſtal minéral, d'un ſcrupule de bézoardique minéral, & de ſix grains de camphre.

Scholie. On doit bien ſe garder de confondre les pétéchies avec ces grandes taches violettes ou livides, qui s'élevent ſur la peau dans la peſte ſporadique, de même que dans l'épidémique. On leur donne le nom de *vibices*, lorſqu'elles reſſemblent à celles que laiſſent les coups de fouet. *Voyez* Riviere, *obſerv. 64. centur.* 2. où il donne le nom de peſte ſporadique à une fievre maligne, laquelle ſe termina vers le onzieme jour par une parotide.

Voyez l'hiſtoire de cette maladie

chez Fréderic Hoffmann, *de febribus petechialibus veris*, *cap. 11. n°. 3.*

3. *Purpura symptomatica*; les Pétéchies accidentelles, pourpre accidentel.

C'est celle qui survient dans les autres genres de maladies, qui ne les termine point, qui n'est point constante, & ne vient point dans l'accroissement. Les maladies auxquelles elle se joint ne sont point appellées pétéchiales, mais *pétéchizantes* par Juncker & *Nenter*, & telles sont toutes les fievres rémittentes, sur-tout les hémitritées & les tierces continues, toutes les phlegmasies exanthémateuses, comme la peste, la petite vérole, la rougeole maligne, la miliaire, dont les boutons & les pustules se mêlent entr'elles & avec le pourpre. Par exemple, dans *l'observ. 21. centur. 7.* de *Riviere*, les pustules varioliques & miliaires se mêlerent accidentellement à la fievre pourprée maligne; dans la peste de Marseille, les bubons étoient compliqués de pétéchies, de pustules, de charbons, de taches & d'autres élevures. On trouve dans Riviere *centur. 2. observ. 64.* l'Histoire d'une peste sporadique compliquée de pétéchies; & il me paroît qu'on doit appeller de ce nom toute maladie qui ſe termine par une parotide.

Ludwig prétend que la fievre pourprée maligne eſt contagieuſe ; mais j'ai peine à le croire, d'autant plus que pluſieurs Médecins célebres doutent que la peſte le ſoit, quoiqu'elle ſoit ordinairement compliquée du pourpre. Je ſuis cependant perſuadé qu'il y a dans ſon principe morbifique un venin multiplicatif ſubtil, halitueux, âcre & ſeptique. On peut rarement employer la ſaignée dans cette maladie à cauſe de la foibleſſedu pouls ; mais bien les émétiques & les cathartiques, & après eux les diaphorétiques doux, ſur-tout les antiſeptiques, tels que le camphre, la camomille, la ſerpentaire &c.

4. *Purpura verminoſa*, Hiſt. de l'Ac. des Sc. 1714. pag. 14. A.

Les malades rendoient une grande quantité de vers, lorſqu'ils étoient ſecourus promptement, & alors le pourpre paroiſſoit. L'épiderme tomboit à tous ceux qui en échappoient, les autres mouroient le troiſième jour ; les cadavres répandoient une ſi grande puanteur que ceux qui les enterroient, étoient souvent infectés de la contagion. Cette maladie fut épidémique aux environs de Toul en Lorraine. *Geoffroi.*

VII. *ERYSIPELAS*, Fievre érysipélateuse. *Febris erysipelatosa*, de Sydenham, *pag. 174. 655.* Frid. Hoffmann. *tom. 2. Rosa*, Sennert, &c. *Ignis sacer*, vulgairement *Feu Saint Antoine*, Mezeray, Hist. de France. *Erysipelas perniciosum*, Moron, *director.*

On désigne vulgairement cette maladie par le même nom que l'érysipele, quoique l'une soit une maladie grave, & l'autre une affection légere ; mais il paroît que l'on doit désigner des maladies différentes par des noms différens.

Elle se manifeste par une fievre aiguë & par une tumeur superficielle d'un rouge fort vif, accompagnée d'ardeur.

Elle differe des maladies exanthémateuses dont on a parlé ci-dessus, en ce que l'éruption ne consiste point en de petits points ou de petites taches pareil-les

les aux piqûres des puces, mais en de grandes taches larges comme le pouce & plus, dont la surface est enflée. Elle differe de l'érysipele par la fievre putride dont elle est souvent compliquée, au lieu qu'il n'y en a presque aucune dans celui-ci, du moins qui procede d'un principe externe. La fievre érysipélateuse de même que l'érysipele se terminent par la desquamation de la peau.

1. *Erysipelas rosa*, Sennerti *de febrib. lib. 2. cap. 15. Fievre érysipélateuse* de Sydenham *sect. 6. cap. 5.* Fievre érysipélateuse de Fr. Hoffmann. *tom. 2. chap. 13.* en Allemand, *das rothlauff*; *Erysipele.*

C'est une Phlegmasie compliquée d'une fievre synoque continue, & d'un érysipele dans quelque partie du corps, principalement au visage, suivant *Sennert.* On la définit une fievre continue occasionnée par la corruption & l'inflammation de la partie la plus ténue du sang, dont la nature se débarrasse en la poussant au dehors sous la forme d'une tumeur ou d'une tache rouge, large, qui gagne les parties les unes après les autres.

Elle commence par le frissonnement

& le frisson, & elle se manifeste à peu près dès le lendemain principalement vers la fin de l'été, tandis que l'on est en plein air. Il survient tout-à-coup une rougeur & une douleur violente dans quelque partie du corps, en Allemagne, dans les aines, sous les aisselles, dans les cuisses, laquelle est précédée d'une douleur dans les glandes axillaires ou inguinales, de sorte qu'on croit avoir la peste. En Angleterre & en France, cette tumeur vient au visage, elle est accompagnée d'une chaleur âcre & brûlante, d'une rougeur éclatante, de la tension & de l'élévation de la peau, elle est large, non circonscrite, & s'étend sur les parties voisines. La fievre redouble & est compliquée de chaleur, de soif, d'anxiété, & quelquefois en France, de la blancheur de la langue, & de la puanteur de l'haleine. Lorsque la maladie est violente, il s'éleve des phlyctenes sur la tumeur, remplies d'une eau jaunâtre, qui gagnent le front, les paupieres, le sommet de la tête, le cou, & lorsqu'on la traite mal, elle est suivie de la gangrene & du délire; la maladie se termine pour l'ordinaire au bout d'une semaine.

Une femme de ſoixante ans tomba au mois de Février dans une foibleſſe extrême & dans l'aſſoupiſſement, ſon pouls étoit petit, & ces accidens furent précédés du friſſon & du friſſonnement. Je lui donnai auſſitôt une potion cordiale, & la fis ſaigner du bras le lendemain. Le ſur-lendemain, je la purgeai avec deux verres de tiſane royale dans laquelle j'avois mis un peu de tartre ſtibié. Cette maladie eſt ſouvent précédée de nauſées, & rien n'eſt meilleur que l'émétique. Je la fis ſaigner une ſeconde fois vers le ſoir, & pour lors, je veux dire le troiſieme jour, il ſurvint une tumeur éryſipélateuſe au côté droit du viſage, laquelle parcourut peu à peu toute la tête, & ſur laquelle je n'appliquai aucun remede. La malade rendit par l'oreille une ſéroſité ſanguinolente, il s'éleva des bulles, qui creverent auſſitôt, le pouls devint plus grand & plus fréquent, je la fis ſaigner de nouveau, & lui fis prendre de deux jours l'un de la tiſane royale ſans tartre ſtibié. Sa langue, qui étoit ſeche & noire, s'humecta, elle fut entiérement nette le ſeptieme jour; la tumeur éryſipélateuſe, qui s'étoit formée sur les paupieres, & qui étoit blanche & élevée & qui les avoit abandonnées dans la suite, diminua, se dessécha, & l'épiderme se détacha par grandes écailles.

2. *Erysipelas typhodes ; Fievre maligne érysipélateuse.*

C'est une fievre maligne, typhode au commencement, & ensuite bilieuse, dont le paroxysme revient tous les jours, & augmente de deux jours l'un, laquelle est compliquée du délire & d'un abattement de forces considérable. Il survient le troisieme jour une tumeur érysipélateuse au visage, aux épaules, au cou ou au bras, & la fievre, qu'on avoit de la peine à distinguer les premiers jours, augmente & devient ardente.

Madame de Grasset, femme âgée de 30 ans, fut attaquée dans le mois de Fév. en sortant de l'Eglise, d'un frissonnement, d'un frisson & d'un mal de tête. Elle ne s'alita que trois jours après. Sa fievre étoit une tierce continue rémittente double, laquelle redoubloit avec le frisson, & étoit compliquée du délire dans le fort de la chaleur ; il lui vint le troisieme jour une tumeur érysipélateuse au visage, laquelle rentra parce qu'elle changea de lit, mais qui reparut sur les épaules, le cou & la poitrine, d'où elle se jeta sur le bras & sur la main droite. Elle fut saignée neuf fois; son sang étoit couvert d'une pellicule coriacée. Les jours qu'elle n'avoit point de paroxysme, on la purgea avec la tisane royale & le tartre stibié. S'étant mise en colere le dixieme jour, elle fut attaquée d'un accès violent, elle avoit horreur de l'eau, elle ne pouvoit supporter la lumiere, & elle pleuroit sans sujet. On la saigna du pied, on lui donna le lendemain une once de vin émétique pur, & l'érysipele, qui étoit rentré, reparut de nouveau sur le visage. Le délire diminua, mais il se formoit tous les matins sur sa main & sur son bras des tumeurs molles, blanches, qui n'étoient précédées ni de rougeur ni de douleur; elles rendoient du pus, & la plaie se fermoit aussi-tôt. Il se formoit le lendemain de nouveaux apostemes, que l'on ouvroit aussi-tôt. Enfin le trentieme jour, les paroxysmes l'ayant extrêmement affoiblie, elle mourut.

J'ai vu une pareille maladie à Nîmes

dans une femme de quarante ans, qui eût pendant trois ou quatre jours un pouls & un délire obscur, & que l'on soupçonnoit avoir un accès hystérique; mais dès la seconde saignée, il lui vint un érysipele sur le dos, & cette fievre, qui étoit une tierce continue, cessa au bout de 14 jours par le moyen des émétiques & des cathartiques.

Il y a des gens qui appliquent sur l'érysipele une compresse trempée dans parties égales d'eau & de vin tiede, ou dans une décoction de fleurs de sureau, mais le mieux est de n'y rien mettre.

3. *Erysipele causé par le poison*, année 1752.

Un Cordonnier d'un village appellé *Vias*, sa femme & ses deux enfans mangerent le 9 du mois d'Août, un foie de chien de mer fricassé que l'on avoit servi à table; son troisieme fils n'y toucha point, la fille en mangea très-peu. Au sortir de table, tous ceux qui en avoient mangé, furent saisis d'un profond sommeil accompagné de délire, qui les retint au lit pendant deux ou trois jours. Les voisins, ayant été avertis de cet accident, accoururent chez eux, & trouverent les malades attaqués d'un éryſipele univerſel, ſans chaleur pourtant, mais accompagné d'une démangeaiſon inſupportable, ce qui leur fit croire qu'ils étoient ivres. La femme s'étant levée la premiere, & s'étant frottée la peau, fut extrêmement ſurpriſe de voir que ſon épiderme ſe détachoit; le mari ne s'en débaraſſa qu'à force de s'allonger. Tout l'épiderme de la femme tomba au bout de ſix jours, celui du mari ne ſe détacha qu'au bout d'un mois. Me trouvant alors à Agde, où j'avois été appellé par une Dame de qualité, le Cordonnier & ſa femme me prierent de paſſer chez eux, & me remirent en arrivant de grands lambeaux d'épiderme. J'en arrachai moi-même un du talon du mari où il tenoit encore; la petite fille ne perdit qu'une partie du ſien, mais il lui vint un furoncle à la cuiſſe. Les pêcheurs ont coutume de jeter le foie de ce poiſſon; il ne paroît ſur nos côtes que dans le mois d'Août, & on l'appelle communément *chien de mer*. Son foie eſt composé de deux lobes d'un pied de long, plats comme une courroie, & tachetés de petits points jaunes.

Trois jeunes gens de Montpellier, qui avoient mangé d'une autre espece de poisson, furent attaqués d'un pareil érysipele, avec cette différence qu'ils ne l'eurent qu'au cou & au visage. On m'a assuré que la même chose est arrivée à Agde à des gens qui avoient mangé d'un autre poisson. Peut-être ce venin est-il occasionné par la viande corrompue que l'on attache aux hameçons pour les prendre. Werlhoff prétend que des personnes ont souvent été attaquées de cette maladie pour avoir mangé des moules.

4. *Erysipelas ambustio; Grande brûlure.*

La brûlure est une maladie très-dangereuse, lorsqu'elle affecte une grande partie du corps, sur-tout du visage, & qu'elle est causée par l'huile, l'eau, ou telle autre liqueur bouillante, par la chaux nouvellement délayée, par le feu, la poudre à canon. Il en résulte une douleur atroce, une fievre aiguë, une insomnie, & souvent même une prompte mort, ou bien un sphacele, des phlyctenes considérables &c.

Les femmes se servent pour la guérir d'un onguent composé avec de l'eau ſeconde de chaux & d'huile; mais le cérat de *Galien* eſt également bon pour calmer les douleurs, lorſque les parties ſont excoriées. Dans le cas où il n'y a point d'excoriation, il ſuffit de baſſiner continuellement la partie avec du vin & de l'eau tiede. Voyez *la cinquieme eſpece de gangrene & ſa curation.*

5. *Eryſipele peſtilentiel; Feu St. Antoine, feu ſacré;* les malades *ardens; ignis ſacer;* Mezeray, *Hiſt. de France, année* 1090. *Mal de ardens en* 1130. *ſous Louis VII.* Mezeray.

Il régna cette année dans les deux Lorraines une maladie épidémique, appellée feu ſacré, ou feu St. Antoine, qui fit beaucoup de ravage. On rencontroit à toutes les portes des Egliſes, & dans le milieu des places quantité de malheureux qui languiſſoient parmi les douleurs les plus cruelles, & auxquels la vie étoit devenue à charge. Les uns avoient les pieds mangés, les autres le viſage, les autres les mains par cette cruelle maladie. Je ne ſai ſi l'on doit regarder cette épidémie comme un éryſipele ou comme un charbon. *Sennert, Sydenham* & de nos jours *Fréderic Hoffmann* prétendent que c'étoit une fievre éryſipélateuſe. Ce dernier observe qu'il y a une fievre érysipélateuse, qui a beaucoup de rapport avec la peste; que toutes deux commencent par le frissonnement, la chaleur, le délire, l'abattement des forces, & des douleurs violentes dans le dos & dans la tête, qu'il se forme entre le troisieme & le quatrieme jour dans les glandes des aines ou des aisselles une matiere brûlante, qui dans le feu sacré, descend jusqu'aux pieds. Cette matiere forme un abcès dans les glandes, & cause une gangrene & un sphacele dans les extrémités, à quoi l'on peut ajouter que le malade court risque de la vie lorsque cette matiere vient à rentrer dans le corps. *Voyez* Frédéric Hoffmann, *de febre erysipelacea n°*. 2.

6. *Erysipelas symptomaticum*, Fred. Hoffmann, *de febre erysipelaceâ n°*. 4. *Fievre érysipélateuse symptomatique.*

L'anasarque, l'ascite, l'ictere blanc & noir sont souvent compliqués d'une fievre érysipélateuse accidentelle qui tue le malade en très-peu de temps.

Elle se trouve aussi compliquée avec les plaies des parties nerveuses, surtout du crâne, & avec les fractures des os, & dans ce cas le malade court risque de la vie.

7. *Fievre éryſipélateuſe de la Chine.* Du Halde, *Hiſt. de la Chine*, pag. 317. *Eryſipelas Chinenſe.*

Les ouvriers qui tirent le vernis de l'arbre appellé par Linnæus *rhus vernix*, & qui en reçoivent les exhalaiſons, ſont attaqués d'un éryſipele univerſel au bout d'un jour, qui leur défigure le viſage, leur fait enfler le corps, & les fait paroître lépreux. La peau s'ouvre de toutes parts, & rend beaucoup de ſéroſité, après quoi elle ſe ſeche, ſe détache & il en renaît une nouvelle.

Il faut pour guérir cette maladie un hydragogue violent, des bains d'une décoction de punaiſe de ſapin, d'écorce de châtaines, avec le nitre & la morelle grimpante de Malabar; on fomente les parties avec la même décoction, & l'on ſaupoudre les plaies avec la cendre de morelle.

8. *Eryſipelas Zoſter*, Plinii, *lib. 26. cap. 11. Zona*, Frid. Hoffmanni, *de febre eryſipel. n°. 6.* Ruſſelli, *de tabe glandulari, pag. 125*; en Anglois, *the Shingles, pag. 23. Zoſter*, Langii, *epiſt. pag. 110.*

Cette maladie infeſte le tronc du corps, tantôt la poitrine, tantôt les omoplates, tantôt les flancs & les côtes.

Souvent aussi elle vient plus bas, & forme comme une ceinture autour du corps ; & pour lors, au rapport de *Pline*, la perte du malade est infaillible. Il se forme quelquefois des vésicules jaunâtres, & plus souvent livides, qui tiennent de l'herpe, & qui ont la même qualité corrosive ; d'où vient que *Scribonius Largus* l'appelle *herpes*. Il n'est accompagné que d'une petite fievre ; mais lorsqu'on répercute les vésicules, il en résulte des symptomes très-fâcheux. *Voyez* l'histoire rapportée par *Roussel*, dans laquelle il survient une dyspnée considérable.

Il y a deux choses à observer dans la cure : 1°. il faut seconder la maturation des ulceres ; 2°. ne point purger le malade jusqu'à ce que l'éruption se soit évacuée par la peau ; & alors on doit purger le malade, ou avec le sel de Glauber, ou avec de l'eau de mer. *Frid. Hoffmann* traite fort au long de la cure de cette maladie, *f. 1. cap. 13. de febre erysipelaceâ*, & l'on peut voir ce qu'il en dit.

9. *Erysipelas contagiosum* ; Fievre érysipélateuse contagieuse, Deslandes, *Mém. de l'Acad. des Sciences de Paris*, 1716.

Cette maladie fut épidémique à Toulouſe, & à ce qu'on prétend contagieuſe en 1716. L'épiderme du viſage tomba à ceux qui en échapperent.

10. *Fievre éryſipélateuſe, cauſée par les guêpes.*

J'ai connu un Soldat chauve, qui fut tellement aſſailli d'un eſſaim d'abeilles, que ſa tête, ſon cou, ſes mains, s'enflerent, & furent affectés comme d'un éryſipele preſque univerſel, compliqué de rougeur, & d'une douleur ſi cruelle, qu'il s'en fallut peu qu'il ne perdît la vie. Les piqûres réitérées des guêpes produiſent auſſi le même effet, & dans un plus haut degré. Le meilleur remede qu'on puiſſe employer, ſuivant M. *de Réaumur*, eſt de baſſiner ſouvent la partie avec de l'eau froide, que l'on a ſoin de renouveller.

VIII. *Scarlatina*, la Fievre rouge; *Morbilli confluentes*, Morton, *de febr. ſcarlatinâ*, *pag. 28. cap. 5.* On l'appelle *ſcarlatine*, à cauſe que ſes taches ſont auſſi rouges que l'écarlate.

C'est une fievre inflammatoire exanthémateuse, accompagnée de taches rouges, plus nombreuses, plus larges, plus rouges, mais moins uniformes que celles de la rougeole, & qui s'écaillent de même en maniere de farine. Elles viennent sans aucun prélude catarrheux, & elles paroissent & disparoissent jusqu'à deux ou trois fois.

1. *Fievre scarlatine* de Sydenham, *cap 2. pag. 62 & 653. Rougeole confluente.*

Cette fievre regne pour l'ordinaire à la fin de l'été; elle attaque des familles entieres, & sur-tout les enfans, sans toux & sans larmoiement, en quoi elle differe de la rougeole. D'ailleurs, dans la rougeole il vient des placards sur le tronc, séparés par des intervalles blancs; au lieu que dans la scarlatine les taches sont aussi uniformes que si l'on avoit répandu du vin rouge sur la partie. Le quatrieme jour le visage s'enfle, les exanthemes se manifestent, & se dissipent au bout de trois ou quatre jours. Elle commence par le frissonnement & le frisson; l'angoisse est médiocre.

La cure est très-simple. Il faut s'abstenir de la ſaignée, des cathartiques, & à plus forte raiſon, des ſudorifiques & des cordiaux. Le malade ne doit point manger de la viande, ne point prendre l'air, & ne point ſe tenir au lit; & après que la deſquamation ſera faite, il prendra un léger cathartique. S'il ſurvient au commencement un coma ou des convulſions, ainſi qu'il arrive aux enfans, on appliquera ſur la nuque du malade un épipaſtique, on lui donnera tous les ſoirs un parégorique; & pour boiſſon, du lait cuit, avec trois fois la quantité d'eau.

2. *Scarlatina urticata; Fievre rouge prurigineuſe; Fievre ortiée, de* Meyzerey, *tom. 2. pag. 251. Maladie des armées; autre fievre éryſipélateuſe de* Sydenham, *pag. 174. cap. 6. Purpura urticata*, Juncker, *Tabul. 74. pag. 599.*

Elle commence par un ſentiment de froid, qui eſt ſuivi d'une chaleur modérée, de la ſoif, de la céphalalgie; il s'éleve enſuite ſur le viſage & les autres parties du corps des exanthemes, compliqués d'une grande démangeaiſon & d'un friſſonnement, qui rendent la peau raboteuſe, & qui groſſiſſent en peu de temps, auſſi bien que des boutons d'un rouge pâle, semblables aux piqûres d'ortie, auxquelles se joignent des pustules érysipélateuses, qui gagnent les parties voisines. La fievre, lorsqu'il y en a, est fort douce. Les exanthemes disparoissent, la fievre diminue; mais ils reviennent le soir avec la fievre, & ils sont accompagnées d'un prurit ardent & incommode. L'affection cesse au bout de trois ou quatre jours, & la peau se détache par petites écailles. *Voyez* la cure de cette maladie dans la *Médecine militaire* de M. de *Meyzerey*, *tom.* 2. *pag.* 251.

3. *Scarlatina pruriginosa*, 3ª. *eruptionis species*, Sydenham, *ibid. pag.* 176. *cap.* 6. Troisieme espece d'éruption, de *Sydenham*, *ibid. pag.* 176.

Elle est plus rare que la précédente, elle se manifeste le plus souvent sur la poitrine, & elle se fixe dans quelque endroit déterminé. Les taches ne dominent presque pas sur la peau, elles ne sont pas plus larges, & on ne s'en apperçoit que par le prurit qu'elles causent, & par les écailles jaunes qui se détachent. Lorsqu'elles paroissent, le malade se trouve bien; & c'est tout le contraire lorsqu'elles rentrent, son urine eſt rouge & trouble. On guérit cette derniere éruption de même que la ſcarlatine ortiée ; mais quelquefois elle ne cede qu'à l'uſage continué des eaux ferrugineuſes.

4. *Scarlatina intermittens ; Scarlatine intermittente*, Morton Pyret. *pag.* 33. 97. 98. P.

5. *Scarlatina variolodes, Journal de Méd. Juillet* 1763. *pag.* 275. B.

Cette maladie parut à la ſuite d'une épidémie de petite vérole ; elle commençoit, ainſi que la petite vérole, par la fievre, le délire, les nauſées, le vomiſſement, l'hémorrhagie, la toux ; le tronc devenoit enſuite auſſi rouge qu'une écreviſſe cuite ; la maladie diſparoiſſoit au bout de trois jours, mais la rougéur du tronc duroit quelquefois plus long-temps.

On guérit cette maladie par la ſaignée, par une boiſſon abondante, par des cardiaques très-légers, & par des purgations réitérées pluſieurs fois pendant la convaleſcence. Elle régna à Paris dans le printemps de l'année 1712, & dans le mois d'Août de l'année 1763 ; les puſtules rouges, dont l'éruption ſe faiſoit avant le quatrieme jour, reſſembloient à celles de la petite vérole ; de sorte que plusieurs Médecins y furent trompés. Mais ces pustules suppuroient plutôt que celles de la petite vérole ; elles se desséchoient ensuite, sans laisser ni croûtes ni taches rouges.

6. *Scarlatine compliquée d'angine ; Scarlatina anginosa, ann.* 1765. A.

Cette espece regne actuellement à Montpellier sur les enfans ; ses symptomes sont une rougeur intense, répandue sur tout le tronc ; l'enrouement de la voix, accompagné d'une angine ulcéreuse, & quelquefois gangreneuse ; c'est une pareille angine qui, sans être accompagnée d'aucune rougeur du tronc, fit périr il y a deux ans un grand nombre d'enfans.

Cure. Après avoir fait vomir & purger le malade, on détergera les ulceres du gosier avec une décoction d'orge miellée, à laquelle on ajoutera un peu d'acide marin ; & lorsque la fievre sera diminuée, on emploiera pour les dessécher, une lessive de chaux vive, dans laquelle on délayera un peu de miel ; mais tous ces remedes sont le plus souvent inutiles, & l'enfant meurt, à moins que l'angine soit pure & simple, & le malade docile à prendre les remedes; cette maladie paroît contagieuse, ainsi que l'esquinancie maligne qui régna il y a plus de deux ans.

IX. *ESSERA; Porcelaine.*

C'est une maladie inflammatoire, qui pour l'ordinaire n'est accompagnée d'aucune fievre, & que l'on peut mettre au rang des vices & des maladies. Elle se manifeste par des taches rouges de la largeur d'un pouce sur diverses parties du corps, qui disparoissent au bout d'un jour ou deux, & reviennent ensuite.

Elles different de celles du pourpre ortié, en ce qu'elles sont plus larges, & ne causent ni démangeaison ni douleur; elles sont accompagnées d'une très-petite fievre. Ces taches ont peu de relief, & exigent rarement la saignée; souvent elles disparoissent au bout de quatre jours, pourvu qu'on observe un régime modéré, qu'on se garantisse du froid, & qu'on s'abstienne du vin & de la viande. J'ai vu une porcelaine dont les taches avoient plus d'un pouce de diametre; elles étoient d'abord d'un rouge fort vif, elles blanchissoient ensuite, l'épiderme se détachoit de la peau de la largeur d'un écu, sans aucun fluide entre-deux, après quoi elle se desséchoit & tomboit par petits lambeaux. On ne connoît point exactement les caracteres de ces especes.

X. *APHTA*; les Aphtes, Chancres; *Algola*, des Arabes; *Bresegue*, des Languedociens; *Pemphingodes*, Galen. *Finit. Medic. Vésicules des gencives*, Sennert, *de aphtis*; *Pustules de la bouche*, Haly Abbas; *petits ulceres de la bouche*, Felix Plater.

C'est, suivant la définition qu'en donne Galien, une fievre dont la chaleur excite dans la bouche des pustules, appellées par les Grecs *phlyctides*, phlyctenes.

Son caractere n'est donc autre chose qu'une éruption de phlyctenes dans l'intérieur de la bouche. Ces phlyctenes sont de petits boutons ronds d'une demi-ligne de diametre, qui viennent au palais, & très-douloureux, percés à leur ſommet, & qui ſont tous d'une même couleur ſur la langue. L'épiderme venant à s'enlever, ces petits ulceres gagnent les parties voiſines, deviennent extrêmement douloureux, empêchent la déglutition & la ſuccion, & la maſtication dans les adultes. Souvent ils ne ſont accompagnés d'aucune fievre, ou bien elle eſt médiocre, à moins que les aphtes ne ſoient compliqués de la petite vérole, de la tierce continue, &c. Leur couleur varie, ils ſont pour l'ordinaire blancs dans le milieu, rouges tout autour; j'en ai vu ſur la langue qui étoient de la même couleur que cette partie. Dans les aphtes malins, les boutons ſont bruns, jaunes, noirs, livides. Les enfans y ſont beaucoup plus ſujets que les adultes.

Il y a deux états à conſidérer dans les boutons. D'abord, ils ne conſiſtent qu'en une petite tumeur comme un grain de millet, dont la pointe eſt percée. Cette véſicule ne renferme aucune matiere, mais elle eſt blanche, parce qu'elle n'eſt point adhérente aux parties de deſſous, comme il arrive dans les brûlures de l'épiderme. Ces ulceres font des progrès, sur-tout dans les aphtes véroliques, mercuriels, &c. & forment ce qu'on appelle communément un *chancre*, dont le fond est blanc & sordide.

Cette efflorescence paroît être causée par un ichor alcalescent, halitueux, corrosif, amassé dans les glandes miliaires de la bouche, lequel venant à ronger la pointe de la vésicule, forme un petit ulcere qui cause des douleurs aiguës, toutes les fois qu'on boit ou qu'on mange. Les remedes généraux qu'on peut employer pour les guérir, sont les spécifiques antialcalins, tels que les acides; savoir, le sel de soufre, l'alun, le vitriol de Chypre, &c. ou les édulcorans, tels que l'huile de rave, le beurre, la racine de guimauve, les remedes qui purifient le sang, les cathartiques, &c.

1. *Aphta lactucimen*, de Manget, *Bibliothec. Med.* Pr. Mauriceau, *lib.* 3. *cap.* 34. *Aphtes des enfans, élevure blanche de la bouche, sans fievre.*

On donne à cette espece l'épithete de *lactucimen*, parce qu'elle est familiere aux enfans à la mamelle, qu'on la croit occasionnée par un lait corrompu, & parce que cette efflorescence vient au fond de la bouche en forme de boutons blancs.

Les nourrices soupçonnent que les enfans en sont attaqués, lorsqu'ils refusent de teter, ou qu'ils ne peuvent le faire, qu'ils sont inquiets, qu'ils ne dorment point, & qu'ils ont la fievre. En mettant leur mammelon dans la bouche de l'enfant, elles y sentent une grande chaleur; & alors leur ouvrant la bouche, elles découvrent des boutons blancs d'une demi-ligne de diametre cohérens entre eux au palais, au-dedans des joues, & dans plusieurs autres endroits de la bouche.

Ils se forment dans les adultes au haut, & sur le devant du palais, ils le rendent blanc & raboteux, ils causent une douleur âcre, & rendent la mastication très-difficile. Les parois & la pointe de la langue sont percés de quantité de petits trous, qui, sans changer sa couleur, la rendent extrêmement douloureuse.

Cure. Le moyen le plus sûr pour guérir les aphtes, est de procurer aux enfans une nourrice dont le lait ait les qualités requises, ou d'adoucir le sang de celle qu'ils ont par un régime convenable, la purgation, les bouillons rafraîchissans, la tisane de riz, les bains, &c. ou de gargariser fréquemment la bouche de l'enfant avec une décoction composée de trois onces d'orge, de miel rosat & de syrop de mûre, de chacun une once, que l'on mêle & dont on fait un gargarisme. Après l'avoir purgé, on lui donnera une poudre absorbante, par exemple, dix grains de corail en poudre dans une cuillerée de lait. On peut le purger avec une once de manne, & huit grains de rhapontic, ou de deux jours l'un, avec le syrop de chicorée composé.

Si l'érosion des boutons augmente, & résiste aux remedes, on les touchera avec le collyre de Lanfranc parfaitement délayé par le moyen d'un pinceau, mais avec beaucoup de précaution; on lavera ensuite la bouche, & lui inclinant la tête, on lui fera cracher ce qui peut y être resté. Les adultes ont un petit nombre de boutons, ou ils en ont beaucoup. Dans le premier cas, il suffit de les toucher avec un petit morceau de vitriol bleu, ou de les brûler avec la pointe

pointe d'un pinceau trempé dans de l'esprit de soufre ou de sel, ce qui excite une salivation abondante. Si les boutons sont en grand nombre, comme je l'ai observé dans l'épidémie de 1759, il faut purger & saigner le malade, le faire gargariser avec du vinaigre, de l'eau d'orge & du miel, & lui prescrire un régime humectant & rafraîchissant. On leur touche les boutons avec de l'huile de rave & du sucre, ou bien avec du miel & quelque peu d'alun. Les Allemands trempent un morceau de linge rude dans de l'eau où l'on a éteint un fer rouge, ils y mettent du sucre & du safran, & s'en servent pour déterger les aphtes.

2. *Aphtes fébriles; Aphtes des adultes*, Sennert, *lib. 2. pag. 1. cap. 18.*

Cette maladie est familiere aux enfans & aux adultes, & accompagnée de fievre, d'inflammation de la bouche, & de petits ulceres blancs, qui s'étendent quelquefois jusqu'à l'œsophage. Cette espece est inflammatoire; & lorsque ces boutons se forment dans l'intérieur de l'œsophage, de l'estomac, &c. il en résulte des squinancies, des vomissemens, des dyssenteries de très-mauvaise qualité. Lorsqu'ils viennent dans la bouche, ils occasionnent des insomnies, la difficulté d'avaler, le ptyalisme, la maigreur, la foiblesse, & quelquefois même la mort.

Le fils de L. Riviere âgé de quatre ans fut attaqué d'une fluxion violente autour de la langue & du gosier, compliquée de petits ulceres blanchâtres douloureux, & d'une inflammation violente. Il ne pouvoit ni manger ni teter, il ne faisoit que pleurer jour & nuit, il ne dormoit point, il étoit maigre & exténué; il avoit un flux de ventre copieux, & rendoit de la bile porracée. On lui donna du miel rosat avec quelques gouttes d'esprit de vitriol, qui ne produisirent aucun effet, quoique ce remede soit extrêmement salutaire. On lui appliqua un vésicatoire sur le dos qui lui fit beaucoup de bien, mais les douleurs & les cris continuerent. Il rendoit par la bouche une humeur âcre & séreuse; à la fin on vint à bout de le calmer par le moyen des narcotiques, on le purgea ensuite, & il guérit. *Riviere, observ. 43. cent. 2. & observ. 35. cap. 3.*

Il faut commencer la cure dans les

adultes par la saignée & la purgation.

3. *Aphtes malins*; en Grec, *Aphtai cacoethes*, Paul. Æginet. *lib.* 1. *cap.* 10.

Les aphtes accidentels dans les fievres malignes, qui sont livides, noirs, gangreneux, compliqués de tierce continue, ou de telle autre fievre maligne, annoncent, suivant *Avicenne*, une mort prochaine. Suivant *Sydenham*, *p.* 309. ils n'annoncent rien de mieux dans la dyssenterie.

Les aphtes qui surviennent dans la fievre miliaire, se dissipent par l'usage des cathartiques, & des remedes propres à tempérer l'effervescence du sang. On emploie ensuite le quinquina & un gargarisme préparé avec le suc de pommes sauvages & le syrop de ronce. Voyez *Sydenham*, *p.* 323. L'illustre *de Haen* croit que ces aphtes ne sont autre chose que des pustules miliaires, dont l'éruption se fait dans l'intérieur du corps.

4. *Aphta syphilica*, *ulcuscula venerea oris*, Astruc; en François, *Chancres vénériens de la bouche*, Mauriceau, maladie des femmes, *art.* 34.

Ces aphtes sont de deux especes. Les uns sont spontanés & produits par un virus vénérien invétéré, ou s'ils sont récens, ils sont causés par un commerce impur, & ils viennent aux personnes saines aussi-bien qu'aux vérolées, ensuite des frictions ou de l'usage trop fréquent des remedes mercuriels.

Les *aphtes véroliques* sont des exulcérations superficielles, couvertes d'une mucosité blanche ou grisâtre, qui affectent souvent le palais, la luette & ses colonnes, & l'intérieur du gosier, & qui gagnent les parties les unes après les autres. Ils sont accompagnés de la puanteur de l'haleine, d'un ptyalisme incommode, & s'ils durent long-temps, de l'érosion & de la carie du vomer & des os voisins.

Les aphtes mercuriels sont de petits ulcères douloureux, sordides, fétides, qui viennent principalement sur les parois & la base de la langue, sur la surface interne des joues, à l'extrémité du conduit du sténon. Ils sont causés par les frictions mercurielles trop fortes, par l'usage réitéré du mercure doux, & ils sont compliqués de douleurs, de la puanteur de l'haleine, du ptyalisme, de l'enflure de la langue, d'esquinancie, de la difficulté d'ouvrir la bouche, de ſa conſtriction, d'où vient que les malades ſont appellés *bridés*.

5. *Ulceres ſcorbutiques de la bouche.* J'ai vu un pourpre ſcorbutique compliqué d'une hémorragie opiniâtre du nez & des gencives, de la puanteur de l'haleine, de fievre, & quelques jours après l'attaque, de taches d'un rouge noirâtre, circulaires ou ovales d'une ligne de diametre, répandues ſur toute la peau, d'un ptyaliſme ſanguinolent, & de phlyctenes dans la bouche. Le ſcorbut malin eſt compliqué d'ulceres aux gencives, de ptyaliſme, de phlyctenes ulcérés, qui conſtituent les vrais aphtes ſcorbutiques.

Rien n'eſt meilleur que de les toucher avec l'huile de vitriol pur, l'eau de Rebel, &c.

ORDRE SECOND.

PHLEGMASIES MEMBRANEUSES.

Maladies inflammatoires des visceres membraneux, comme des meninges, de la plevre, de l'estomac, des intestins, de la vessie, &c.

CES maladies se manifestent par le frissonnement & le frisson, lorsqu'elles procedent d'un principe interne. Viennent ensuite la chaleur, la lassitude, l'abattement des forces, la fievre, & les symptomes propres au viscere affecté; ces symptomes augmentent, perséverent dans l'état, avec une fievre souvent continue, rémittente dans quelques-uns, & alors les autres symptomes augmentent dans le paroxysme, le pouls devient plus fréquent, l'artere plus pleine, ou plus tendue, la douleur plus vive, la chaleur plus grande. Lorsque la maladie se termine par résolution, il survient des sueurs, des diarrhées, des crachemens dans les maladies de la poitrine. Si les parties affectées viennent à suppuration, la fievre devient hectique, lente, chronique; elle est suivie de sueurs colliquatives, du tabes, de la phthisie, de la cachexie, de l'ascite, & d'autres maladies chroniques de la derniere classe.

Le sang tiré dans la palette, pourvu qu'il soit sorti de plein jet, après y avoir resté quelque temps, se couvre d'une pellicule blanche, dense, spécifiquement plus légere, appellée *coëne*, & le sang *coëné*, & par *Sydenham*, pleurétique. Les Anciens regardoient cette *coëne* comme un signe de putréfaction, le peuple la prend pour du pus. M. *Quesnay* la regarde comme un signe, ou comme un effet de la suppuration; mais quoique le pus ordinaire soit plus disposé à se corrompre que la *coëne*, il est plus pesant que le sang, au lieu que la *coëne* est plus légere. Plus la fievre est pure, l'accès violent & la douleur intense, plus la *coëne* est forte & épaisse. Lorsque la phlegmasie est maligne, le malade cacochyme, & la maladie, comme on dit, un symptome d'une fievre rémittente, typhode, ou exanthémateuse maligne, la *coëne* est plongée dans une sérosité jaune, lorsqu'il y en a, & le sang est beaucoup plus fluide.

M. *Haller* prétend que les membranes n'ont point de sentiment; mais l'expérience & les essais qu'on a fait sur des animaux vivans, prouvent que lorsqu'elles sont enflammées, elles sont extrêmement douloureuses. Les douleurs sont beaucoup plus violentes dans cet ordre que dans le suivant, où il n'y a que les visceres parenchymateux, tels que le cerveau, les poumons d'affectés. Les Anciens appellent les especes de cette classe légitimes ou vraies, lorsqu'elles sont occasionnées par un sang pur. Ils appellent bilieuses, pituiteuses, bâtardes, celles qui proviennent d'un sang cacochyme.

XI. *PHRENITIS*, Phrénésie; *Phrénitiasis*, Castelli Lexicon; Transport au cerveau; *Sirsen*, des Arabes.

La phrénésie est un genre d'inflammation, compliquée d'une fievre aiguë & d'un délire perpétuel; elle commence pour l'ordinaire par un mal de tête violent, & on la définit communément, *une aliénation d'eſprit continuelle, avec fievre aiguë*, J. R. Fortis.

Elle differe de la paraphrénéſie, en ce que dès les premiers jours de la maladie, on connoît à la violence de la fievre & à la céphalalgie, que les méninges ſont enflammées; de l'inflammation du cerveau, par les inſomnies & les douleurs qui l'accompagnent, au lieu que dans celle-ci le malade eſt affecté d'un délire ſoporeux.

La phrénéſie, la paraphrénéſie, & l'inflammation du cerveau different de l'aliénation d'eſprit, par la fievre dont elles ſont accompagnées.

Le délire dont elles ſont compliquées n'eſt autre choſe qu'une inſomnie occaſionnée par la pulſation & l'engorgement des vaiſſeaux du cerveau, d'où vient que l'ame eſt plutôt frappée des idées déterminées par l'état intérieur du cerveau, que par celles qui ont rapport aux circonſtances externes, comme il arrive dans les ſonges. Lorſque l'ame a connoiſſance des forces dont jouit le phrénétique, le délire eſt furieux; car l'audace est produite par la connoissance que l'on a de ses forces.

Il n'est pas étonnant que l'ame dans ce songe morbifique, veille aux fonctions vitales, vu qu'il arrive tous les jours que nous agissons, que nous mangeons sans y faire attention, & ce qui est encore plus extraordinaire, que nous prions comme des vrais automates.

1. *Phrénésie-vraie* de Boerhaave, *aphor.* 771. *Essentielle* de Raim. Fortis; *Phrénésie idiopathique* de Juncker, *tab.* 62.

Cette espece, qui est plus rare que les autres, consiste dans une vraie inflammation des meninges, & elle est compliquée tout à la fois du délire & de la fievre, au lieu que dans la paraphrénésie, le délire ne vient que dans le cours de la fievre. De là vient que dans celle-ci le délire est féroce & continuel, parce que le cerveau ou ses meninges sont principalement affectés, & qu'elle est compliquée d'une fievre aigue continue, ou, comme dit *Willis*, de la folie & de la fievre synoque.

Elle est précédée d'une chaleur & d'une douleur inflammatoire de tête, de la rougeur du viſage & des yeux, d'un ſommeil inquiet, d'un léger égarement d'eſprit, d'inſomnie, de colere, d'audace, d'oubli, & elle attaque les jeunes gens chauds, bilieux, qui boivent des liqueurs fortes, qui s'expoſent ſouvent au ſoleil, & qui voyagent en été.

Elle eſt compliquée de la dureté, de la fréquence & de la vîteſſe du pouls, d'idées extravagantes, d'où vient que le malade ne garde plus d'ordre dans ſes déſirs & dans ſes actions ; de l'altération de la voix, d'un air audacieux, de diſcours téméraires, de férocité, d'inquiétude, d'un ſommeil agité, d'un regard féroce & égaré, d'un ſaignement de nez. Elle cauſe la mort le troiſieme ou le quatrieme jour, & celle-ci eſt précédée d'un profond aſſoupiſſement & de convulſions. Lorſqu'on ouvre les cadavres, on trouve la pie-mere enflammée.

On la guérit par des ſaignées copieuſes & réitérées du bras, du pied & du cou, & dans le cas où le pouls eſt foible, par l'application des ſangſues aux tempes. Rien n'eſt meilleur encore que de raſer la tête au malade, & de lui donner des émulſions acides ou nitreuses, des laxatifs eccoprotiques, des lavemens & des narcotiques.

Phrénésies accidentelles.

Rien ne prouve mieux les variations dont est susceptible la cure de la phrénésie, suivant le caractere de la maladie essentielle dont elle dépend, que les observations que *Sydenham* a faites sur les diverses especes de phrénésies; & l'on ne peut mieux faire dans la pratique que de suivre l'avis du Docteur *Van Swieten*, qui est d'avoir égard dans la cure de ces especes au génie de la maladie essentielle, dont la phrénésie dépend. Dans ces maladies, le délire ne vient pour l'ordinaire que dans le cours de la fievre, au lieu que dans la vraie phrénésie, il se manifeste dès le commencement.

2. *Phrenitis synochi pleuriticæ; Phrenesis* Sydenhami, *pag.* 142. *Phrénésie dans la fievre continue* des années 1673, 74, 75 de Sydenham, *pag.* 136. Hippocrat. *aphor.* 12. *sect.* 7.

Cette fievre imite le génie de la pleurésie épidémique, & on l'appelle fievre continue pleurétique, quoiqu'elle ne ſoit accompagnée d'aucune douleur de côté. Elle commence par une douleur de tête & de dos aſſez cruelle, par une ſtupeur & une douleur tenſive des articles & des membres, & même de tout le corps, qui tient du rhumatiſme. La langue eſt blanchâtre, le malade a de la diſpoſition à ſuer, il eſt médiocrement altéré, & ſon urine eſt la même que dans l'état de ſanté. La fievre duroit juſqu'au quatorzieme jour, & rarement juſqu'au vingtieme, & aucuns de ceux qui l'avoient ne tomboient dans un carus fébrile, mais quelques-uns avoient une phrénéſie très-différente de la vraie. Le délire n'avoit rien de violent, & ne tenoit en rien du tranſport & de la fureur dans laquelle tombent ceux qui ont une vraie phrénéſie ou la petite vérole. Le malade s'endormoit tout-à-coup par intervalles, il ronfloit même profondément, & ce ſymptome étoit moins aigu & de plus longue durée. La même choſe arrivoit ſouvent aux enfans, ſur-tout aux adultes, lors ſurtout qu'on leur avoit fait obſerver un régime chaud. Mais lorſque le malade tomboit dans le délire ſans être aſſoupi,

& qu'il étoit hors de lui-même, pour lors ce symptome devenoit plus violent, il ne lui donnoit aucun relâche, & l'emportoit au bout de quelques jours. *Sydenham* ne trouva pas de remede plus efficace que l'esprit de vitriol dont il mettoit quelques gouttes dans de la petite biere, dont le malade faisoit sa boisson ordinaire, après l'avoir préalablement saigné, & lui avoir donné un ou deux lavemens. Ce remede lui rendoit le sommeil dans peu de jours, appaisoit le symptome, & le guérissoit, ce que nulle autre méthode n'avoit pu faire.

3. *Phrénésie miliaire. Voyez* Frédéric Hoffmann, *observat.* 3. & 5. *pag.* 131. *Phrenesis novæ febri superveniens* Sydenham, *Schedula monitoria*, *pag.* 517.

Cette maladie, à laquelle *Sydenham* donne le nom de nouvelle fievre, est une espece de miliaire, qui, suivant M. *Méad*, attaque la tête préférablement à toute autre partie, & qu'on ne peut guérir qu'avec beaucoup de peine, & sans mettre la vie du malade en danger. On prévient cette phrénésie & l'éruption dont elle est compliquée, par un régime tempérant, &

en faisant lever le malade autant que ses forces le permettent, ou du moins en le faisant tenir sur son séant, & en diminuant le nombre des couvertures. Lorsqu'une fois cette phrénésie commence, elle dure long-temps, & il y a du danger à pousser la saignée ou la purgation au-delà des bornes prescrites dans la miliaire. Rien n'est meilleur que de raser la tête du malade; son cerveau se refroidit, la phrénésie & la cataphore dont elle est suivie se dissipent.

4. *Phrénésie de la fievre continue sanguine; Phrénésie symptomatique; Fievre continue* des années 1661, 62, 63, &c. de Sydenham, *pag.* 40.

Lorsque cette fievre attaque des jeunes gens vigoureux & d'un tempérament chaud, & qui usent d'un régime de même nature, elle est suivie d'une phrénésie ou de quelque chose d'approchant. Le malade ne dort point, il crie souvent, il extravague, il s'emporte, il a le regard farouche, il boit avidement ce qu'on lui présente, il a une suppression d'urine.

Lorsque cela arrive, il faut saigner copieusement le malade, & lui donner des lavemens & des remedes rafraîchissans, jusqu'à ce que la phrénésie ait continué quelque temps, & alors il ne sera pas difficile de le délivrer de la fievre & de la phrénésie, à l'aide d'un narcotique, qu'il n'est pas sûr de donner dans le commencement, ni dans l'accroissement de la maladie, de peur qu'il ne retarde les secrétions, ou qu'il ne soit inutile, & même nuisible, ainsi que l'expérience nous l'apprend. Il vaut mieux le donner dans le déclin, par exemple, le douzieme ou quatorzieme jour de la fievre, surtout lorsqu'on peut le purger auparavant. Ce narcotique consiste dans seize gouttes de laudanum liquide, ou dans le syrop de meconium avec celui de limon ou d'œillet, indépendamment d'un frontal composé d'un linge trempé dans l'eau rose qu'on lui applique sur le front.

5. *Phrénésie variolique* de Sydenham; *Variolæ Reg.* anni 1669. *pag. 83 & 96, & 398.*

La trop grande fermentation du sang occasionne tous les jours la phrénésie dans les petites véroles discretes & confluentes, ce qui donne lieu de croire que cet accident eſt cauſé par la chaleur du régime ; c'eſt pourquoi il eſt bon de prévenir ce ſymptome par des lavemens, par la ſaignée & en diminuant les couvertures. Mais il faut aller bride en main avec la ſaignée, & on ne peut même l'employer avec ſureté après l'éruption de la petite vérole diſcrete, que dans le cas où le viſage ne s'enfle point, que les puſtules ſont en grand nombre, & que le ſang eſt dans une fermentation qui ne ſouffre point de délai, juſqu'à ce qu'on l'ait réduit à une température raiſonnable avec des parégoriques & autres remedes propres à produire cet effet. Le viſage doit s'enfler le huitieme jour après l'attaque, & enſuite les mains ; il ſe déſenfle le onzieme jour. Dans le cas où la chaleur du régime retarde l'éruption, & que la phrénéſie & le délire ſurviennent, Sydenham ordonne, 1°. que le malade quitte le lit, & qu'il n'y rentre que le ſoir, juſqu'à ce que le ſixieme jour ſoit expiré ; 2°. qu'on lui donne une forte doſe de ſyrop de meconium, & ſi elle n'opere point au bout d'une heure, qu'on lui en donne une ſeconde, & ainſi de ſuite, & qu'après que la violence du mal aura diminué, on ne lui en donne que demi-once tous les soirs, si l'enfant est âgé de dix ans. *Sydenham*, *dissert. epistol. pag.* 398.

6. *Phrenitis morbillosa*, Morton, *de febre scarlatinâ*, *hist.* 1. 5. & 6. Hoffmann, *t.* 2. *de phrenitide.*

La rougeole, & qui plus est, les taches de la fievre scarlatine, que *Morton* regarde comme une rougeole confluente, sont compliquées du délire & d'une fievre aigue avant l'éruption, & dans ce cas, *Morton* veut qu'on saigne le malade, qu'on lui applique un épipastique sur la nuque, & qu'on lui donne des cordiaux bézoardiques pour chasser le venin prétendu auquel il attribue la maladie, en quoi il s'éloigne beaucoup de la méthode de *Sydenham*.

7. *Phrénésie vermineuse*, Sennert; en François *le vercoquin*. Jean *Bauhin* parle dans ses observations d'une jeune fille de *Cette* qui eut une fievre vermineuse compliquée de phrénésie.

Les Maréchaux prétendent qu'il s'engendre dans le cerveau des chevaux un ver qui les rend furieux, & ils donnent à cette maladie le nom de *vercoquin* ou *versequin*, à ce que dit Furetiere dans son Dictionnaire. *Paracelse, lib. 2. paramiri, n. 2.* confirme l'existence de cette maladie, & prétend que la phrénésie est occasionnée par un ver qui perce les deux meninges.

8. *Phrénésie causée par la plica*, Fred. Hoffmann, *de febre phrenetica, num. 4.* Stabel *de plicâ, hist. 2.*

Cette maladie est fort commune en Pologne; elle attaque ceux qui coupent leur plique à contre-temps, & qui empêchent par là son virus de s'évacuer. Cette phrénésie cesse dès que la plique revient.

9. *Phrénésie aphrodisiaque*, Dan. Wincler, chez Manget, *Bibliothecâ Med. pr.*

Un jeune homme amoureux tomba dans une fievre compliquée d'un délire violent, dans lequel il s'imaginoit être tantôt Empereur, & tantôt fils de Dieu, il levoit des troupes, il livroit des combats, dans lesquels il étoit tantôt vainqueur & tantôt vaincu. Revenu à lui-même, il montroit les marques des coups qu'il disoit que les voleurs lui avoient donnés. Il demanda à prendre les bains, on lui accorda sa demande, & il recouvra peu à peu la santé.

10. *Phrenitis apyreta*, Theodor. Col-

lado, *adverʃ. lib. 1. cap. 20. Phrénéʃie ʃans fievre.*

Cette phrénéſie n'étoit accompagnée d'aucune fievre, quoique l'inflammation affectât le cerveau & les meninges. Cet Auteur aſſure avoir vu quelques malades qui avoient tous les ſymptomes de la phrénéſie, à l'exception de la fievre; & qu'ayant ouvert le cadavre d'un, il trouva le cerveau & les meninges enflammées; mais peut-être ces phrénétiques avoient-ils une fievre continue maligne, qui ne cauſe aucune altération dans le pouls.

11. *Phrenitis calentura*, Abrégé des Tranſact. Philoſoph. par Olivier, *vol. 4. Maladie épidémique*, 1482. Mezeray, *Hiʃtoire de France ʃous Louis XI.* En François, *Calenture*, Encyclopédie, *lettre* C. *Pringle*, maladie des armées, *t. 1. pag.* 269.

Elle jette ſur le champ les malades dans un délire phrénétique, & elle eſt familiere à ceux qui voyagent dans les pays chauds, ou qui navigent ſous la ligne équinoxiale. Cette phrénéſie ſurvient principalement la nuit, lorſque les écoutilles ſont fermées, elle eſt cauſée par la chaleur qui regne dans le vaiſſeau, & pluſieurs de ceux qui en ſont attaqués, ſe précipitent dans la mer à l'inſu de leurs camarades.

Un matelot âgé de trente ans, grand, maigre, fut attaqué d'une *calenture* ſi violente, que quatre hommes avoient peine à le tenir. Il avoit le regard farouche & égaré, & le pouls ſi agité, qu'on diſtinguoit à peine ſes battemens; ſon corps étoit en feu, il vouloit ſe lever à toute force. On le ſaigna du bras, du front & de la jugulaire, mais le ſang avoit peine à ſortir, & s'arrêta après qu'on lui en eut tiré quelques onces; mais il étoit vermeil. Cependant la fievre diminua, la phrénéſie ſe calma, ſon regard devint plus naturel, ſon pouls plus diſtinct. On lui tira plus de cinquante onces de ſang, après quoi il coula avec plus de facilité. On lui ordonna le diacodium qui calma ſon ſommeil, & il en fut quitte pour la laſſitude & une grande foibleſſe.

Le Docteur *Shaw* preſcrit dans pareil cas, 1°. la ſaignée; 2°. l'émétique dix heures après; 3°. un épipaſtique ſur la nuque; 4°. la ſaignée, & vers le ſoir un parégorique. Après que la maladie eſt calmée, on purge le malade de deux jours l'un, jusqu'à trois fois. *Mezeray, Histoire de France*, parle d'une calenture épidémique, dans laquelle les malades mouroient comme enragés.

12. *Phrenitis indica*, Bontius, *de Medicinâ Indorum.*

Elle consiste dans une fievre putride continue, compliquée d'un délire phrénétique perpétuel, que l'on attribue à l'odeur du bois de santal qui vient d'être coupé, & qui cause la tierce continue appellée *mimosa*, dont on a parlé. Elle est familiere aux habitans de Tymor.

13. *Phrénésie causée par la douleur.*

Les douleurs violentes, telles que celles que cause l'inflammation interne des oreilles, occasionnent la phrénésie, suivant l'observation d'*Hippocrate.* Les douleurs d'oreilles, dit-il dans les pronostics, qui sont compliquées d'une fievre violente & continue, sont très-difficiles à appaiser, & exposent les malades au délire & à la mort. Les enfans en meurent le septieme jour, & même plutôt; ceux qui sont plus âgés meurent plus tard, & ils sont moins sujets à la fievre & au délire.

Van Swieten dit que la douleur que

cause le panaris du périoste ou du tendon, est suivie de l'inflammation de la main & du bras, d'une fievre aiguë & du délire. Ne voit-on pas des gens que le mal de dent jette dans le délire, dans la fievre & dans la phrénésie ?

14. *Phrénésie par le tarantisme*, Baglivi, *diss. hist. 6.*

Un homme qui danse pendant trois jours consécutifs, qui pousse des soupirs qui inspirent la terreur, qui se couvre de feuilles de roseau & de vigne, a certainement une fievre aiguë & le délire, lors sur-tout qu'il se jette sur ceux qui sont habillés d'une couleur qui lui déplaît, ou qu'il donne d'autres signes d'égaremens & de fureur. Tel est le cas de la plupart de ceux qui sont mordus par la tarantule, à ce qu'on dit; peut être cette phrénésie a-t-elle un autre principe, & c'est le sentiment de l'illustre *Serao*, *Secrétaire de l'Académie de Naples.*

15. *Phrénésie hydrophobique.*

Plusieurs hydrophobes que la vue de l'eau, de l'air, d'un miroir, jette dans la fureur, ont assez de prudence pour avertir les assistans de s'éloigner d'eux, se laissant lier, ainsi que j'en ai été témoin, & n'ont point de fievre. Il conste cependant par les observations que j'ai rapportées dans ma Dissertation sur la rage, que quelques-uns ont eu une fievre violente les deux ou trois derniers jours de leur vie, qu'ils sont tombés dans un délire furieux, & dans une vraie phrénésie.

16. *Phrenitis inanitorum* de Mézerey, *maladies des armées*, *t. 2. art. 249. Phrénésie causée par l'inanition.* A.

Il survient souvent, à la suite de la fievre de Hongrie & d'autres maladies aigues, un délire phrénétique à ceux qui sont épuisés par une longue diete & par des évacuations trop copieuses; leur pouls est mou & foible, leur chaleur naturelle, leur langue nette; point de mauvais goût à la bouche, point d'odeur extraordinaire dans leurs excrémens.

Cette espece de phrénésie étant l'effet de l'inanition, on doit s'abstenir des saignées, des purgatifs, & même des lavemens; il faut au contraire rétablir les forces avec des crêmes de riz, d'orge, avec des soupes assaisonnées de sel & de noix muscade, comme on fait dans l'état de santé; l'usage modéré du vin

vin ou de la biere eſt très-utile ; lorſque la convaleſcence eſt bien affermie, on purge le malade avec un purgatif doux ; les forces & la raiſon ſe rétabliſſent inſenſiblement par ces ſecours, comme l'obſerve *Sydenham*. Cette maladie eſt plutôt une eſpece d'aliénation d'eſprit, (paraphroſyne), que de phrénéſie proprement dite ; le peuple attribue la phrénéſie au vuide du cerveau, & prétend en conſéquence qu'il faut donner de la nourriture au malade.

XII. *Paraphrenesis*, *Paraphroſyne*, Menjot, *Diſſert. Paraphrenetis*, Boerhaavii, *Aph.* 907. *Paraphrénéſie. Fievre maligne cérébrale*, de Meyſerey, *tom.* 2. *n°.* 232.

Elle differe de la phrénéſie par une douleur obſcure de côté, qui eſt la même que ſi le diaphragme étoit ſerré fortement avec une bande, ou par une forte oppreſſion de poitrine, & le crachement de ſang, qui annoncent une pleuréſie ou une péripneumonie cachée, compliquée du délire.

Les Modernes ont pris jusqu'à présent ce nom dans différens sens. Les uns veulent qu'elle differe de la phrénésie, lors, disent-ils, que le délire est accidentel, & que la maladie essentielle est une péripneumonie, une inflammation du foie, & même une tierce ou une fievre continue. Mais si l'on déduit les genres des maladies des causes ou des principes cachés, il n'y aura plus de certitude dans la Nosologie; car tel symptome qu'un Médecin regardera comme essentiel, passera pour accidentel auprès d'un autre, suivant la théorie qu'il aura adoptée, & d'ailleurs il n'est pas moins essentiel, quoiqu'il ne survienne que dans le cours de la maladie, comme l'éruption dans les maladies exanthémateuses. D'ailleurs, le plus ou le moins de violence des symptomes, du délire, par exemple, ne doit point mettre de différence entre les genres, quoique quelques-uns se fondent là-dessus lorsqu'ils distinguent la phrénésie de la paraphrénésie. Il vaut mieux déduire les genres des maladies des différens symptomes, pourvu qu'ils soient constans, & qu'ils ne varient point.

1. *Paraphrénésie diaphragmatique. Voy.* Boerhaave, *Paraphrénésie*, §. 907. Haen, *t. 1. c. 7.* Huxham de aëre, *l. 2. p. 118.*

C'est celle que l'on croit être occasionnée par l'inflammation primitive du diaphragme ou de la plevre qui le revêt. *Boerhaave* dit que cette maladie est plus fréquente qu'on ne le croit ordinairement, que le malade en est attaqué sans qu'on le sache, qu'on la néglige, ou qu'on la traite sur le pied d'une autre.

Mais toute inflammation du diaphragme ne cause pas toujours une paraphrénésie, comme cela conste par l'ouverture des cadavres, & par les plaies du diaphragme. Il faut de plus un engorgement inflammatoire ou fébrile du cerveau & des meninges, ou, comme on dit, un transport de la matiere morbifique au cerveau, pour qu'il y ait délire; car le siege de l'ame n'est point, comme Platon l'a cru, dans la région du diaphragme; d'où vient que ceux qui admettoient cette hypothese, attribuoient le délire à son inflammation.

On la discerne par une fievre extrêmement aiguë & continue, & par une douleur inflammatoire du diaphragme, laquelle est intolérable, à cause des membranes nerveuses de cette partie. Cette douleur augmente considérablement pendant l'inspiration, la toux, l'éternuement, la réplétion de l'estomac, la nausée, le vomissement & la compression de l'abdomen, lors de l'évacuation des gros excrémens & de l'urine. Par une suite nécessaire, cette maladie est accompagnée d'orthopnée, d'une respiration foible, précipitée & gênée, qui n'est formée que par le thorax, l'abdomen n'y concourant point, d'un délire perpétuel, d'une révulsion des hypocondres en dedans & en enhaut, du ris sardonien, de convulsions de fureur, &c. *Voyez* chez de *Haen* l'ouverture du cadavre.

Voyez dans *Boerhaave*, la cure & le pronostic de cette maladie.

2. *Paraphrénésie pleurétique.*

C'est une fievre maligne accompagnée d'une douleur obscure de côté & du délire. Nous avons plusieurs histoires de cette maladie, laquelle est quelquefois devenue épidémique. Voici comment en parle *Vandermonde* dans son *Journal de Médecine, année 1758 Mai, pag. 95.*

Il a régné cette année à Lille en Flandre une eſpece de fievre putride, qui a été abſolument maligne. Elle a commencé par des ſymptomes d'une pleuro-péripneumonie, & de la paraphrénéſie, les malades étoient ſi abattus, qu'ils ne pouvoient reſter couchés que ſur le dos. Ils avoient le viſage jaune, livide, enflé, la peau ſeche, ſans être brûlante, la langue noirâtre, ſale, ſeche auſſi-bien que les dents. Ils ſe plaignoient d'une douleur obſcure poignante dans le côté droit, d'une grande oppreſſion de la poitrine & de l'épigaſtre, d'une douleur autour des lombes, qui étoit la même que ſi on les eût ſerré avec une ceinture; leur urine étoit ſupprimée ou en petite quantité, & ce ſymptome a long-temps réſiſté aux lavemens & aux potions nitreuſes. Nul météoriſme, peu ou point d'expectoration, que lorſque quelques crachats cuits annonçoient la ſanté; ils rendoient des vers morts.

Une jeune payſane, qui avoit un éryſipele, fut attaquée le neuvieme jour de cette maladie. Sa mort fut précédée de ſoubreſauts de tendons, de convulſions, du ris ſardonien, du hoquet, du râlement.

M. *Boucher* guérit un jeune homme par le moyen de quatre saignées, & avec un apozeme composé avec la casse, le tamarin, le nitre & quelques grains de tartre stibié, qui le firent aller copieusement par haut & par bas. Il lui donna ensuite une potion absorbante composée avec la confection d'hyacinthe & les gouttes minérales anodines d'*Hoffmann*, & ensuite une infusion aqueuse de quinquina, de serpentaire de Virginie, de rhue, de scordium, à laquelle il joignit un éclegme, dans lequel il fit entrer le kermès minéral, & quelque peu d'oxymel scillitique.

J'ai vu dans le mois de Mars 1756, quelques hommes très robustes qui moururent le troisieme jour de cette maladie avec des sueurs copieuses & dans des convulsions violentes. Elle commença par une douleur poignante de côté, avec un pouls mollet & fréquent. Après les avoir fait saigner trois fois je leur prescrivis trois onces de manne, & un grain de tartre stibié qui leur fit vomir le second jour de la maladie quantité de bile, & leur procura une évacuation copieuse par le bas. Ils ne sentoient aucune tension dans le bas ventre, leur respiration étoit peu gênée. La nuit d'après le paroxysme revint avec une douleur de côté. Le troisieme jour après la quatrieme saignée, ils se leverent, s'habillerent, prétendirent être guéris, & ne sentant point leur respiration gênée, ils vaquerent à leurs affaires, de maniere que personne n'eût cru qu'ils avoient été malades la veille. Nulle fréquence de pouls, point de toux, la langue parfaitement nette. J'avertis les parents de mettre ordre à leurs affaires, & d'appeller un Confesseur; car *Hippocrate* nous avertit *que lorsque la douleur de côté qui accompagne la pleurésie vient à cesser tout-à-coup sans qu'on en voie la cause, le malade tombe dans le délire, & meurt au bout de douze heures.* Ceux qui croyoient se bien porter le matin, tomberent le troisieme jour vers le soir dans un délire phrénétique si violent, que quatre crocheteurs avoient de la peine à les contenir dans leur lit, & ils moururent au bout de quelques heures dans des convulsions violentes.

J'observai en 1758 dans d'autres sujets une paraphrénésie différente de la premiere, parce que la fievre n'étoit point rémittente, mais continue. Elle commença à l'ordinaire par le frisson, la chaleur & une douleur poignante de côté. Je commençai par les saigner, après quoi je les purgeai avec la manne, & le tartre stibié, je réitérai la saignée.

Le malade tomba dans le délire le troisieme jour, il se leva du lit, il n'avoit ni toux, ni douleur, ni dyspnée, car dans le délire, la respiration devient rare ; le pouls étoit à peu près le même que dans l'état de santé, le sang étoit couvert d'une petite pellicule coriacée. Le délire diminua après la sixieme saignée à l'aide d'une seconde purgation; la douleur, la dyspnée revinrent, les crachats étoient sanguinolents; le délire étant revenu, ces symptomes cesserent. Le sixieme jour le malade eut des sueurs, son pouls devint petit, intermittent, convulsif; il se mit à arracher le duvet de sa couverture, il lui prit des soubresauts de tendons, & il mourut.

Je ne vois pas en quoi cette maladie differe de la pleurésie maligne avec délire.

3. *Paraphrénésie hépatique.* Voyez Blaise *observ. Med. 2. pag. 6.*

C'est celle qui est causée par une inflammation dans la partie convexe du foie, & dans ce cas, la maladie ressemble si fort à la pleurésie, qu'on traite souvent l'inflammation du foie comme la pleurésie. Cette maladie est accompagnée d'une toux seche, & quelquefois sanguinolente, d'une fievre aiguë, de la tension, de la chaleur & de l'inflammation du diaphragme. Si le malade a de la disposition au délire, comme cela arrive aux femmes, aux gens d'étude & d'affaires, aux esprits vifs & qui ont du penchant pour la poésie, il en résulte cette espece, dont la cure est la même que celle de la diaphragmatique.

XIII. *Pleuritis*, *Pleurésie*, *Point de côté*, appellé par les Italiens, *Mal di punta*; *Pleuresis*, Gordonii, Lil. Medic. *Fievre pneumonique*, de Fred. Hoffmann, *cap. 6. Phlegmona membranæ costas succingentis.* P. Alpini, *Med. method. lib. 7. cap. 11. Morbus costalis*, Verna, *de pleuritide. Passio pleuritica*,

Cœlii Aureliani, *lib. 2. cap. 13. Telum*, Sereni Sammon. *Plevra furens*, Helmontii. *Fievre pleurétique*, de Frederic Hoffmann. Elle eſt appellée Pleuréſie, de *Plevra*, la plevre; parce que la plupart ſont accompagnées de douleurs de côté. *Peripneumo-pleuritis*, Triller, *de Pleuritide*, *pag. 12.*

C'eſt une maladie inflammatoire, ou une fievre aiguë continue, ſouvent ſynoque, accompagnée d'une douleur aiguë de poitrine, d'une reſpiration fréquente, difficile, de la dureté du pouls, de la toux, ou d'efforts pour touſſer. On peut encore la définir un concours de quatre ſymptomes, de la fievre aiguë, de la dyſpnée, d'une douleur ſouvent latérale dans la poitrine, & d'une toux incommode. Ces ſymptomes varient ſuivant les diverſes eſpeces de la maladie & dans les différens ſtades de chaque eſpece.

Au commencement, le froid, le friſſonnement, la laſſitude, enſuite la chaleur, l'impuiſſance & l'envie de touſſer, l'inſpiration courte, parce que la douleur la gêne, & fréquente.

Dans la vigueur, le pouls véhément, tendu, fréquent, le ſang de la palette *coëneux*, la toux quelquefois ſanguinolente, la ſueur, la rougeur des joues, augmentation de la chaleur.

Dans le déclin, des ſueurs fréquentes & ſalutaires, le pouls mollet, l'expuition aiſée, abondante, la toux moins fréquente, moins difficile, la douleur de côté moins violente, la reſpiration moins gênée.

Pendant le ſommeil, nulle douleur par intervalles, point de toux, la fievre & la dyſpnée ſont les mêmes quant à la fréquence.

Elle differe de la péripneumonie en ce que le pouls eſt dur & tendu, qu'on ne ſent aucune peſanteur dans le milieu de la poitrine, que les crachats ſont plus rarement ſanguinolents.

Elle differe de la douleur de poitrine par la fievre aiguë & inflammatoire dont elle eſt accompagnée, en ce que le ſang eſt couvert d'une coëne, ce qui n'arrive point dans la douleur de poitrine; à quoi l'on peut ajouter que souvent dans la pleurésie la douleur ne varie point lorsqu'on presse ou qu'on palpe la partie, qu'elle ne diminue ni n'augmente, ce qui arrive souvent dans la douleur de poitrine.

Elle est causée par les efforts que fait la nature pour détruire l'engorgement inflammatoire de la plevre ou costale ou pulmonaire, à l'aide de la toux, de la fievre, de la fréquence de la respiration: la pleurésie n'a pas toujours lieu, quoique la plevre soit enflammée; *Morgagni Epist. XVI.* 31. &c. a observé des vestiges de l'inflammation de la plevre dans les cadavres de quelques sujets qui n'avoient éprouvé aucune douleur de côté. Le *Sepulchretum* de *Bonnet* rapporte plusieurs observations semblables. Son principe morbifique est un engorgement inflammatoire de la plevre, qui peut être suivi d'une stase gangreneuse, d'où vient que la nature, d'ailleurs irritée par la douleur, fait souvent tous les efforts dont elle est capable, pour détruire cet engorgement.

Le moyen de détruire l'engorgement est 1°. d'atténuer le sang épaissi qui obstrue les vaisseaux capillaires, à quoi contribue l'augmentation de la chaleur;

2°. de dilater les vaisseaux pour donner passage à la matiere inhérente ; 3°. à atténuer mécaniquement le sang coagulé par son séjour, à quoi contribuent la pulsation des vaiseaux, la toux, la dyspnée. La toux sert encore à procurer l'expectoration du sang superflu, & la fréquence de la respiration, à rafraîchir le sang & à accélérer son cours. Les principes proégumenes sont un sang visqueux & bouillant, tel que celui des porte-faix, des adultes ; la mauvaise conformation de la poitrine, les tubercules des poumons. Les principes procatartiques, le froid que l'on prend en s'exposant au froid pendant que le corps est échauffé, sur-tout en s'exposant à un vent coulis, en buvant à la glace; la colere, le criaillement, des efforts violens, les principes de la fievre synoque, par exemple, l'ivresse.

Nombre. La pleurésie & la péripneumonie ensemble composent souvent la dixieme partie des maladies qu'on traite dans les Hôpitaux. Par exemple, il y eut à l'Hôpital de Nîmes pendant les mois de Juin & de Juillet 1757, parmi 567 malades, 53 pleurétiques ou péripneumoniques, quoique ces maladies soient plus fréquentes dans le printemps que dans l'été. Il seroit à souhaiter que les Médecins observassent de même le nombre respectif des autres maladies.

P. Servius ayant ouvert à Rome trois cents pleurétiques, découvrit des vestiges d'une inflammation de la plevre pulmonaire, ou des vaisseaux capillaires qui rempent sur la surface des poumons, & ce qui prouve qu'elle à lieu, c'est l'expectoration de sang, de pus, la fievre aiguë, & la dyspnée dont cette maladie est ordinairement compliquée.

L'Ill. Zeviani a observé que les pleurésies humides, c'est-à-dire celles qui sont accompagnées de crachement de sang, ont principalement leurs sieges dans le poumon; d'où il conclut, que c'est un mal, si la toux de seche qu'elle étoit les premiers jours, devient ensuite sanguinolente, c'est une preuve que l'inflammation qui n'attaquoit d'abord que les muscles intercostaux s'est jetée sur les poumons contigus; ce qui arrive le plus souvent, lorsque ceux-ci ont contracté adhérence avec la plevre. La péripneumonie primitive est ordinairement mortelle le quatrieme jour ; au lieu que celle qui ſurvient vers le troiſieme jour à une pleuréſie exempte de crachement de ſang, ſe guérit beaucoup plus ſouvent, ſuivant les obſervations de cet Auteur. De 70 pleurétiques, il y en eut 35 environ attaqués d'une pleuréſie ſeche, & tous échapperent à la faveur d'une criſe qui ſe fit par la voie des urines ou des ſueurs; de ces 70 pleurétiques, il y en eut 66 qui ſe plaignirent de douleur au côté droit ; il périt là moitié de ceux dont la pleuréſie ſe changea en péripneumonie, le crachement de ſang étant ſurvenu dans le cours de la maladie ; & parmi ceux qui en ſont morts, il y en avoit autant qui ſe plaignoient de douleur au côté droit, que de ceux qui la reſſentoient au côté gauche.

Quoique le poumon paroiſſe très-ſouvent engorgé dans les cadavres de ceux qui ſont morts de pleuréſie, il n'en eſt pas moins certain qu'il y a un très-grand nombre de vraies pleuréſies, qui n'affectent le poumon en aucune maniere ; mais, comme ces ſortes de pleuréſies ſont rarement mortelles, les ouvertures des cadavres ſont auſſi fort rares ; & lorsque la pleurésie se change en péripneumonie, cet accident est occasionné par l'adhérence du poumon avec la plevre costale, laquelle adhérence, suivant *Diemerbroeck*, est familiere à la troisieme partie des hommes. Il suit de tout ce qu'on vient de dire, que *Servius* & quelques autres Médecins après lui, se sont trompés, en croyant que presque toutes les pleurésies avoient leur siege dans le poumon.

1. *Pleurésie vraie* Boerhaave, *aphor. 878*. *Sanguine* Hippocraté. *Flammosa* Triller. pag. 149. *La punta* en Italien, *Pura* Baglivi, Sydenhami, pag. 163.

La vraie pleurésie, qui suivant *Zeviani*, n'affecte que les muscles intercostaux ; & la plevre qui les recouvre, se termine rarement par les crachats ; qui sont en petit nombre, & très-peu sanguinolents : cette pleurésie, lorsqu'elle est seche, est beaucoup moins dangereuse, que lorsqu'elle est humide ; elle se termine le plus souvent par un écoulement critique d'urines. On découvre souvent, dans les cadavres de ceux qui en meurent, des abcès situés entre la plevre & les muscles intercostaux. La vraie pleurésie est simple, ou putride ou maligne.

(A). La pleurésie simple est une maladie purement inflammatoire, qui ne doit point son origine à la fievre continue, mais qui, sans aucun signe de saburres, commence par une douleur de côté. Le pouls est dur & tendu, on sent une douleur dans les côtes vraies, & non point dans les fausses; le malade est attaqué au commencement d'une toux seche, laborieuse, il se plaint de ne pouvoir tousser, il n'y a point de redoublement dans le frisson, la douleur ne diminue ni n'augmente par la pression, le sang est couvert d'une coëne blanche, épaisse & dense, au lieu que dans la douleur de poitrine rhumatique, la coëne est épaisse, mais molle & tremblante.

Cette espece est très-fréquente dans l'hiver & dans le printems : elle n'attaque point les enfans, les vieillards & les cachectiques y sont rarement sujets, ou s'ils l'ont, elle est bénigne. Elle est familiere aux adultes, aux personnes qui font beaucoup d'exercice, aux gens de la compagne, & plus ils sont robustes, plus elle est dangereuse. Lorsqu'on a soin d'y remédier avant le troisieme jour par la saignée & des potions délayantes, il y a peu de gens qui en meurent.

Les cathartiques & les émétiques sont dangereux dans cette espece, & ce n'est qu'après que la violence de la maladie a diminué, qu'on peut employer les minoratifs légers. Lorsqu'on traite des adultes, il faut les saigner de l'un & de l'autre bras toutes les quatre heures le premier jour, deux ou trois fois le second, & leur donner une décoction de chicorée, & une infusion de capillaire, & de fleurs de coquelicot, y ajoutant le suc de bourache, si les crachats sont visqueux, le blanc de baleine dissous dans de l'huile d'amande douce, & le soir une petite dose de syrop anodin. On peut voir ce qui concerne la cure de cette maladie dans *Sydenham*, pag. 163.

La vraie pleurésie est fréquente en hiver.

(B). La vraie pleurésie maligne est celle qui, paroissant tout-à-coup suspendue ou appaisée par un délire subit, fait mourir promptement le malade; elle a beaucoup de rapport avec la pleurésie pestilentielle, de même qu'avec l'érysipélateuse & la vermineuse; elle eſt cependant moins mortelle que la premiere, & n'eſt pas toujours épidémique. Le premier jour, douleur violente du côté gauche, pouls dur & fréquent; le malade tient le lit, ſa langue eſt ſale & couverte d'une mucoſité blanchâtre; on la ſaigne deux ou trois fois ce jour-là, & le lendemain matin on lui fait prendre de la manne avec quelques grains de tartre ſtibié, ce qui procure au malade une évacuation extrêmement abondante par le haut & par le bas; le même jour le malade ſe leve, il s'habille, il promene, il dit qu'il ſe porte bien; point de fievre, point de toux ni de difficulté de reſpirer; mais le délire ſe cache ſous une apparence trompeuſe de ſanté, & d'obſcur qu'il étoit le ſecond jour, il ſe change, le troiſieme, en délire phrénétique accompagné d'un pouls fréquent & petit; & le malade meurt ce même jour.

2. *Pleuritis pulmonis* Zeviani, *de parapleuritide; Pleuroperipneumonia, pleuropéripneumonie.*

Cette eſpece commence par les ſymptomes de la pleuréſie, & ſe change en péripneumonie dans le cours de la maladie; la douleur, de pongitive qu'elle étoit, devient gravative, la dyspnée, l'oppression augmentent, le malade crache le sang &c. cette maladie fut épidémique à Castres en 1765. pendant six mois de suite, à peine en échappoit-il un sur trente; elle commençoit par le frissonnement, la lassitude, & un mal de tête violent; il survenoit ensuite une fievre aiguë, un pouls dur, une douleur vague ou fixe dans l'enceinte de la poitrine, des crachats sanguinolents, une difficulté de respirer accompagnée de toux & de rougeur du visage; la douleur de côté ou du dos se changeoit le troisieme jour en gravative, & le malade mouroit le quatrieme; la sueur étoit mortelle les premiers jours, de même que la diarrhée qui survenoit vers le quatrieme jour. Le sang, dans cette maladie, étoit coëneux & abondant en sérosité de couleur jaune; la plevre parut, dans les cadavres, gangrenée, les poumons adhérens à cette membrane, remplis de pus jaunâtre, ou couverts d'une matiere gélatineuse blanchâtre, ou gangrenés. Les urines étoient rouges dans cette maladie, les crachats séreux & sanguinolens, la respiration accompagnée de ſifflement, la chaleur conſidérable dans la poitrine; la douleur ſe faiſoit ſentir aux vraies côtes, à l'omoplate, à la partie antérieure & inférieure du thorax; la langue étoit ſeche, blanche ou jaune.

Outre les remedes généraux & ordinaires, cette maladie indiquoit un léger émétique, & l'uſage de cathartiques doux avec la manne repétés de deux jours l'un; on devoit nourrir le malade avec des bouillons fort ſucculens, car c'étoit la diſette du froment & la mauvaiſe nourriture qui avoient donné lieu à cette épidémie; on lui faiſoit prendre, toutes les quatre heures, une cuillerée d'une potion préparée avec quatre onces d'huile d'amandes, ſix grains de camphre, & 15 grains de nitre; on lui donnoit pour boiſſon, une infuſion de camomille, de la limonade cuite, une décoction de quinquina qu'on émulſionnoit; on appliquoit ſur le côté où la douleur ſe faiſoit ſentir, des véſicatoires qui ont eu un très-heureux ſuccès, comme l'a obſervé *l'Ill. François Raymond Médecin de Marſeille.*

3. Pleuréſie dorſale, Hippocrate *de affectib.* Verna *cap. 8.* Balloni *de pleurit. dorſali.*

Le malade ſent dans le dos une douleur ſourde comme ſi on lui avoit donné des coups de bâton, il ſoupire, il crache peu; le troiſieme ou le quatrieme jour il rend par la verge une ſanie ſanguinolente; la douleur s'étend juſqu'à l'épine du dos; ceux qui tiennent la tête droite, reſpirent plus difficilement que lorſqu'ils la penchent ſur la poitrine; ils ont la toux & une fievre aiguë, ils meurent le cinquieme jour, & au plus tard le ſeptieme.

L'inflammation a ſon ſiege dans la partie poſtérieure du médiaſtin. Cette eſpece eſt ſi rare, que de deux cents pleuréſies, à peine y en a-t-il une dorſale. *Verna* fait mention de ces trois variétés d'après *Hippocrate*. Voyez Verna *pag. 76 & 77.*

4. *Pleuréſie du médiaſtin*, Freind *Hiſtoire de la Médecine* ſur Avenzoar, Verna *cap. 9.* Salius *curat. morbor. partic. pag. 225. Actes de l'Acad. de Bologne. tom. 2. pag. 188.*

On ſent une douleur au milieu du ſternum qui n'eſt ni trop intenſe, ni trop aiguë, mais comme gravative, & qui s'étend vers le cartilage xiphoïde. L'inflammation affecte la partie antérieure du médiaſtin, & ſe communique au péricarde.

Cette maladie eſt accompagnée d'une fievre aiguë, d'anxiété, de ſoif; la reſpiration eſt fréquente & précipitée, on ſent une grande ardeur dans le thorax, la douleur ne regne que dans le ſternum, & elle ſe fait moins ſentir dans l'inſpiration, que l'angoiſſe & la contraction. La toux eſt continuelle, le pouls dur, la reſpiration moins gênée que dans la péripneumonie.

Lorſque cette pleuréſie vient à ſuppuration, *Columbus* & *Barbette* ſont d'avis que l'on perce le ſternum.

Voyez Rondelet, *lib. de morbis per ſymptomata diſtinguendis*, *cap.* 10. Hildanus, *cent.* 1. 43.

Avenzoar fut attaqué de cette maladie en voyage, il ſe fit ouvrir l'artere du fondement, & tirer une livre de ſang. *Trombell*, Médecin de Boulogne, en mourut en peu de temps. Il avoit eu autrefois une dartre qu'il avoit répercutée. Il lui ſurvint une douleur dans la partie antérieure de la poitrine, qui répondoit juſqu'au cou & à l'oreille droite. Il fut ſaigné deux fois, & on lui appliqua des fomentations. *Trombell* rendit par la bouche des matieres noirâtres, il lui ſurvint une petite fievre, & il mourut en dormant. On lui trouva du ſang noir dans le médiaſtin; cette membrane étoit épaiſſe de trois doigts & livide, & le lobe gauche du poumon engorgé de ſang.

5. *Pleuréſie du Péricarde*, Zacutus Luſitanus *prax. adm. obſ. 138*. Verna *p. 77*. Freind *Hiſt. de la Médec. pag. 108*. Le Cat, *Mercure de Novembre 1753*. Salmuth *centur. 1. obſerv. 13*.

Cette pleuréſie, quoique ſouvent compliquée avec la précédente, en differe cependant par la ſyncope fréquente, la palpitation, & le tremblement de cœur dont elle eſt compliquée.

Un homme fut attaqué dans la fleur de ſon âge d'une fievre aigë accompagnée d'une ſoif exceſſive, d'anxiété, d'une reſpiration fréquente, d'une ardeur de poitrine, d'une toux ſeche, de ſyncope, de tremblement de cœur d'une douleur légere dans le thorax du côté du ſternum, d'une angoiſſe extrême, de la dureté du pouls, & il mourut au bout de trois jours. On lui trouva le péricarde corrodé, noir, couvert de puſtules miliaires, & dans un autre cas engorgé de pus.

6.

6. *Pleuréſie Traumatique.*

C'eſt une pleuréſie qui eſt cauſée par une fracture conſidérable des côtes ou du ſternum, une plaie de la poitrine ou du dos, une contuſion, & qui eſt ſouvent accompagnée d'un crachement de ſang, lorſque la côte eſt ſeulement enfoncée, comme il arrive dans les chutes; dans ce cas il ſurvient une douleur cruelle, & le malade a toutes les peines du monde à reſpirer. Lorſque les côtes ſont fracturées, la péripneumonie eſt compliquée de ſymptomes violents, ainſi que j'en ai vu un exemple dans un homme qui avoit reçu un coup de pied de cheval. Cette pleuréſie eſt vraie, & purement inflammatoire, & elle exige des ſaignées réitérées, une abſtinence de trois jours, des potions délayantes, & les ſecours de la Chirurgie.

7. *Pleuritis bilioſa; pleuritis à bile*, Tulpii *lib.* 2. *cap.* 11. *Pleuropneumonie épidémique à Aumale en Normandie*, Marteau de Grandvilliers.

Elle commence le matin par le friſſonnement & le friſſon & par un redoublement de fievre. Elle eſt accompagnée de ſoif, de la chaleur de la peau, d'anxiété, d'une céphalalgie gravative, de nausée; d'un vomissement bilieux, d'un pouls grand, dur, fréquent, d'un redoublement de fievre, de la rougeur du visage, d'une respiration fréquente & de soupirs. Au bout de 12 ou 15 heures, il survient une douleur de côté poignante, tantôt fixe, tantôt vague qui passe d'un côté à l'autre, ou qui monte vers les clavicules.

Le premier & le second jour, les crachats sont sanguinolents, ensuite de couleur de rouille ou de safran, ou bruns & très-fluides.

Le pouls le quatrieme jour mollet, étroit, fréquent, précipité. Le sang dans la palette est couvert d'une coëne épaisse, jaune, molle; les urines le plus souvent brunes avec un nuage dans le milieu, quelquefois troubles & sans sédiment, quoiqu'elles en aient déposé un les premiers jours de couleur de brique, inégal, furfuracé, & ondoyant. La joue, ou l'os jugal du côté de la douleur est d'un rouge violet, le visage pâle & livide, la langue humide, mais blanchâtre ou jaune. Le flux de ventre, s'il y en avoit, s'arrêtoit le quatrieme jour. Le troisieme ou le quatrieme jour, point de douleur de côté ; la reſpiration plus égale, mais difficile, & avec ſifflement, & alors peſanteur dans la région du ſternum, toux ſeche. Les malades croient ſe mieux porter, les crachats en petite quantité, écumeux, météoriſme du bas-ventre, le regard farouche. Lorſque les urines étoient troubles, un délire vague, agitation extraordinaire, la mort. D'autres conſervoient leur bon ſens. Dans les uns & les autres, le pouls mollet, ondoyant ou petit ; un râlement paſſager, & le cinquieme jour, ou au plus tard le ſeptieme la mort. Les ſueurs critiques qui ſurvinrent entre le ſeptieme & le neuvieme jour, furent ſalutaires à quelques-uns, dans d'autres la vomique creva au bout de quarante jours.

Dans les cadavres, le lobe des poumons dans lequel la douleur s'étoit fixée, étoit dur, gangreneux, engorgé de ſang noir, adhérent à la plevre, avec une coëne blanche & épaiſſe entre deux ; la plevre coſtale étoit ſaine ; les bronches de ce lobe étoient remplies d'une ſanie purulente ; le lobe oppoſé étoit mollaſſe & gangreneux ; on trouva dans le péricarde un verre de ſéroſité jaune; dans les oreillettes du cœur un amas de sang & de lymphe épaisse; le colon gangrené, & les autres intestins distendus par des flatuosités.

Cure. Trois saignées pour le moins, & pas plus de huit pendant les quatre premiers jours. Après la premiere, deux grains de tartre émétique avec la manne & l'huile d'amande douce, mais jamais après le troisieme jour, de crainte de météorisme. Au commencement, des fomentations émollientes & résolutives, sur le côté; le troisieme jour, la poix, l'oliban, la térébenthine; & si la douleur est vague, l'application des ventouses & ensuite un vésicatoire; cela produit un bon effet, lorsqu'on s'y prend de bonne heure.

En cas d'oppression, & de délire, je saignois le malade de la jugulaire vers le quatrieme jour; l'ouverture de la saphène eut des suites fâcheuses, à cause peut-être du météorisme. Lorsque l'expectoration cessoit, j'appliquois des vésicatoires aux jambes, mais avant les jours critiques. Lorsque les escarres étoient pâles, & se séchoient promptement, c'en étoit fait du malade. Pour prévenir le sphacele, j'ai employé 24 grains de nitre & 4 de camphre, que j'ai partagé en ſix doſes, dont j'en donnai une toutes les ſix heures. J'ai preſcrit à d'autres une infuſion de camomille. L'iſſue de cette maladie a été pour l'ordinaire funeſte.

Il régna en 1753 à Montpellier une pleuréſie fort approchante de celle dont on vient de parler. On ſaigna les malades depuis le 9 juſqu'au 15; la fievre étoit rémittente & fort irréguliere. On leur donna l'émétique le ſecond ou le troiſieme jour, on les ſaigna de nouveau, & on les purgea de deux jours l'un.

8. *Pleuréſie vermineuſe* de Quercetan, *pharmac. cap. 7. Stomachale*, de Bianchi *pag.* 232. de Schenck, *lib. 2. p. 264.* qui a tiré l'Hiſtoire de Gabucini. Riviere *obſerv. 75. centur. 1.*

Cette pleuréſie eſt fréquente chez les enfans; elle eſt accompagnée d'une douleur poignante de côté, ſouvent au-deſſous des fauſſes côtes, d'une toux ſeche, quelquefois ſuffocative, comme dans la *coqueluche*, de la dureté du pouls, de la difficulté de reſpirer, & quelquefois du hoquet. Les joues ſont tantôt chaudes & rouges, & tantôt froides & pâles. J'ai souvent eu occasion de traiter cette maladie, & je l'ai guérie sans saignée, du moins sans la réitérer, avec un léger émétique, avec des cathartiques, des vermifuges & des béchiques.

9. *Pleurésie putride. Voyez* Vandermonde, *Septembre 1758. pag. 269.* par M. Roustan. *Ingluviosa*, de Triller, *pag. 145. Pleuropneumonie*, des modernes. *Pleurésie impure, symptomatique, secondaire*, des Auteurs.

Cette espece est très-fréquente à Montpellier; elle se manifeste par les symptomes de la fievre putride ou bilieuse, auxquels se joignent le second jour la douleur du côté, la toux; le malade a la bouche sale & des nausées. Elle est aussi fréquente dans les pays méridionaux, que la vraie dans les pays de montagnes, parmi les paysans qui ne vivent que de végétaux. On l'appelle vulgairement pleurésie symptomatique, mais catarrhale, vermineuse; il y en a aussi d'autres qui sont également symptomatiques. La putride est très-fréquente dans le mois de Juillet. La fievre dont la pleurésie est compliquée, est ou continue & non rémittente, & celle-ci eſt fréquente ; ou tierce continue, & c'eſt celle que *Bianchi* & d'autres appellent pleuréſie bilieuſe.

Brendel a obſervé des pleuréſies qui empiroient tous les jours. Il eſt parlé dans les actes d'Edimbourg, *tom. 5. pag.* 32, d'une pleuréſie bilieuſe épidémique, dans laquelle la douleur de côté ſe joignoit le ſecond jour à la fievre. Les ſaignées réitérées étoient nuiſibles, les émétiques légers produiſoient un bon effet. Elle ſe manifeſta par un vomiſſement de bile ; la douleur deſcendoit juſqu'aux dernieres côtes ; le malade avoit des maux d'eſtomac, ſon pouls n'étoit ni fréquent ni plein ; le ſang étoit noirâtre, jaune ou verd, & n'avoit point cette *coëne* dont il eſt couvert dans la vraie pleuréſie.

Cette eſpece accompagne la fievre continue ſanguine, qui eſt cauſée par la pléthore, la ſuppreſſion du flux menſtruel. Elle n'eſt compliquée ni de nauſées, ni de peſanteur dans l'épigaſtre, mais d'une fievre ardente, dans laquelle le ſang eſt couvert d'une croûte blanche ; & dans ce cas, il eſt bon de réitérer la ſaignée, & d'y joindre de légers cathartiques, tels que la manne & la caſſe.

Ou bien la fievre essentielle est une vraie fievre putride, accompagnée de nausée, de l'amertume de la bouche, de la saleté de la langue, d'un pouls mollet & fréquent; le sang à la seconde saignée n'a point de *coëne*. Dans ce cas, il faut le ménager, & employer la méthode de *Rulland*, quoique *Triller* la condamne. Elle consiste à donner un lavement au malade, & à le saigner une ou deux fois; à lui donner le second jour un léger émétique, quelques gouttes de syrop de Glaubert, avec deux onces de manne, qui le font aller par haut & par bas sans offenser la poitrine; ce qui nuiroit beaucoup dans la vraie pleurésie. On réitere le même les jours suivans, lors sur-tout que la douleur de côté diminue, & l'on joint même, comme dans la pleurésie vermineuse, l'infusion de séné aux cathartiques, ce que l'on réitere de deux jours l'un, jusqu'à la fin de la maladie.

Si le délire survient, c'est une paraphrénésie pleurétique.

Les variétés de la pleurésie putride sont, la pleurésie bilieuse, la pleurésie maligne, la pleurésie vermineuse, & la pleurésie pestilentielle.

10. *Pleurésie catarrhale*, Hippocrate; *Péripneumonie épidémique* de l'année 1565. Dodonée, *observ. cap. 21. Sympathique*, Bianchi, *hist. hep. pag. 233. lib. 1.*

Cette espece doit son origine au coriza, à l'enrouement, à l'esquinancie, & elle est accompagnée d'une douleur catarrhale de poitrine, qui change lorsqu'on presse la partie, & d'une légere tumeur externe. Cette douleur n'est pas toujours fixe, elle change de place. La fievre est une quotidienne continue qui augmente tous les soirs; elle est accompagnée d'une toux incommode, d'une forte dyspnée, souvent de crachats sanguinolens, & elle paroît être une pleuropneumonie à cause des symptomes de la péripneumonie d'hiver de *Boerhaave*, dont elle est compliquée. Elle commence par un frissonnement & un frisson vagues, qui reviennent par intervalles les premiers jours. Le pouls n'est ni si plein ni si tendu que dans la vraie pleurésie, & la coëne qui couvre le sang est plus gélatineuse. Elle exige des saignées réitérées, des potions chaudes en guise de thé, des légers diaphorétiques. Les saignées doivent être moins copieuses que dans la vraie pleurésie.

11. *Pleurésie érysipélateuse*, Baglivi, *Append. ad pleuritid. pag.* 37. *Pleurésie bilieuse*, Hippocrat. *l.* 3. *de morbis. Pleurésie bilieuse*, Bianchi, *pag.* 236. *Pleurésie avec fievre ardente*, Mocha, *consil.* 24. *pag.* 59. *Pleurésie compliquée de chaleur & de soif*, Wolfgang, *cent.* 1. *fol.* 7.

Une des pleurésies les plus pernicieuses est la pleurésie seche ou érysipélateuse aiguë, laquelle est causée par une sérosité âcre qui brûle & déchire les poumons, sans causer beaucoup de douleur, & tue tout d'un coup le malade. Ses signes, suivant *Hippocrate*, sont des feux passagers au visage, une toux cruelle, une douleur médiocre, l'agitation, la sécheresse extrême de la langue, l'ardeur des visceres, une douleur vague. Si la douleur est obscure, le malade n'a qu'à se coucher sur le côté & tousser fortement, elle se fera aussi-tôt sentir dans le côté.

On distingue cette espece de la vraie & de l'hépatique, 1°. par l'amertume continuelle de la bouche; 2°. par la nausée fréquente, ou un vomissement bilieux & visqueux; 3°. par des douleurs de ventre qui répondent à l'épigastre, accompagnées d'une diarrhée quelquefois bilieuse, ou du tenesme; 4°. par une soif inextinguible; 5°. par la bile dont la langue est couverte, sans qu'elle soit ni rude ni seche, ni crevassée; 6°. par une fievre tierce continue, accompagnée d'une chaleur très-âcre, d'insomnie, & quelquefois du délire; 7°. Le pouls se ramollit après la purgation. Elle differe de l'hépatique, en ce que la douleur se fixe sous la mamelle gauche, & qu'il n'y a ni tumeur, ni douleur, ni dureté, ni tension dans l'hypocondre droit; les crachats sont très-jaunes, la langue sanguinolente & amere, les urines couleur de safran.

Bianchi, *pag.* 231. distingue la pleurésie bilieuse de l'érysipélateuse, & l'appelle typhode essentielle.

12. *Pleurésie hépatique*, Bianchi, *hist. hepat. spec.* 6. *pag.* 234. *tom.* 1. ou *inflammation du foie pleurétique* du même.

Elle ressemble à la vraie & à la bilieuse quant à la fievre aiguë, la dyspnée, la dureté du pouls, & la toux, qui est souvent accompagnée de crachement de sang. Elle en differe par une douleur profonde dans la partie

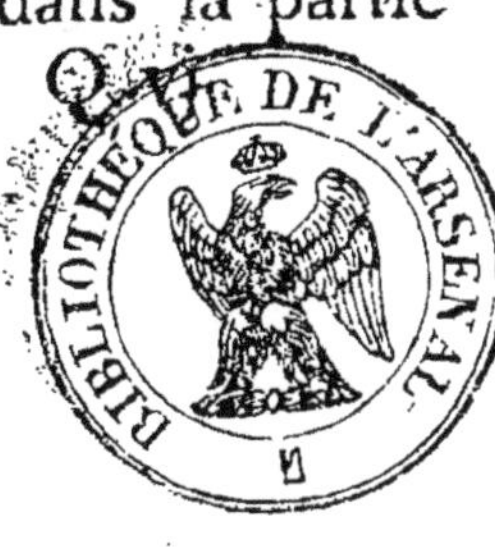

droite du thorax, par la rougeur intense de la joue droite, par la couleur ictérique de la peau, des yeux, de la langue, de l'urine & des excrétions, de la bouche & du gosier. Le malade est altéré, il a la bouche seche & amere, ses crachats sont bilieux & sanguinolens. La douleur répond aux fausses côtes, elle se fixe dans l'hypocondre droit, où l'on sent une sensation incommode pour peu qu'on le touche; elle est accompagnée de tension, de tumeur, de rénitence, d'une dureté autour du foie, d'une chaleur intense, d'une agitation continuelle, de soif, d'ardeur & de sécheresse. *Voyez* l'ouverture du cadavre dans Panarole, *Pentecost. 1. observ. 37.*

13. *Pleurésie convulsive*, Bianchi, *hist. hepat. lib. 1. pag. 234. Seche*, Hippocrat. 3. *de morbis.*

Elle est accompagnée au commencement d'une douleur atroce, mais qui diminue pour l'ordinaire vers le quatrieme jour, lorsque la fievre augmente; lorsque celle-ci est précédée d'un ou deux jours de la douleur, elle termine la maladie. La respiration est extrêmement gênée, accompagnée d'une toux rare, ſeche, & très-difficile à cauſe de la violence de la douleur.

Sa criſe eſt la même que celle de la ſanguine ; mais, comme dit Hippocrate, elle exige une plus grande quantité de potions humectantes que l'autre.

14. *Pleuréſie périodique*, Morton, *de intermittentium diagnoſi*, *pag.* 33. *Pleuritis febricoſa* Torti *de febribus*, Morton, *Pyret. hiſt. 8. pag.* 141. *Anonymi de recondita febrium natura*, *cap.* 18. *p.* 102. 1759. Lauter *Hiſt. Med. Viennæ* 1762.

C'eſt une eſpece dont les paroxyſmes commencent par le friſſon, & qui revient tous les jours, ou de deux jours l'un ; après que la ſueur a terminé les paroxyſmes, elle s'en va, & elle revient de nouveau à la même heure. Elle eſt cauſée par le venin de la fievre intermittente, & elle augmente tous les jours. J'ai obſervé cent fois, dit Morton, une pleuréſie très-aiguë & vraiment ſpaſmodique avec des ſymptomes pathognomoniques très-violens, occaſionnée par le venin de la fievre intermittente. Ces ſymptomes reviennent dans des périodes réglés, l'urine eſt de couleur de brique, comme dans les fievres intermittentes, & lorſque cette fievre quitte le masque, ou d'elle-même, ou par force, elle cede aussitôt au quinquina.

L'Anonyme a vu une femme sujette à un crachement de sang, accompagné d'une douleur poignante de côté, d'une fievre aiguë, dont les redoublemens avoient réduit la malade aux abois; elle fut guérie en peu de temps à l'aide du quinquina: il a aussi vu un homme attaqué d'une forte pleurésie, dont les paroxysmes revenoient périodiquement tout-à-coup avec un crachement de sang abondant, qui guérit de même par le moyen de ce fébrifuge.

L'urine de couleur de briques pilées dans la rémission, & le retour périodique de cette maladie tous les jours, ou de deux jours l'un, l'attaque avec frisson, la sueur qui termine les premiers paroxysmes, sont des signes presque infaillibles du venin fébrile caché dans ces maladies, que j'appelle fiévreuses avec *Werlhoff*; car personne ne connoîtroit leur caractere, si l'on se contentoit de les désigner par le nom de pleurésies fébriles.

La cure & le cours du rhumatisme fiévreux, de la colique fiévreuse, du vomissement, de la passion hystérique, des syncopes, de la cardialgie, du frisson, &c. fiévreux, sont tout-à-fait les mêmes. On peut voir chez l'*Anonyme, cap. 17.* chez *Torti* & *Werlhoff*, des exemples de la pleurésie fiévreuse, ou produite par le venin de la fievre intermittente ou rémittente, laquelle tue en peu de temps le malade, lorsqu'on n'y remédie point par des fébrifuges.

15. *Pleuritis hydrothoracica; Pleurésie avec hydropisie de poitrine*, Crendal, *observat.*

Cet Auteur moderne a observé plusieurs fois dans les cadavres des soldats morts le septieme, le neuvieme ou le onzieme jour d'une pleurésie qui étoit épidémique dans leur camp, il a observé, dis-je, la cavité de la poitrine entiérement remplie d'eau; il seroit à souhaiter que nous connussions parfaitement les signes de cette espece de pleurésie qui exige surement une cure différente de celle qui est appropriée à la pleurésie ordinaire.

16. *Pleurésie pestilentielle*, Schenckius, *pag. 751.* Riviere, *observ. 72. cent. 1.*

C'est une maladie épidémique qui

régna à Fréjus dans le mois de Février, 1751, à Aiguemorte au mois de Mars 1745, & à Lunel en 1747. Mrs. Haguenot & Fizes ſe tranſporterent à Aiguemorte par ordre de l'Intendant de la Province. Il y mouroit tous les jours ſept à huit pleurétiques de mort ſubite. Je fus envoyé à Lunel pour y traiter cette maladie épidémique. Les malades avoient une fievre compliquée de dyſpnée, de douleur de côté, de la toux, & ils mouroient en foule dans le temps qu'on s'y attendoit le moins. Dans les cadavres de ceux de Fréjus, les poumons étoient couverts de petites taches noires livides, de la groſſeur d'un grain de millet, & remplis d'une liqueur extrêmement fétide. Les premieres voies contenoient une pareille liqueur & quantité de vers. L'épidémie venoit de ceſſer à Lunel, comme j'y arrivai, ce qui fit que je ne pus examiner aucun cadavre; mais je conjecturai par l'inſpection de ceux qui avoient échappés, que la plupart étoient morts d'une inflammation gangreneuſe dans le bas-ventre & la poitrine.

17. *Pleuritis lactea; Pleuréſie laiteuſe; Dépôt laiteux ſur la poitrine; Pleuréſie*

laiteuſe, Puzos, *Traité des dépôts laiteux*, *ſeconde partie.*

C'eſt une pleuréſie propre aux femmes en couche ou aux femmes enceintes, quelque temps avant qu'elles accouchent; elle eſt accompagnée d'une fievre rémittente, mais ſans crachement de ſang, & ſans aucune douleur vague ou fixe dans la poitrine; d'une dyſpnée paſſagere, d'une chaleur médiocre, ſans météoriſme & ſans délire.

Une femme de qualité fut attaquée un jour après avoir accouché, d'une fievre aiguë, accompagnée d'une douleur très-vive dans l'angle inférieur de l'omoplate; les lochies étoient fort abondantes. On la ſaigna ſur le champ, on vouloit la ſaigner une ſeconde fois le même jour, mais ſes parens s'y opposerent. On la ſaigna deux fois les jours ſuivans, elle ſe trouva ſoulagée, les lochies continuerent de couler, ſon bas-ventre ſe ramollit, & on l'entretint dans cet état avec des apozemes compoſés avec la chicorée & le ſel de duobus. Mais pour avoir trop retardé la ſaignée, elle mourut le huitieme jour, & on lui trouva un abcès à l'extrémité du lobe droit du poumon.

On a vu des femmes qui ont guéri de cette maladie au moyen de cinq saignées qu'on leur avoit faites en peu de jours.

18. *Pleurésie Polonoise*, Stabel *de plicâ, hist. 8*.

Elle est causée par le virus de la plique que l'on coupe, ou que l'on répercute. On la guérit par la saignée, & en lavant la tête du malade avec une décoction de lycopodium, laquelle fait revenir la plique, ou bien il survient une phthisie, qui cesse dès qu'elle reparoît.

Cure de la Pleurésie vraie.

Elle exige des saignées réitérées. Il y en a qui saignent le malade du même côté où est la douleur. Ils lui donnent toutes les quatre heures quatre onces de syrop de coquelicot, & deux fois par jour une émulsion anodine composée de semences froides & de concombre, de chacune demi-once; de graine de pavot blanc, deux drachmes; de sucre, une once, avec une livre d'eau d'orge.

L'éclegme est composé avec une drachme de blanc de baleine, une once d'huile d'amande douce, & demi-once d'eau de canelle avec l'orge.

On emploie en même-temps un liniment ſédatif compoſé avec une demionce ou une once de baume tranquille, ſur chaque once duquel on met vingt ou trente gouttes de laudanum liquide; on s'en ſert pour oindre les parties malades.

Lorſque la douleur eſt vive, on trempe la mie d'un pain chaud dans de l'eau-de-vie camphrée, on y ajoute douze gouttes de laudanum, & on l'applique ſur la partie.

Ou bien on pile des racines de poireau & des têtes d'ail, on les fait bouillir dans l'eau, on les trempe dans du lait, & on les applique ſur la partie; ou bien on éventre un chat vivant, & on l'applique deſſus.

On termine la cure, 1°. par des ſaignées réitérées; 2°. par une potion délayante, compoſée avec la racine de ſcorſonere, la régliſſe, la fleur de coquelicot. Il faut s'abſtenir des cathartiques & des ſudorifiques. Après que la maladie eſt calmée, on purge le malade avec la manne, l'huile d'amande & la caſſe, &c. à moins que la pleuréſie ne ſoit putride.

19. *Pleuritis ſplenica*, de Haen *apud*

van Swieten comment. in aphor. Boerhaave, §. 958. *Pleuréſie ſplénique.* A.

C'eſt une inflammation de la rate qui ſe montre ſous l'apparence d'une pleuréſie ; *de Haen* y a été trompé lui-même ; le cadavre préſenta un empyeme dans la rate.

20. *Pleuréſie miliaire* de Camerarius, *diſſert. 1735.* Allioni, *de miliari.*

C'eſt celle que l'éruption miliaire termine ; on la connoît à l'odeur aigre de la perſpiration.

M. *Turquet de Mayerne* eſt le premier qui ait conſeillé d'appliquer dans la pleuréſie ordinaire, un véſicatoire ſur le côté douloureux, conſeil qu'on met tous les jours en pratique à Marſeille. Les Anglois, au rapport de *Mead Monit. & præcept. med. pag. 23.* emploient très-ſouvent les véſicatoires dans la fievre miliaire.

XIV. *GASTRITIS* ; Inflammation de l'eſtomac ; *Inflammatio ventriculi*, Riviere, *pag. 147. cap. 11. Dolor ventriculi*, Bonet, *ſepulchret. lib. 3. ſect. 7.*

C'eſt une maladie inflammatoire,

accompagnée de douleur, d'ardeur & de tension de l'épigastre, de soif, de vomissement, & d'une fievre très-aiguë. Son principe morbifique est une inflammation totale ou partielle de l'estomac.

Sa cause est un effet de la nature pour résoudre l'engorgement inflammatoire du ventricule par le moyen de la fievre, ou de l'impulsion du sang, du battement des vaisseaux, & même du vomissement, de la nausée, du hoquet.

Les principes proégumenes sont, la pléthore, l'obstruction des vaisseaux de l'estomac.

Les principes procathartiques sont, un coup dans l'épigastre, les plaies de l'estomac, le poison, les médicamens âcres qu'on a pris, les âcretés engendrées dans le sang, qui s'amassent ou se séparent dans les couloirs de ce viscere.

1. *Inflammation vraie de l'estomac; Fievre stomachale*, Freder. Hoffmann. *tom. 2. pag. 121.*

C'est celle dans laquelle le pouls est plein, prompt, la chaleur intense, sans aucune saleté sur la langue, ou dans laquelle l'inflammation est vraie, ou comme disent les Galénistes, causée par un sang abondant, échauffé & non bilieux. Elle est causée par la métastase d'un sang copieux, par la suppression du flux menstruel ou hémorroïdal, par la chaleur du régime; elle affecte souvent tout l'estomac. Ajoutez à ces signes une anxiété extrême, l'insomnie, la dyspnée, le tiraillement des omoplates en enbas.

2. *Inflammation traumatique de l'estomac*, de Meyzerey, *tom. 2. n. 362.*

C'est celle qui est causée par une violente contusion, ou par une plaie de l'épigastre. C'est une variété de la premiere, & le danger dont elle est suivie est proportionné au degré, à l'intensité de la contusion, à l'étendue de la plaie, au nombre, à l'épanchement de sang. Elle est pour l'ordinaire mortelle, lorsqu'elle provient d'une plaie, & accompagnée d'un vomissement & d'une perte de sang par bas.

On peut rapporter ici l'inflammation musculaire de l'estomac, ou fausse, laquelle ne dépend point de l'inflammation propre de l'estomac, mais de celle des muscles de l'épigastre, & qui, à cause du voisinage, excite à peu près les mêmes symptomes que la légitime, à cause de la chaleur, de la tumeur, de la pression qui nuisent à l'estomac. Dans l'inflammation musculaire, la tumeur est plus apparente & circonscrite, la sensibilité plus grande, lorsqu'on touche la peau. Dans la vraie, la tumeur, la tension, la douleur sont plus profondes.

Lorsque le pylore est enflammé, comme dans le cas de la fille de Lindanus, le malade rejette tout ce qu'il prend, & la douleur se fait sentir dans la région du pylore.

Lorsque l'inflammation affecte l'orifice gauche & supérieur de l'estomac, le hoquet est plus violent, les cardialgies & les syncopes plus fréquentes, & la douleur a son siege dans la région de cet orifice.

Hildanus, centur. 1. observ. 54. parle d'une inflammation d'estomac, occasionnée par une aiguille qu'on avoit avalée, laquelle étoit compliquée d'une fievre ardente, & de symptomes horribles.

3. *Inflammation de l'estomac causée par un poison*, Fred. Hoffmann, *observ. 2. 3. 4. 6. pag. 123. tom. 2.*

Les ſymptomes ſont plus ou moins violens ſuivant la doſe, l'énergie & la qualité du poiſon. Le diagnoſtic de cette eſpece eſt ſouvent très-difficile, parce que ceux qui l'emploient mettent tout en œuvre pour empêcher qu'on ne découvre l'origine du mal. Ils emploient le ſublimé corroſif, l'arſenic, les émétiques ſtibiés, ils les déguiſent & les mêlent quelquefois avec l'opium. Ces poiſons affectent ſouvent la bouche & l'œſophage; ils cauſent des douleurs d'eſtomac, des cardialgies, des nauſées, le cholera morbus & autres ſymptomes ſemblables. On ne peut connoître la fievre au pouls, parce qu'il eſt concentré & affoibli par la violence de la douleur, ou par la cardialgie & la fréquence des ſymptomes.

4. *Inflammation éryſipélateuſe de l'eſtomac*, Riviere, *de inflamm. ventriculi.*

Lorſque l'inflammation eſt éryſipélateuſe, les ſymptomes ſont très-violens, la fievre devient lipyrie, elle eſt accompagnée d'une chaleur interne exceſſive, d'une ſoif ardente, & d'un grand froid aux parties externes.

Les ſymptomes qui l'accompagnent ſont

sont l'anxiété, l'agitation, le refroidissement des extrémités, l'ardeur des entrailles, une douleur dans la fossette du cœur, qui fait qu'on ne peut y toucher, le vomissement, l'exacerbation de la douleur que causent les substances âcres & savoureuses, le délire, les convulsions, l'irrégularité, la fréquence, & la contraction du pouls.

5. *Inflammation exanthémateuse de l'estomac*, Fred. Hoffmann. *de febre stomachicâ, art. 7.*

Elle est causée par les aphtes qui se forment dans l'intérieur de l'estomac; on la connoît aux pustules blanches, douloureuses qui infestent l'orifice de l'œsophage, lorsqu'on soupçonne qu'elles s'étendent jusqu'à l'estomac, ce que l'on connoît par les symptomes de l'inflammation de ce viscere, & principalement, mais trop tard, par l'ouverture des cadavres.

Il seroit à souhaiter que ceux qui observent ces especes, s'attachassent à nous indiquer les signes qui les accompagnent; ce seroit le moyen de perfectionner l'histoire des maladies.

M. *Hoffmann* met avec raison au nombre des principes de cette maladie la répercussion de la petite vérole, de la rougeole, du pourpre, de la miliaire, de la gale, de l'herpe, qui fait que la matiere subtile, caustique se jette sur l'estomac. Cela est si vrai, que lorsqu'on vient à ouvrir les cadavres, on trouve l'estomac couvert de pareilles pustules, de taches livides, & rempli d'une sanie âcre & noire.

L'inflammation de l'estomac n'est pas aussi rare qu'on le croit communément, quoiqu'elle manque de nom, & qu'elle soit presque inconnue dans les écoles. Il faut sur-tout s'abstenir des cathartiques, que quelques-uns prétendent être indiqués par le vomissement, la nausée, la cardialgie.

Il est quelquefois très-difficile de distinguer l'inflammation de l'estomac de certaines especes de cholera morbus, de passion iliaque & de vomissement, par exemple, de l'ileus hystérique, ou de la colique hystérique de *Sydenham*, aussi-bien que de la colique d'estomac bilieuse, parce que la fievre aigue qui en est le signe, n'est pas toujours sensible, & que la cardialgie & la douleur affoiblissent le pouls & le rendent inégal.

Au reste, l'inflammation de l'estomac dure long-temps, & devient presque chronique, comme on peut le voir dans *Bonet Sepulchret*; car les ulceres de l'estomac, les phlyctenes, les taches excitent une fébricule, qui constitue une maladie d'un autre caractere, laquelle a de l'affinité avec le vomissement simple, ou telle autre maladie semblable.

6. *Inflammation de l'estomac sterno-costale.*

Cette espece régna à Montpellier vers la fin du mois de Juin 1760. Ses signes étoient une quotidienne continue qui augmentoit la nuit; elle étoit accompagnée d'un grand mal de tête, d'une douleur aiguë d'épigastre au-dessous & autour du cartilage xyphoïde, qui souffroit à la vérité la pression, mais qui augmentoit; la respiration étoit un peu gênée, sans être fréquente; point de toux, si ce n'est vers la fin de la maladie; le sang étoit couvert d'une coëne blanche & mince; la douleur répondoit au commencement aux fausses côtes, & même le long de l'épine du dos, où elle étoit plus sourde; nuls signes de saburres ou d'inflammation de l'eſtomac, je veux dire, ni nauſée, ni vomiſſement, ni cardialgie.

Nuls ſignes d'inflammation du poumon, la reſpiration n'étant point fréquente, & le malade n'ayant point de toux.

Trois ou quatre cathartiques entremêlés d'autant de ſaignées, appaiſerent les douleurs de l'épigaſtre, quoiqu'on y eût fait entrer le ſéné; on donnoit le ſoir au malade des émulſions anodines qui le ſoulageoient beaucoup, & par le moyen de cette méthode, la maladie ſe terminoit heureuſement au bout d'environ ſept jours.

Le muſcle ſternocoſtal me paroît enflammé dans cette maladie, l'épigaſtre tiraillé par les douleurs du médiaſtin, d'où vient que la douleur ſe fait ſentir dans l'épine du dos. Ce n'eſt cependant point une pleuréſie du médiaſtin, mais cette membrane eſt affectée à cauſe de ſa communication avec le muſcle triangulaire du ſternum.

Il régna à Montpellier au mois de Juillet 1760 à la ſuite d'une diarrhée bilieuſe épidémique une maladie aiguë qui attaquoit principalement les adultes. Elle étoit accompagnée d'une quotidienne continue qui augmentoit le soir, avec une douleur aiguë autour de l'épigastre sous le cartilage xyphoïde, laquelle venant à cesser, étoit suivie d'un mal de tête violent. La langue étoit sale dans les uns, & nette dans les autres ; nuls signes de saburres dans l'estomac, nulle mauvaise saveur dans la bouche, nulle nausée, en quoi elle differe de la vraie inflammation de l'estomac. La douleur de l'épigastre augmente cependant par la pression ; mais les cathartiques l'appaisent ; la céphalalgie revient la nuit avec le paroxysme fébrile ; la douleur de l'épine augmente, point de toux, le sang est couvert d'une *coëne* mince, la respiration est gênée. Je saignai mes malades trois ou quatre fois les deux premiers jours ; ce remede calma la douleur de l'épigastre, le mal de tête, & rendit la respiration plus libre. Aussi-tôt après les trois premieres saignées, je les purgeai avec la manne, la casse, & quelque peu de follicules de séné, ce que je réitérai de deux jours l'un ; la douleur légere que le malade sentoit dans les fausses côtes de l'hypocondre gauche, au cas qu'il y en eût, se calmoit en très-peu de temps; les cathartiques n'augmenterent ni la douleur de l'épigastre ni la nausée. Le même sujet avoit la nuit, tantôt un violent mal de tête, tantôt des douleurs d'estomac; le paroxysme revenoit la nuit. Au bout d'environ trois jours, nulle fréquence de pouls, nul abattement de forces excessif.

7. *Gastritis herniosa*, Garengeot, *Mém. de l'Acad. royale de Chirurgie, tom. 1. pag. 703.*

Cette espece est occasionnée par un gastrocele, c'est-à-dire, par une descente de l'estomac entre les muscles droits. On la connoît par les signes génériques, & par la présence d'une tumeur légere & circonscrite.

Pour la guérir, il faut d'abord réduire l'estomac dans sa place naturelle; on facilite cette réduction par une saignée copieuse, & en faisant fléchir le tronc au point de relâcher les muscles droits; si l'opération du taxis ne suffit pour produire cette réduction, on aura recours à la section de la peau; les narcotiques, les saignées, une diete très-légere, terminent ensuite la cure de cette maladie.

XV. *ENTERITIS*, Inflammation des boyaux du mésentere, &c. *Chordapsus*, Galeni 6. *de loc. affect. cap.* 2. *Météorisme* de la Pathologie méthodique, premiere espece; *Fievre inflammatoire des intestins*, de Fred. Hoffmann, *tom.* 2. *pag.* 171. *Fievre iliaque inflammatoire*, de Fred. Hoffmann, *tom.* 2. *pag.* 174. *Inflammation des intestins*, Sennert, *lib.* 3. *part.* 2. *sect.* 1. *c.* 2.

C'est une inflammation aiguë, dont les principaux symptomes sont, une tension extrêmement douloureuse, & une enflure des parties du bas-ventre, auxquelles les boyaux répondent, avec fievre & météorisme, auxquels se joignent le miserere, la dyssenterie, ou autres pareils symptomes.

On la distingue de la passion iliaque, de la dyssenterie, de la colique, par la tension phlegmoneuse, dont elle est compliquée, & qui est si douloureuse qu'elle ne peut souffrir le tact, aussi bien que par la fievre aigue qui en est inséparable. Il est vrai qu'il y a plusieurs especes de ces maladies qui sont pareillement inflammatoires, mais on les distingue par les symptomes prédominans qui leur sont propres.

1. *Enteritis iliaca; Febris iliaca*, Frid. Hoffmann.

Les anciens n'admettoient que deux intestins, l'un grêle ou l'iléon, & l'autre gros, savoir le colon; & de là vient qu'on appelle inflammation iliaque, celle qui affecte les intestins grêles. On la connoît à son siege, qui est autour du nombril, à la douleur aigue dont elle est accompagnée, à la distension de l'épigastre & du nombril, à la dyspnée, la nausée, ou vomissement violent & continuel qu'elle cause, & qui est tel, que le malade rend jusqu'à la boisson. Le malade rend à la fin ses excrémens par la bouche; & ce symptome est presque toujours suivi de la mort.

Fred. Hoffmann, *observ.* 3. Benoît Sylvaticus, *cent.* 2. *observ.* 86. font mention d'une inflammation des boyaux causée par un coup; & l'on peut voir ce qu'ils en disent.

A l'égard de l'espece spontanée, *voyez* ce qu'en dit Fred. Hoffmann, *observ.* 4.

Elle a pour principes les cathartiques âcres, les poisons, la pléthore, & tout ce qui peut causer la passion iliaque.

2. *Enteritis colica ; Chordapsus*, Galeni.

On la distingue en ce qu'elle n'affecte point le nombril, mais les parties latérales du bas-ventre, où le colon & le cœcum sont situés. Elle est accompagnée de pesanteur, de douleur, de tension dans les lombes, d'une fievre aiguë, & rarement d'un vomissement. On l'appelle proprement *chordapse*, parce que la partie de l'intestin qui est enflammée, forme une tumeur tendue comme la corde d'un instrument, ou entortillée comme un peloton.

3. *Enteritis flatulenta*, vulgairement *Météorisme*.

C'est une tension douloureuse de tout le bas-ventre, accompagnée d'une tumeur élastique extrêmement sensible ; mais ce symptome est accidentel, & commun à plusieurs maladies inflammatoires, toutes les fois qu'une saburre âcre, putride, engendre des flatuoſités dans les fievres & les inflammations, leſquelles diſtendent tous les inteſtins, ſur-tout les grêles. Ce ſymptome eſt très-familier aux fievres putrides & malignes. *Voyez* Balloni, *obſ. lib.* 2. *epidem.* & Bonet, *ſepulchret. de ileo*, *obſ.* 19.

Un homme qui étoit à l'hôpital de Montpellier, rendit pendant une ſemaine tout ce qu'on lui donnoit, avec des ſignes d'une inflammation des boyaux. Lorſqu'on vint à l'ouvrir, on trouva que le cœcum avoit changé de place, & portoit ſur l'eſtomac avec lequel il faiſoit corps. Le colon & le rectum étoient extrêmement reſſerrés, & les autres inteſtins diſtendus & enflammés.

Cure. Le malade uſera pour boiſſon d'eau de poulet, dans laquelle on fera bouillir des ſemences froides, & même une tête de pavot blanc. On lui donnera des lavemens compoſés avec de l'huile & une décoction de manne, de violette & de graine de lin. On lui appliquera ſur le bas-ventre des linges pliés en double & trempés dans la même décoction; on lui fera avaler de l'huile d'amande douce nouvellement faite. On lui donnera pour nourriture des crêmes d'orge & de riz. On calmera la douleur avec des narcotiques, &, ce qui est le plus important, on le saignera plusieurs fois du bras, & ensuite du pied, si ses forces le permettent. Si l'on espere que l'infusion de casse puisse passer aisément & sans causer du ravage, on la lui donnera, pour évacuer les saburres âcres qui entretiennent la maladie; mais quelque doux que soit le purgatif, si on le lui donne de trop bonne heure, on mettra la vie du malade en danger. Le météorisme qui survient dans les fievres putrides ou malignes, vient souvent de ce qu'on n'a pas purgé à temps les malades.

On vante beaucoup dans cette maladie les fomentations faites avec des linges trempés dans de l'eau de saturne, ou dans de l'eau dans laquelle on a fait bouillir l'épiploon de quelque animal, d'un mouton, par exemple, les lavemens de lait, d'huile, de tisane nitreuse. Lorsque la douleur cesse tout-à-coup & sans raison, quoique le malade ait le pouls bon, c'est un signe que les intestins sont sphacelés, & la mort n'est pas éloignée: l'*illustre Pringle* conseille d'appliquer sur l'abdomen des véficatoires, lorsque les intestins sont enflammés; mais cette application a souvent eu un très-mauvais succès.

4. *Inflammation du mésentere; Phlegmon du mésentere*, Prosper Alpinus, *Medic. methodic. lib. 7. cap. 18. Inflammation du mésentere*, Sennert, *lib. 3. cap. 4 part. 4.*

On la distingue difficilement de l'inflammation des boyaux, avec laquelle elle est souvent compliquée. Il survient une tumeur & une douleur profonde, à peu-près dans la région du nombril; les malades ne rendent presque rien par les selles; & après que les premiers excrémens sont sortis, les lavemens qu'on leur donne ne procurent aucune évacuation. La fievre est tantôt bénigne, tantôt hémitritée, tantôt violente. L'urine est rouge, le malade a la bouche amere; & à ces symptomes se joignent l'inappétence, la soif & l'insomnie. Le malade rend ensuite par le bas une sanie rouge, & même, si l'on en croit quelques-uns, comme *Prosper Alpinus*, des matieres chyleuses.

Dans ce cas, où l'inflammation ne se résout point, & que le malade survit, le mésentere s'abscede, il survient un tabes, une ascite purulente, & d'autres maladies mortelles.

5. *Enteritis enterocelita*, de Meyserey, *lib.* 2. *n°*. 368. A.

Cette espece est occasionnée par une hernie intestinale, ventrale, inguinale, &c. La cure est la même que celle de l'entérocele.

XVI. *Epiploitis*; Inflammation de l'épiploon.

Elle se manifeste par une fievre inflammatoire, accompagnée d'une douleur aiguë lancinante, dans la région supérieure & moyenne du bas-ventre, qui se fait sentir au-dessous des tégumens, dans la cavité même du bas-ventre.

1. *Epiploitis vera*, Freder. Roebman, *diss. de omento*.

Une femme qui avoit usé de fébrifuges & de pilules âcres, ressentit une douleur aiguë lancinante dans le bas-ventre, & une dureté dans la région ombilicale, vers l'hypocondre droit, de la grosseur du poing, laquelle grossissant tous les jours, occupa à la fin toute la cavité du bas-ventre. Le Chirurgien y applica des cataplasmes émolliens; la douleur & la tumeur diminuerent au bout de trois jours. Le bas-ventre resta cependant enflé, & l'on y sentoit une fluctuation comme dans l'ascite. Il le perça des deux côtés avec le trocart, il en sortit une matiere putride & ichoreuse, ce qui l'ayant obligé d'élargir la plaie, il en sortit pendant quelques jours des fragmens d'épiploon putréfiés, & une quantité d'eau fétide & ichoreuse; le tout se montoit à deux livres. La maladie fut plus forte que l'art, & la malade mourut.

Storchius, *act. natur. curios. vol. 3. observ. 146*, rapporte l'histoire d'un malade, dont l'épiploon s'enflamma, se corrompit, & sortit avec une grande quantité de pus aqueux & fétide. *Voyez* l'histoire & l'ouverture du cadavre dans l'année médicale de *Storchius*, *cadav. 12. pag. 132.* Le malade avoit une fievre quotidienne, accompagnée d'une tumeur & d'une douleur gravative dans l'épigastre. On lui trouva l'épiploon sphacelé & épais de cinq pouces. Consultez là-dessus *Willis*, *pathol. celebr. cap. 9.* Sennert, *Prax. lib. 3. part. 3. cap. 8.*

La cure exige au commencement les ſaignées, les antiphlogiſtiques, & extérieurement, les diſcuſſifs & les émolliens; & après que l'abcès eſt formé, l'inciſion, les mondificatifs, les balſamiques, &c.

XVII. *Metritis*, Inflammation de la matrice; *Inflammatio uteri*, Sennert, *de morbis mulierum*, Mauriceau, *lib. 3. cap. 11. Hyſteritis Pathologiæ methodic.* Elle eſt appellée *Metritis*, de *metra*, matrice.

C'eſt une maladie inflammatoire, dont le principal ſymptome eſt une tumeur dans la région de la matrice, avec douleur, ardeur, peſanteur & fievre aiguë.

Lorſqu'on introduit le doigt dans le vagin, l'orifice de la matrice ne peut ſouffrir l'attouchement, il eſt rouge, retiré, la fievre eſt continue, un ſynoque ardent, quelquefois quotidienne continue, lipyrie, avec un friſſonnement continuel, froid des extrémités, délire, agitation. La malade a des douleurs dans la tête, principalement dans le sinciput, dans les yeux, des mouvemens convulsifs dans le cou, les mains & les pieds.

La douleur se communique aux aînes, aux cuisses, au diaphragme, aux clavicules; elle est accompagnée de dyspnée, de symptomes pleurétiques, auxquels se joignent la nausée, le vomissement, le hoquet, la constipation, l'ischurie. Le pouls au commencement est grand, agité, ensuite foible & fréquent. La malade a des défaillances, le froid s'empare des extrémités, elle tombe dans l'assoupissement; & celui-ci est suivi de plusieurs autres symptomes fâcheux.

1. *Inflammation de la matrice des femmes en couche*, Mauriceau, *lib.* 3. *cap.* 11. Puzos, *pag.* 252.

Elle se manifeste par une grande pesanteur dans le bassin, accompagnée de la tension & du gonflement de la matrice, au point que l'on croiroit la malade enceinte. A ces symptomes se joignent la difficulté d'uriner & d'aller à la selle, une fievre violente, la difficulté de respirer, le hoquet, le vomissement, les convulsions, le délire

& la mort, à moins qu'on ne la prévienne par des remedes.

Cette maladie est souvent occasionnée par la suppression des lochies, par les attouchemens trop rudes de la sage-femme, dans un accouchement laborieux, par un coup, une compression, le déchirement des parties avec les doigts, les instrumens, la rétention des grumeaux, la violence avec laquelle on a réduit la matrice.

Cette maladie emporte quantité d'accouchées.

La fievre dont cette espece est accompagnée, a beaucoup de rapport avec la synoque. Au cas qu'elle soit causée par le renversement de la matrice, il faut la réduire aussi-tôt après l'accouchement.

2. *Metritis typhodes; Fievre maligne avec inflammation de l'uterus.*

Elle procede pour l'ordinaire de causes internes, par exemple, d'une saburre putride, âcre, de la métastase de la matiere érysipélateuse.

Elle se manifeste par une quotidienne continue lipyrie, ou par une ardeur interne, accompagnée d'agitation, d'anxiété, de délire, d'assoupissement. La malade a la langue noire, seche, les extrémités froides, le pouls fréquent & inégal.

Histoire. Une femme âgée de trente ans, ressentoit de si grandes douleurs dans la vulve, le vagin, & sur-tout dans la matrice, qu'elle ne faisoit que crier jour & nuit. Elle avoit une fievre médiocre, une perte blanche purulente, & une perte de sang fort clair & fort dissous. Le Médecin soupçonna qu'elle avoit un ulcere à la matrice. Les Accoucheurs qui la visiterent, assurerent qu'elle n'avoit ni squirre ni ulcere à la matrice, & qu'elle étoit seulement enflammée, tendre & douloureuse. On la saigna plusieurs fois, on employa les bains & les fomentations émollientes, les bouillons rafraîchissans, les juleps narcotiques; & cependant les douleurs ne s'appaiserent qu'au bout de deux mois. Puzos, *pag.* 251. Il suit de cette histoire que l'inflammation de la matrice se masque quelquefois sous la forme d'un ulcere, & qu'il est à propos dans ces maladies de commencer par la visite de l'uterus.

3. *Metritis lactea; Dépôt laiteux avec fievre aiguë*, Puzos, *Traité des accouchemens, pag.* 367. 2. *mem.*

C'eſt une maladie aiguë fébrile, accompagnée de météoriſme, d'une tenſion & d'une douleur de matrice, de l'écoulement des lochies, de ſoif, de céphalalgie, de tranchées utérines.

Cette fievre éphémere laiteuſe vient quelquefois plus tôt, quelquefois plus tard. Elle eſt accompagnée d'une ſueur légere & univerſelle, de la tenſion des mamelles, de la molleſſe du bas-ventre. Le dépôt laiteux avec fievre aiguë, de la ſécхereſſe de la langue, de ſoif, de céphalalgie, de délire, de rêves. La malade ſent des douleurs dans la matrice, pour peu qu'on la preſſe, quoique les lochies aient un cours libre, elle a le bas-ventre tendu.

Cette maladie eſt extrêmement dangereuſe, & emporte en peu de temps quantité de femmes en couche. La méthode dont on ſe ſert pour la guérir, eſt rarement goûtée des aſſiſtans. Cette inflammation précede quelquefois l'accouchement, quelquefois elle le ſuit.

Elle conſiſte dans des évacuations copieuſes par la ſaignée, la purgation & la diureſe, & dans un régime très-léger.

Les femmelettes prétendent que cette

maladie n'est autre chose qu'une fievre de lait, un mal de mere, que le délire n'est causé que par le défaut de nourriture, ou par la foiblesse de la malade, que les lochies vont leur train, & qu'on ne doit point interrompre la nature : la maladie est une phlogose de la matrice ; & comme la péripneumonie ne se guérit point par un crachement sanguinolent, de même l'inflammation de la matrice ne se termine point par un flux de lochies. La quantité ordinaire de cet écoulement, monte à cinq à six onces par jour ; au lieu que dans l'inflammation de la matrice & des boyaux, causée par un dépôt de lait, il faut tirer une plus grande quantité d'onces de sang, pour détourner la mort, l'extravasation du lait dans le bas-ventre, ou un aposteme laiteux.

Cure. Lorsque la fievre est médiocre, que les lochies, les sueurs & le lait ont un cours réglé, qu'il n'y a ni météorisme, ni céphalalgie, que le ventre est libre & les déjections bilieuses, il suffit d'entretenir ces évacuations à l'aide d'une tisane adoucissante, de l'huile d'amandes douces & des lavemens, & d'aider l'écoulement des lochies avec une infuſion de thé, de ſafran, & telle autre choſe ſemblable. Lors au contraire que les ſymptomes ſont violens, que la malade eſt jeune & pléthorique, il faut la ſaigner pluſieurs fois du bras & du pied, pour prévenir la ſtaſe du lait, & ſon épanchement dans le bas-ventre, qui ſeroit immanquablement ſuivie de la mort. On peut conſulter là-deſſus *Puzos*, à qui nous devons la premiere hiſtoire des maladies laiteuſes, qui eſt ſi intéreſſante pour l'humanité.

Voyez là-deſſus *inflamm. des boyaux laiteuſe*, *ſynoque laiteuſe*, *mal de mere*, &c. Lorſqu'on ouvre les cadavres, on trouve dans le bas-ventre juſqu'à une livre de matiere laiteuſe, ou fluide, ou grumeleuſe; & cette maladie fait périr la plupart des femmes en couche.

XVIII. *Cystitis*; Inflammation de la veſſie; *Veſicæ inflammatio*, Sennert, *lib. 3. pag. 8. S. 1. cap. 4. Cyſtiphlogia*, de Meyſerey. *Maladies des armées.*

C'eſt une maladie inflammatoire dont les principaux ſymptomes ſont une tumeur ovale dans le baſſin avec tenſion, douleur, qui ne ſouffre aucun attouchement, dyſurie, ou iſchurie & fievre continue. Viennent enſuite l'inſomnie, la ſoif, le délire, le froid des extrémités, l'augmentation de la dureté de la tumeur, à cauſe du ſéjour de l'urine, le téneſme.

1. *Inflammation ſpontanée de la veſſie.*

Elle provient de cauſes internes, telle qu'une pléthore emuë, à laquelle ſe joint l'acrimonie de l'urine. On la connoît en ce qu'on n'en trouve point de raiſon ſuffiſante dans les cauſes externes.

On la guérit par des ſaignées réitérées du bras, par des fomentations émollientes avec les feuilles de mauve, de violettes, de graine de lin, de racine de guimauve, des lavemens émolliens, des potions rafraîchiſſantes nitreuſes, des émulſions, des anodins.

2. *Inflammation de la veſſie par les cantharides.*

S'il arrive pour s'exciter à l'amour, ou par accident, qu'un homme prenne de la poudre de cantharides en aſſez forte doſe pour cauſer une inflammation de la veſſie, elle eſt ſuivie de dyſurie, de piſſement de ſang, d'un priapiſme & de convulſions.

Indépendamment des remedes uſités dans l'inflammation ſpontanée de la veſſie, il convient, pour émouſſer l'acrimonie de ce poiſon, d'employer le camphre, les émulſions, les demi-bains, les fomentations.

3. *Inflammation traumatique de la Veſſie.*

C'eſt celle qui eſt excitée par des principes méchaniques, tels qu'un coup, une contuſion, une bleſſure, une compreſſion, l'équitation, la commotion du calcul de la veſſie, & elle exige le même traitement que les inflammations & les eſpeces dont on a parlé ci-deſſus.

ORDRE TROISIEME.

PHLEGMASIES

PARENCHYMATEUSES.

ON appelle ainsi les maladies inflammatoires qui ont leur siege dans la substance même des visceres, que les Grecs appelloient *parenchymes*, suivant Galien *libr.* 2. *de simplici Medic. Le parenchyme* est proprement la propre substance de chaque viscere, du foie, des reins, de la rate, des poumons. Les autres visceres, tels que l'estomac, les intestins, la vessie, &c. sont simplement membraneux.

On connoît ces maladies par le siege qu'elles occupent, la figure, l'usage du viscere qu'elles affectent; en ce que la douleur n'est point aiguë, à moins que la membrane qui les couvre ne soit affectée, comme dans l'inflammation du foie, la pleurésie &c. La douleur est gravative, sourde & compliquée des autres signes de l'inflammation, comme d'une fievre aiguë, de chaleur,

leur, &c. Ajoutez à cela, que les phlegmasies parenchymateuses approchent plus du phlegmon, & viennent à suppuration; au lieu que les membraneuses tiennent plus de l'érysipele, & viennent rarement à suppuration. Il faut cependant avouer que les limites de ces deux ordres ne sont point assez distincts, & qu'on n'a point de signes spécifiques de l'inflammation de certains visceres, par exemple, du thymus, de la moelle épineuse, du pancréas, &c.

XIX. *CEPHALITIS*; Inflammation du cerveau; *Coma-cephalus*, Alex. d'Aphrodisée, *de morb. 3. Sphacelismus cerebri*, Hippocrat. *suivant* Bartholin, Ettmuller; *voyez* Amatus Lusitanus, *curat. 9. pag. 16.*, où il parle de ce nom. En latin, *Sideratio*; *Ulcus cerebrum depascens*, d'Amatus Lusitanus; *Apoplexie*, de Brassavole; *Siriasis*, Hippocrat. *Encephalonosos*, J. C. Rhumel; est-ce le

Sphacerus de Galien, ou le *Sphalerus* du même? Castelli Lexicon. *Abcès & sphacele du cerveau*, Riviere, *prax. lib. 1. cap. 12.*

C'est une maladie inflammatoire accompagnée d'une fievre aiguë, d'un délire & d'un assoupissement profond, ou d'une stupeur & d'un assoupissement d'esprit, de *crocidisme* & de *carphologie.*

Le *crocidisme* est un mouvement des mains, pareil à celui qu'on emploie pour arracher le duvet des hardes, ou pour attraper les mouches.

On croit que cette maladie est causée par l'inflammation du cerveau ou du cervelet, & en effet, cette théorie a été plusieurs fois confirmée par l'ouverture des cadavres.

Elle differe de la *léthargie* par sa violence, qui est telle, que les malades en meurent au bout de trois jours; en ce qu'elle se termine le quatorzieme jour au plus tard, & que la fievre est aiguë. De l'*apoplexie* par la fievre, par le mouvement que le malade se donne pour arracher le duvet de ses couvertures ; de la *phrénésie*, par l'assoupissement dont elle est accompagnée.

1. *Cephalitis Ægyptiaca ; Dem el muia* Prosp. Alpinus *de Med. Ægyptiorum ; Phlegmon du cerveau*, appellé par les Egyptiens *dem el muia*. Prosp. Alpin. *de Medic. method. lib. 7. pag. 219.* de *dem* sang, & *muia*, eau.

Il regne presque tous les ans en Egypte au commencement de l'été une maladie approchante de la phrénésie, qui fait quelquefois les mêmes ravages que la peste. Les habitans l'appellent *dem el muia*, & quantité de personnes en meurent en même temps. Elle fut épidémique au mois de Mai 1683 au grand Caire dans le temps que j'y étois. Il mouroit tous les jours un grand nombre de personnes comme de mort subite. Elle est précédée d'un mal de tête & d'insomnie pendant quelques jours ; ce mal de tête est d'abord léger, il est suivi d'une petite tumeur rouge dans l'angle interne de l'œil, qui paroît annoncer un érysipele, & qui rentre ensuite au bout de deux ou trois heures au plus tard. Lorsque cela arrive, les malades perdent la parole, gesticulent

S

des mains, & meurent comme s'ils étoient frappés d'apoplexie.

La chaleur des vents qui regnent dans ce temps-là en Egypte, jointe au régime des Egyptiens, engendre une putréfaction dont cette maladie est la suite.

La cure consiste dans des saignées réitérées, qu'il faut mettre en usage le premier ou le second jour, dès que le mal de tête commence. On donne d'abord au malade un clystere laxatif, après quoi on lui tire au moins une livre de sang à chaque saignée. Lorsqu'on traite des Eunuques, on leur fait des scarifications aux jambes, on leur applique des ventouses humides, on les saigne plusieurs fois, après quoi on les mene dans une étuve où on les fait suer, & où on les lave avec de l'eau chaude. Il y en a, qui après s'être fait saigner, prennent dans le bain une décoction de réglisse avec un peu de graine de fenouil, qui les fait ordinairement vomir, après quoi ils suent pendant une heure. Ces secours, lorsqu'on les emploie à temps, sauvent la vie à un grand nombre de personnes. *P. Alpinus.*

M. *le Blanc* éprouva une ſemblable maladie à l'occaſion de la chaleur exceſſive des fournaiſes, il n'en fut délivré qu'au bout de trois mois par un écoulement de pus par l'oreille. La relation de cette maladie ſe trouve dans le Journal de Médecine. *Sept. 1762*. Il éprouva d'abord une céphalalgie violente qui fut ſuivie de convulſion, de crocidiſme, d'efforts pour déchirer & rompre tout ce qu'il rencontroit; d'enflure de la tête & d'inſomnie.

2. *Inflammation traumatique du cerveau;* Voyez Riviere, *pag. 29. cap. 12. Abcès du cerveau*, Schenckius; Voyez l'article des fractures du crâne *dans les inſtit. chirurg.* d'Heiſter.

Elle eſt cauſée par une fracture au crâne, par l'affaiſſement ou l'ébranlement du cerveau, d'où s'enſuit une ſtaſe du ſang dans ſa ſubſtance, & une inflammation.

Je me ſouviens d'avoir aſſiſté à l'ouverture du cadavre d'un homme qui mourut le ſeptieme jour de ſa maladie. L'occiput s'étoit affaiſſé, il tomba dans un profond aſſoupiſſement accompagné de la fievre & d'un délire obſcur qui dura pendant tout le temps de ſa maladie. Il marmotoit continuellement, & arrachoit le duvet de ses couvertures. Lorsqu'on vint à lever le crâne, je trouvai dans la substance même du cerveau un ulcere d'un travers de doigt de diametre, & d'environ un pouce de long, rempli de pus. Je servois alors à l'Hôpital de St. Eloi, avec M. *Serane* le pere, & nous l'observâmes tous deux. Voici suivant *Riviere* les signes des contusions du cerveau.

Au commencement, pesanteur de tête, tristesse, petite fievre, douleur, assoupissement. La fievre augmente ensuite, le malade se réveille, & jette les hauts cris, il se leve, il porte souvent les mains à sa tête, &c.

3. *Inflammation de cerveau spontanée. Phrénésie hectique*, Hippocrate *1. prorrhetic. text. 33. Abcès & sphacele du cerveau;* Riviere *prax. pag. 28. Morbus solstitialis*, Plaute *Trinumm.*

Elle commence par un grand mal de tête, qui se communique par l'occiput au cou & à toute l'épine du dos; elle est suivie d'une abolition totale de sentiment de même que dans l'apoplexie, avec cette différence pourtant que les malades s'agitent, & ne peuvent refter en place ; ils se prennent la tête avec les mains, & s'efforcent de la déchirer ; à mesure que la maladie avance, le corps languit, & devient incapable de se mouvoir. Cette maladie est accompagnée d'une fievre extrêmement aiguë & violente, & provient d'une grande inflammation de cerveau, qui met le malade hors d'état de rien avaler.

Ceux dont le cerveau est sphacelé, meurent au bout de trois jours ; & s'ils passent ce temps-là, ils échappent. Hippocrate. *Aph. 51. sect. 7.*

Hippocrate appelle phrénésie hectique celle dans laquelle le délire est léger & obscur ; les malades ne parlent point, demeurent tranquilles, & paroissent dormir. Cette maladie est une vraie inflammation du cerveau.

Schenckius rapporte que les malades guérissent, lorsqu'ils rendent du pus par la bouche, le nez & les oreilles. *Voyez* Dodonée *observ. medic. cap. 1. & 2.* & Bonet *sepulchret. pag. 196. observ. 18.* Et les Histoires qu'on rapporte ailleurs de ces maladies.

4. *Cephalitis siriasis ; Siriasis* Aëtii, *Tetrabil. 1. serm. 4. cap. 13. Cauma,*

Alexandri; *Ardor capitis*. Pline *lib.* 2. *cap.* 3.

C'est une maladie à laquelle les enfans sont sujets. On la connoît à la chaleur & à l'affaissement de la fontanelle ; le malade a les yeux cavés, le visage rouge, une fievre ardente, le corps pâle & desséché ; il n'a nul appétit, & ne peut dormir. On croit qu'elle est causée par l'inflammation du cerveau & de ses membranes, & plusieurs Auteurs la regardent comme une phrénésie comateuse, & par conséquent comme une inflammation du cerveau. C'est à ceux qui l'ont observée à nous en donner une description plus exacte.

5. *Inflammation du Cerveau de* Litre.

M. *Litre* a observé une inflammation de la glande pinéale, & avoit promis dans les *Mém. de l'Acad. des Sciences* de donner la description de la maladie qui en résulte, mais il ne l'a point encore fait. On a souvent trouvé dans cette glande des concrétions calculeuses, qui ne nuisoient aucunement aux fonctions de l'ame.

6. *Inflammation de cerveau, épidémi-*

que l'an 1510 ; appellée vulgairement *Coqueluche*, Mezeray, *Hist. de France sous Louis XII.* Typhus *carcerum* Pringle, *tom.* 2. *cap.* 6. §. 4.

Elle consistoit dans une fievre ardente continue accompagnée d'inappétence & d'aversion pour les viandes, de délire, de colique d'estomac, de colique rénale, de douleurs dans les jambes & d'une céphalalgie gravative (on emploie aujourd'hui le nom de *coqueluche*, pour désigner un catarrhe.) Riviere, *centur.* 2. *observ.* 63 & 73, parle d'une pareille maladie sous le nom de fievre maligne, qui étoit accompagnée vers le onzieme jour, & quelquefois le septieme de délire, de soubresauts des tendons, de défaillances, de viscosités noires autour des dents, de la rudesse, de la noirceur & de la sécheresse de la langue.

Indépendamment des remedes généraux, on employa avec succès dans cette maladie cinq vésicatoires aux bras, aux jambes ou sur la nuque, & ensuite un julep composé d'eau de chardon bénit trois onces, d'eau thériacale trois drachmes, de bézoardique minéral deux scrupules, & six grains de camphre. On donna ce julep aux malades deux jours de suite soir & matin, & l'on mettoit dans chaque bouillon un scrupule de bézoardique minéral; mais on les saigna auparavant du front.

Pierre Borelli *Castrensis observ. 55. pag. 60.* rapporte une épidémie singuliere de cette maladie. Quelques malades s'imaginoient avoir trois bouches, d'autres d'avoir perdu les pieds & les mains, d'autres croyoient être au sabbat & parmi les démons & les sorciers. On y croyoit dans ce temps-là, mais on n'y croit plus aujourd'hui.

7. *Cephalitis verminosa. Trousse-galant; Fievre pestilentielle* appellée en François *trousse-galant*, Forestus *observ. 7. lib. 6. pag. 136.*

Cette maladie fut épidémique en France en 1545, & emporta quantité de jeunes gens robustes, ce qui lui fit donner ce nom.

C'étoit une fievre quotidienne continue qui redoubloit tous les soirs, ou bien une insomnie continuelle qui jetoit les malades dans la phrénésie, ou bien un assoupissement continuel, qui dégénéroit en léthargie. Elle commençoit ordinairement par un mal de tête, par une chaleur & une laſſitude dans les reins. Les malades rendoient ſans efforts quantité de vers vivans par la bouche, de maniere qu'on eût cru qu'ils alloient étouffer ; la plupart avoient des efflorefcences, qui étoient ſalutaires, lorſqu'elles ſurvenoient dans le déclin.

Cure. Rien ne fut plus utile dans cette maladie que les ſaignées copieuſes & réitérées. On tiroit dix-huit onces de ſang aux hommes, & une livre aux femmes. On leur tira auſſi une livre de ſang par le moyen de ventouſes ſcarifiées au derriere & aux épaules, on les purgea enſuite avec des minoratifs, & on leur donna des potions vermifuges. Cette maladie ſe terminoit pour l'ordinaire le quatrieme jour, & rarement le onzieme.

8. *Inflammation du cervelet.* Voyez *Pringle* tom. 2. pag. 71.

M. *Privat*, Médecin de Montpellier qui exerce la Médecine à Alais avec beaucoup de ſuccès, obſerva ce qui ſuit dans un ſoldat. Sa maladie commença par un violent mal de tête, qui le jeta dans un aſſoupiſſement carotique profond. Il étoit couché ſur le dos, les yeux ouverts & fixes, son pouls étoit fort & égal, comme celui d'une personne saine, sa respiration étoit libre, il arrachoit continuellement le duvet de sa couverture, il mourut le cinquieme jour à compter de celui où l'assoupissement l'avoit pris. On lui ouvrit le crâne, & on trouva dans le cervelet un petit abcès de la grosseur d'une noisette. Ceci arriva en 1757.

XX. *CYNANCHE*, *Esquinancie*, *Trousse-galant*, *Étranguillon*; *Angine inflammatoire*, de Boerhaave, *Aphor. Prunella*, de Paracelse. *Squinantia*, Gordon, in Lilio. *Les Avives*, de Soleysel.

C'est une maladie inflammatoire aiguë, dont le principal symptome consiste dans la difficulté de respirer & d'avaler; il est accompagné d'une fievre aiguë, de la rougeur, de la chaleur, de la douleur & de l'enflure du gosier.

Quoiqu'on l'attribue dans les Ecoles à la seule inflammation du larynx, ou du pharynx, il conste par plusieurs obſervations qu'elle eſt preſque toujours compliquée de celles des amygdales, & quelquefois de la luette & du palais.

Il y a la même différence entre l'eſquinancie & l'angine, qu'entre la phrénéſie & la manie, la néphrétique & la douleur des reins; l'eſquinancie eſt toujours accompagnée de fievre, au lieu qu'il n'y en a point dans l'angine.

1. *Cynanche tonſillaris; Eſquinancie ordinaire; Synanche* des Grecs. *Cinquieme eſpece d'angine* de Boerhaave, *num. 805*.

Cette eſpece eſt accompagnée de l'enflure, de la rougeur, de la douleur d'une ou des deux amygdales, de l'engorgement des parties voiſines, de l'allongement & de l'enflure de la luette, de l'inflammation du voile du palais, & on s'en apperçoit aiſément, en abaiſſant la langue avec le manche d'une cuiller. Ses variétés ſont l'eſquinancie catarrhale, l'eſquinancie ſanguine, ou vraie, ou l'eſquinancie ſynochale, ou compliquée de fievre putride.

La reſpiration eſt incommode & difficile, elle ne ſe fait ni par le nez ni par le goſier, ou du moins elle ne ſe fait qu'avec peine, à moins que le malade ne l'ait déjà eue pluſieurs fois ; car on a obſervé que la premiere eſt plus forte que la ſeconde, ſur-tout lorſqu'on a coupé la premiere fois l'amygdale, ou qu'elle eſt venue à ſuppuration. Le malade ne peut rien avaler, l'excréation eſt fréquente, muqueuſe, gluante, la douleur répond dans l'oreille par le conduit d'euſtache, on ſent un craquement dans cet organe lorſqu'on avale, le malade devient ſourd.

Catarrhale. Elle eſt cauſée par le froid qu'on a pris dans le temps que le corps étoit échauffé, & elle ſe manifeſte par un coryza, par l'éternuement, la toux ; enſuite, comme on dit, la fluxion deſcend ſur la poitrine, l'eſquinancie diminue, & il ſurvient un rhume ; la toux eſt plus forte, la dyſpnée plus grande, l'expectoration viſqueuſe. La fievre n'eſt ni ſi aiguë, ni les ſymptomes ſi violens. *Voyez* l'angine de Claudin, *Conſil.* 115. *pag.* 275.

Sanguine ou pléthorique. Elle eſt cauſée par un dépôt de ſang dans les amygdales, & celui-ci par la clameur, l'équitation avec le vent en face, par un travail exceſſif, par un vent coulis, ſur-tout entre le printemps & l'été.

On la connoît par le tempérament, par ce qui a précédé, & par le défaut des ſignes de la catarrhale & de la ſynochale.

Synochale. Elle commence par le friſſonnement & le friſſon, ſans aucune cauſe externe. Le goſier devient douloureux, le malade a de la peine à avaler ſa ſalive, la fievre ſurvient accompagnée de la toux, & de la difficulté de reſpirer & d'avaler, la langue eſt blanche, ſale, le malade perd l'appétit, la nauſée augmente par la toux & le vomiſſement, il a la bouche mauvaiſe, des cardialgies, des peſanteurs d'eſtomac, la fievre augmente, elle eſt accompagnée de peſanteur de tête. Cette eſpece demande des ſaignées réitérées, il en faut moins que dans la ſanguine, mais elles doivent être plus copieuſes que dans la catarrhale. Rien n'eſt plus utile après deux ou trois ſaignées, que de faire vomir le malade, en lui donnant du tartre ſtibié; cela procure un écoulement de pituite ſi abondant, même avant le vomiſſement, que le goſier en devient plus libre. Du moins on évacue le levain de la fievre, de maniere que le malade guérit à l'aide d'une seconde saignée & d'une purgation.

Les gargarismes répercussifs ou détersifs conviennent dans toutes les especes. On peut mettre de ce nombre la décoction d'orge avec le syrop de mûre, de grenade; les baies de copal, le sumach, le nitre, le crystal minéral, le miel rosat, entrent aussi dans les gargarismes.

La catarrhale se guérit en se gargarisant la bouche avec de l'eau-de-vie.

Un remede excellent, suivant *Pringle*, dans toute espece d'esquinancie, c'est d'envelopper le cou avec un morceau de drap trempé dans un mélange de parties égales d'huile commune & d'esprit de corne de cerf, en renouvellant cette fomentation de quatre en quatre heures. Ce remede précédé par une saignée fait naître une sueur qui détruit ou au moins diminue l'inflammation. On emploie aussi avec succès des gargarismes préparés avec une décoction de figues dans le lait, à laquelle on ajoute de l'esprit de sel ammoniac.

2. *Cynanche epidemica; Coqueluche*, Riviere, *observ. 19. pag. 136. Febris anginosa* Huxham, *lib. 1. pag. 92. Mala-*

die épidémique, appellée *Coqueluche*, *ibid.*

Cette maladie differe extrêmement de l'inflammation du cerveau, que l'on appelloit autrefois *Coqueluche* d'après Mézeray.

Cette maladie régna en 1557 dans la Gaule Narbonnoiſe, & emporta dans quelques jours quantité de perſonnes. Elle étoit accompagnée de la toux, de la rudeſſe du goſier, d'une inflammation violente, d'une fievre continue, d'un mal de tête violent, d'une toux férine, d'inſomnie, d'une douleur continue de reins & de lombes, d'un coryza perpétuel.

On employa pour la guérir la saignée & les béchiques, qui procuroient des ſueurs fétides abondantes. Ceux qui avoient le goſier bouché & qu'on n'avoit pas ſecourus à temps, moururent d'inanition. On eût pu purger les malades avec la manne & la caſſe; ce purgatif ſatisfaiſoit à l'indication.

3. *Eſquinancie maligne*, Panarole, *pentecoſt.* 5.

L'eſquinancie maligne épidémique, eſt celle qui eſt compliquée d'une tierce continue ou d'une hémitritée, & dont les paroxyſmes durent très-long-temps. *Hartmann* & *Lindanus* prétendent qu'elle est très-dangereuse, & le plus souvent mortelle. Peut-être est-ce la même que la *cynanche contagiosa* de Strausius; l'*angina pestilens in capite fomitem habens*, de Bonet *Polyalth*; les *tonsiliæ pestilentes* d'Aëtius, le *laqueus gutturis*; *ulcus syriacum* d'Arétée; le *garrotillo* des Espagnols; le *pœdancone* de quelques Auteurs Grecs; l'*angina sicca* d'Hippocrate, *1. prognost.* Suivant *Severinus*, elle se manifeste par un charbon qui affecte la base de la langue & le larynx. Elle est très-funeste aux enfans, & c'est de là que lui est venu le nom de *pœdancone*, c'est-à-dire qui étrangle les enfans. On trouve dans le cerveau des cadavres quantité de pustules livides.

Cette espece fut épidémique il y a trente ans dans les environs de Nîmes; elle fit beaucoup de ravage parmi les bœufs, & elle infecta même quelques hommes; elle mangeoit la langue des bœufs à la racine & la leur faisoit tomber. Le seul remede que l'on trouva, fut de ratisser le charbon avec une piece de monnoie ou avec une cuiller, & de la déterger avec un gargarisme détersif, dans lequel on faisoit entrer l'ail, le poivre, le sel & autres choses semblables. C'est à ceux qui l'ont observée, à voir si elle differe des suivantes. *Collect. Acad. tom. 2. pag. 295.*

A. *Cynanche ulcerosa* Vandermonde, 1758, *pag. 557. Mal de gorge gangreneux*, M. Boucler.

Débilité extrême, pulsation des tempes, quotidienne continue aiguë, déjections séreuses ensuite des cathartiques, saignemens de nez, le voile du palais rouge, pouls foible, escarres grises & extrêmement sensibles dans tous les recoins rouges du palais, lesquelles augmentent malgré tous les gargarismes, à l'exception de celui de M. *Raulin.* Faites dissoudre un scrupule de sel de Saturne dans deux onces d'eau de plantain, trempez de la charpie dedans, & touchez-en les escarres plusieurs fois par jour, c'est le moyen de diminuer les ulceres & de les consolider. On détruit promptement ces ulceres, si on les touche six fois dans la journée, avec un pinceau trempé dans un mélange de demi-once de miel rosat, & de vingt gouttes d'esprit de sel, en employant pour gargarisme l'infusion de fleur de sureau, qui doit servir en même temps pour boisson. *Illustr. van Swieten.*

B. *Esquinancie gangreneuse*, M. Marteau, *Journal de Médecine*, *Mars 1756. Maux de gorge malins & gangreneux*, Huxham, *Journal de Médecine*, *Octobre 1757. Esquinancie contagieuse & pestilentielle*, *dissert. de M.* de Rabours, *sur les ulceres des amygdales*, *1749.*

Les attaques de ce mal s'annoncerent très-différemment dans différentes personnes. Le plus communément cependant c'étoit d'abord des alternatives de chaud & de froid, pesanteur & douleur de tête; mal de gorge & enrouement; un peu de toux, grande foiblesse, oppression & débilité de poitrine, des nausées & un tenesme dans les enfans. Le pouls en général étoit vif, petit & sautillant, les urines pâles & crues; elles étoient cependant dans les adultes hautes en couleur, en petite quantité, troubles; les yeux étoient pesans, rouges, pleurans.

Le visage plein & bouffi, animé, rarement pâle & abattu.

La nuit aggrave tous les symptomes, c'est le temps où la fievre redouble; le redoublement revient constamment le ſoir pendant tout le cours de la maladie ; quelquefois même le délire prend dès la premiere nuit.

Les amygdales s'enfloient tantôt plus tôt, tantôt plus tard ; un peu après ſe déclaroit l'enflure des glandes parotides & maxillaires, qui devenoit conſidérable en très-peu de temps, quelquefois même auſſi-tôt ; de ſorte que le malade ſembloit menacé d'étouffement. La bouche étoit d'un rouge fleuri & foncé ; il paroiſſoit ſur la luette, les amygdales, le voile du palais, & la partie poſtérieure du pharynx, quelques taches blanchâtres & livides diſperſées çà & là, qui ſouvent ne tardoient guères à s'aggrandir, & qui dégénéroient en ulceres ſuperficiels qui rongeoient la luette & les amygdales.

La langue étoit blanche & moite au bout, mais à la racine elle étoit fort chargée, & couverte d'une matiere épaiſſe, jaunâtre ou brune.

L'haleine devenoit alors fétide, & finiſſoit par être inſoutenable.

Le ſecond ou le troiſieme jour, tous les ſymptomes s'aggravoient & la fievre augmentoit ; ils ſe calmoient au bout de trente ou quarante heures, à l'exception de l'insomnie, de la difficulté d'avaler, & de l'anxiété, qui devenoient beaucoup plus grandes.

La tête se troubloit, devenoit douloureuse & pesante, il y avoit toujours en général plus ou moins de délire, quelquefois une insomnie & une phrénésie continuelle, ou une stupidité, & le malade se parloit en marmottant à lui-même.

La peau étoit seche, rude, avec une disposition à la sueur; l'urine étoit telle qu'au commencement, le malade avoit des envies de vomir, il avoit un cours de ventre, & cela arrivoit sur-tout chez les enfans.

La respiration devenoit beaucoup plus difficile, & elle étoit accompagnée d'une espece de râlement, comme si le malade alloit être étouffé, la voix étant tout-à-fait creuse & enrouée, de sorte qu'il n'y avoit personne qui ne pût aisément reconnoître la maladie dans ceux qu'elle attaquoit.

Le quatrieme ou le cinquieme jour ils crachoient des mucosités puantes, & purulentes; quelquefois teintes de sang: d'autres fois la matiere étoit tout-à-fait livide, & d'une odeur abominable.

La plupart avoient les narines enflammées & excoriées, continuellement dégouttantes d'une matiere ichoreuse excessivement âcre, qui corrodoit les joues & les mains dans les enfans, & qui les faisoit éternuer.

La suppression de cet écoulement de la bouche & du nez étouffa quelques enfans, & occasionna dans ceux qui l'avalerent des excoriations d'intestins, des tranchées violentes, des dyssenteries, jusqu'à des excoriations de l'anus & des fesses.

La trachée artere se carioit, & les malades rendoient en crachant des lambeaux de ses membranes externes; ils languissoient long-temps & mouroient enfin phthisiques. Il arrivoit souvent aussi que ces matieres tombant tout-à-coup sur les poumons, emportoient le malade par une péripneumonie.

Il survenoit vers le troisieme ou quatrieme jour une efflorescence sur la surface de la peau; elle étoit tantôt de couleur cramoisi, tantôt sous une forme érysipélateuse sur la poitrine & les bras, comme si l'on eût barbouillé la peau avec du suc de framboise ou du vin; tantôt sous celle de pustules sur le visage, elle causoit une démangeaison, l'épiderme tomboit par écailles, ce qui étoit le plus communément d'un bon augure.

Lorsque cette éruption prenoit une couleur livide ou plombée, ou rentroit sur le champ, le danger étoit plus pressant, sur-tout s'il paroissoit de côté ou d'autre des taches pourpres ou noires, comme cela arrivoit quelquefois ; les urines devenoient limpides & claires, il survenoit des convulsions, & bientôt le malade mouroit suffoqué.

Cette maladie parvenoit ordinairement à son état vers le cinquieme ou le sixieme jour dans les jeunes sujets ; elle tardoit plus long-temps dans les adultes, elle affectoit le malade comme s'il avoit eu une péripneumonie, & alors il mouroit dans une attaque de *coma*, ou phthisique, après avoir langui long-temps.

Si le pouls devenoit moins fréquent & plus égal, si le fond de la gorge se nettoyoit d'une maniere sensible & paroissoit vermeil & frais, & qu'en même temps la respiration devînt libre & aisée, & que les yeux reprissent un certain degré de vivacité & de brillant, il il ſurvenoit une criſe ſalutaire par les ſueurs, & les urines troubles qui dépoſoient un ſédiment furfuracé, & enfin l'expectoration ſe faiſoit avec facilité, & l'épiderme tomboit par larges écailles.

Mais s'il ſurvenoit un friſſon, & que les exanthemes rentraſſent ſubitement ou devinſſent livides; ſi le pouls devenoit petit & vif, & que la peau reſtât ſeche & brûlante, la reſpiration plus difficile, l'œil morne & abattu, les urines pâles & limpides, la phrénéſie ou le coma ne tardoient pas à venir, avec une ſueur froide & viſqueuſe du viſage; la mort alors n'étoit pas éloignée, particuliérement s'il y avoit des hoquets avec reſſerrement à la gorge, ſi le viſage étoit bouffi, pâle, luiſant, huileux, & l'air cadavereux.

Une ſimple ſaignée eſt quelquefois utile, mais la ſeconde eſt toujours nuiſible. Dans la premiere, le ſang eſt couvert d'une coëne tenace & plombée; dans la ſeconde & dans les ſuivantes, il eſt verdâtre, comme une eſpece de gelée, ou noirâtre, ſans ſéroſité, mou & diſpoſé à ſe diſſoudre.

On trouva à l'ouverture des cadavres les viſceres remplis d'un ſang putride, diſſous & ſphacelé. M. *Serane* le pere a écrit ſur cette eſpece dans les Mémoires de la Société de Montpellier.

La cure conſiſte à corriger la putréfaction du ſang avec des antiſeptiques chauds, mais non point avec les ſels alkalis volatils.

Toutes les fois que j'étois appellé auprès d'une perſonne attaquée de cette maladie, j'ordonnois un lavement émollient, rarement employois-je la ſaignée; j'y joignois les cathartiques doux, lorſqu'ils étoient indiqués au commencement, ce qui eſt rare; je la purgeois dans le déclin. Lorſque la nauſée & le vomiſſement étoient forts, je leur donnois l'oxymel ſcillitique, ou tel autre émétique léger, pour calmer les ſymptomes de l'eſquinancie.

Immédiatement après je donnois au malade une mixture compoſée de ſel d'abſynthe, ou de ſel volatil de corne de cerf, de ſuc de limon & d'eau alexitere ſimple, à laquelle j'ajoutois la poudre de contrayerva compoſée, & un peu de myrrhe & de ſafran. Quant à ces derniers, je les ordonnois en bol avec un peu de nitre ſi la fievre étoit forte, & j'y ajoutois un grain ou deux de camphre pour les adultes, lorsque leur estomac pouvoit le supporter; s'il ne le pouvoit pas, j'y substituois un julep camphré ou le vinaigre camphré, avec le syrop de groseilles noires, de framboise ou autre semblable. Le second ou le troisieme jour je faisois ajouter à la mixture saline ou au julep cordial la teinture de quinquina alexitere, qui favorise l'éruption des exanthemes, sans empêcher les sueurs. J'ai quelquefois essayé de les exciter par des diaphorétiques doux & légers, & par une très-ample boisson d'eau d'orge. Lorsque les sueurs étoient fétides, j'ajoutois à la teinture de quinquina l'élixir de vitriol, ou je lui faisois boire du vin trempé avec du jus de limon. Je lui faisois laver fréquemment la bouche & la gorge avec un gargarisme fait d'une décoction de figues, de roses rouges, de myrrhe & de miel, d'esprit de vitriol & de substances mucilagineuses. Quelquefois je faisois respirer la vapeur des roses rouges, des fleurs de camomille, de myrrhe & de camphre bouillis dans le vinaigre, aussi chaude que le malade pouvoit la supporter, & il en retiroit un prompt soulagement. J'appliquois des épipastiques sur les parotides, ou derriere les oreilles, j'appaisois le météorisme avec des fomentations émollientes.

4. *Esquinancie exanthémateuse.* Collect. Acad. *tom.* 3. *observ.* 42. de Wincler; *Angina variolosa* Sydenhami, *pag.* 659. 664. *Angina morbillosa* Sydenhami, *pag.* 144. Morton, *de morbillis.*

L'esquinancie variolique survient dans le temps que les pustules suppurent, ou sont sur le point de sécher, je veux dire vers le onze, à compter du jour de l'attaque. Comme le voile du palais & la partie postérieure du pharynx sont alors remplis de pustules, le malade rend par le nez les bouillons qu'on lui donne, il ne peut se moucher ni cracher la mucosité qui s'est desséchée, il a peine à respirer, sa gorge se resserre, & il survient une fievre accidentelle dans la petite vérole confluente.

Rien n'est meilleur que d'injecter avec une seringue dans le nez & la bouche du malade une décoction d'orge & de miel rosat, pour les lui ramollir & le soulager.

A l'égard de l'esquinancie de la rougeole, elle vient dans le temps de l'éruption, & même avant; elle eſt accompagnée d'une voix rauque, d'une toux ſeche très-incommode, du coryza, de larmoiement, de la difficulté de reſpirer & d'avaler, parce que le palais ſe trouve engorgé de la matiere qui ſort des boutons : l'on emploiera les tiſanes édulcorantes & les éclegmes que j'ai indiqués dans la cure de la rougeole.

Le Docteur Allioni, *in tractatu de morbo miliarium*, traite en peu de mots de l'*eſquinancie miliaire*, qui précede l'éruption : elle ceſſe dès qu'elle eſt faite. L'illuſtre *Brogiani*, Profeſſeur à Piſe, *lib. de venenis, pag. 101.* a obſervé dans la ſcarlatine & dans la rougeoule, une eſquinancie accompagnée d'une averſion pour l'eau, pareille à celle qu'éprouvent les hydrophobes, ſans que les malades en mouruſſent.

5. *Cynanche trachealis; Anginæ prima ſpecies* Boerhaavii, *n. 801. Angina canina* Zacuti Luſitani, *obſerv. 88. lib. 1. Cynanche vera Græcorum*, & *Cynanche laryngea.*

Lorſque l'inflammation n'affecte que la membrane muſculeuſe interne de la trachée artere, ſans toucher aux autres parties, elle eſt accompagnée de tumeur, de chaleur, de douleur, d'une fievre aiguë, ardente. Elle ne ſe manifeſte d'ailleurs par aucun ſigne extérieur, le malade a la voix aiguë & glapiſſante, on entend une eſpece de ſifflement, l'inſpiration eſt douloureuſe, la reſpiration courte, fréquente, élevée & gênée. Le ſang a peine à circuler dans les poumons, le pouls vacille, le malade eſt dans des angoiſſes extrêmes & ne tarde pas à mourir. Cette eſquinancie eſt d'autant plus funeſte, qu'elle ne ſe manifeſte par aucun ſigne extérieur. Plus le mal eſt voiſin de la glotte & de l'épiglotte, plus la vie du malade eſt en danger. Lorſque l'inflammation affecte les muſcles du larynx, & qu'elle eſt interne, le malade ne peut rien avaler qu'il ne ſente des douleurs cruelles, qui augmentent toutes les fois qu'il parle & qu'il crie; ſa voix eſt aiguë & perçante, il tombe dans des angoiſſes qui ſont en peu de temps ſuivies de la mort. Cette variété affecte la trachée artere, & eſt la plus mauvaiſe de toutes.

Voyez là-deſſus Dodonée, *obſerv. c.* 18. Tulpius, *lib.* 1. *cap.* 51. Grég. Horſtius, *&c.*

6. *Cynanche pharyngea*, quatrieme eſpece d'eſquinancie, Boerhaave, *n°.* 804. en grec, *paraſynanche. Paraſynancie*, difficulté d'avaler, avec inflammation.

Lorſque l'inflammation n'affecte que le pharynx, il eſt aiſé d'appercevoir les ſignes qui lui ſont propres par l'inſpection du goſier. La reſpiration eſt aſſez libre, la déglutition douloureuſe, impoſſible, le malade rend la boiſſon par le nez, elle retombe dans la trachée artere, & excite une toux violente. Les alimens ni la boiſſon ne paſſant plus, les humeurs s'échauffent & ſe deſſechent, la fievre ſurvient; & comme elle n'eſt point violente, le malade traîne long-temps avant de mourir.

7. *Cynanche thymica*, Bonet, *Sepulchret. obſervat. 11. pag. 478.*

Cette eſpece provient de l'inflammation du thymus, & elle eſt rare. L'œſophage & la trachée artere étant preſſés par le thymus, il ſe forme une tumeur au bas du cou près du ſternum; le malade rejette ce qu'on lui donne; on n'apperçoit aucun changement dans le goſier.

8. *Cynanche hepatica*, Guarinonii,

confil. 161. Les avives; Angina salvâ laringe à jecore corrupto ortum ducens, Bonet, *sepulchret.*

On n'apperçoit aucune altération dans le larynx de ceux qui meurent de cette esquinancie; mais leur foie est tellement putréfié qu'il se réduit en poussiere comme une motte de terre; & ce sont les vapeurs qui s'en élevent qui resserrent le larynx. Le malade meurt au bout de trente heures.

Les chevaux sont sujets à cette maladie, lorsqu'on les baigne pendant qu'ils sont en sueur; les avives s'enflent, & ils meurent pour l'ordinaire au bout de deux jours. Leur foie, comme l'observe *Glisson*, est entiérement putréfié & fondu.

9. *Cynanche à deglutitis; Angina spuria*, Ettmuller. *Vide* Dysphagiam, ou difficulté d'avaler.

10. *Cynanche arthritica; Angina arthritica*, Musgrave, *cap.* 13. *Esquinancie arthritique. Esquinancie métastatique, occasionnée par la rentrée de la gale, des dartres*, de Meyserey, *tom.* 2. *n°.* 318.

Cette espece vient à la suite d'un accès de goutte réguliere; elle est causée par l'ardeur de la fievre, & compliquée d'une douleur paſſagere dans les articles. Elle dégénere aiſément en un abcès qui vient à ſuppuration, lequel prend la place de la goutte, ce qui fait que le malade en eſt long-temps exempt; mais elle revient lorſqu'on répercute la matiere qui l'occaſionnoit.

Elle eſt précédée d'une fievre violente, preſque ardente, & ſuivie de douleurs, & d'une tumeur phlegmoneuſe dans le goſier; le malade a tant de peine à reſpirer & à avaler, qu'il ne peut plus rien prendre au bout de deux jours; il rend beaucoup de ſalive, il eſt conſtipé, & ſon ſang eſt *coëneux*.

Cure. Il faut attirer les humeurs au-dehors par le moyen de la ſaignée, de la purgation, des gargariſmes, des véſicatoires, comme dans l'eſquinancie ordinaire, & tâcher ſur-tout de les rappeller dans les parties oppoſées à celles ſur leſquelles elles ſe ſont jetées; & c'eſt en quoi cette cure differe de celle des autres. Pour cet effet, le malade uſera de cidre, de vin blanc ou de vin du Rhin, après s'être purgé, pour prévenir les douleurs des articles qu'ils ont coutume d'occaſionner. On appliquera ſur l'article affecté un emplâtre préparé avec la poix de Bourgogne, ou la toile cirée, ou un phénigme âcre & irritant; on lui fera baigner les pieds dans de l'eau aussi chaude qu'il pourra la souffrir; & après que la tumeur sera formée, on la couvrira d'un morceau de flanelle, ou avec un linge plié en double; dès que cette tumeur paroît sur les pieds ou sur les genoux, le reste de l'esquinancie se dissipe.

11. *Cynanche mercurialis*, Schenckii, *lib. 6. observat. Esquinancie causée par les frictions mercurielles*, Astruc, *des accidens qui arrivent dans les maladies vénériennes*, *l.* Stadii, *lib. 4. cap. 8.*

Il arrive quelquefois après la troisieme ou la quatrieme friction, que les glandes salivaires, maxillaires, parotides & les amygdales, s'enflent tout-à-coup, s'échauffent, deviennent douloureuses; la langue s'enfle, sort de la bouche; le visage & la tête s'enflent aussi; le malade a de la peine à respirer & à avaler; il perd la voix, ou s'il parle, on croiroit qu'il mugit; il tombe dans l'assoupissement & dans une fievre aiguë; la salivation est fétide, copieuse, gluante; il vient de petits ulceres sous la langue, dans l'intérieur des joues, il sent les mêmes douleurs que si les dents poussoient, les gencives sont rouges & enflées, les dents branlent, tombent, lors sur-tout qu'elles ne sont liées que par le tartre; ce sont là la plupart des accidens que causent les frictions mercurielles trop réitérées, lorsqu'on néglige de faire prendre au malade un nombre de bains suffisant.

La cure exige, 1°. que l'on fasse quitter au malade le linge que le mercure a sali, qu'on lui fasse prendre un bain tiede pour déterger la peau, qu'on appaise l'agitation du sang par la saignée, & qu'on évacue le mercure par la purgation, sans négliger les gargarismes de lait tiede, &c.

12. *Cynanche prunella*, Ettmuller. *de febrib. pag.* 202 & 207. en allemand, *die braune.*

C'est un symptome de la tierce continue ardente; il est compliqué de la soif, d'une chaleur extrême, de la sécheresse, & d'une rougeur obscure de la langue, de l'ardeur du gosier, de la difficulté d'avaler & de respirer.

Les remedes qui lui conviennent sont le mucilage de semence d'herbe aux puces & de coing, que l'on délaye dans de l'eau extraite de joubarbe, & dont on a soin de bassiner la langue. On y joint un gargarisme composé avec les eaux de plantain, de laitue, de morelle, de troêne, de pourpier, de prunelle, avec le jus de mûre, d'épine vinette, de citron, le cristal minéral, ou le nitre, &c.

Les mots de *prunella* & d'*angina* sont synonymes dans *Paracelse*.

13. *Cynanche à dyssenteria*, Ettmuller, *de anginâ*; G. Fabricii Hildani, *de dyssenteriâ*; Lamoniere, *Traité du flux dyssentérique*, *cap*. 5. *Esquinancie causée par la dyssenterie*.

Cette espece vient à la suite de la dyssenterie qu'on a arrêtée ou mal traitée; elle est compliquée de l'inflammation du gosier, de fievre, de lipothymie. *Hildanus* la croit occasionnée par des pustules qui s'engendrent dans le gosier, & qui ont coutume de se former sur les levres des personnes convalescentes.

On la guérit avec des gargarismes de lait, de décoction d'orge, en oignant le cou du malade avec de l'huile de lys, d'amande douce, & en appliquant dessus de la laine grasse. Vous trouverez un plus grand détail *dans la Bibliotheque de Médecine-pratique de* Manget, *à l'article de l'*Esquinancie, *pag.* 77.

14. *Cynanche parotidæa*, vulgò *oreillons & ourles*, Tissot, *Avis au peuple.*

Cette espece est sans fievre; les parotides & les glandes maxillaires sont enflées. Le malade a de la peine à avaler & à ouvrir la bouche. On le guérit en lui prescrivant une diete légere, une boisson résolutive, & en le tenant dans un lieu chaud.

15. *Cynanche purpuro-parotidæa*, D. Tissot, *n°. 117.* A.

Cette espece differe de l'esquinancie ordinaire, par la tumeur des parotides & de tout le cou, par une éruption de taches pétéchiales, qui a lieu jusqu'au sixieme jour, à moins qu'elle ne soit suppléée par une sueur abondante. La fievre dans cette espece a des redoublemens irréguliers; la difficulté d'avaler est peu considérable; les amygdales paroissent ulcérées, mais sans malignité. On guérit cette maladie par les saignées & les sudorifiques, surtout par l'usage du kermès minéral.

XXI. *CARDITIS ; Inflammation du cœur ; Inflammation du cœur & du péricarde*, Senac, *Malad. du cœur, chap. 6 & 7.* Meckel, *Mémoires de Berlin, 1756.*

Le caractere de cette maladie est obscur & douteux. On le tire de la douleur qui se fait sentir sous le sternum, de la palpitation, des fréquentes défaillances, de l'inégalité & de la fréquence du pouls, quelquefois de la fievre aiguë qui survient au bout de quelques jours avec un pouls dur & fréquent. Elle est accompagnée de douleurs poignantes, d'anxiétés continues dans la région du cœur.

1. *Inflammation du cœur spontanée* ; Voyez *trois observat.* de M. Meckel & Senac *cap. 7.* où l'on trouve plusieurs Histoires de cette maladie.

L'Illust. *Trecourt* Journ. de Médecine Déc. 1755. fait l'énumération des signes qui caractérisent l'inflammation épidémique du cœur. Ces signes sont 1°. les symptomes péripneumoniques très-violens ; 2°. une difficulté extrême de respirer, avec un intervalle très-long entre l'expiration & l'inſpiration qui ſuit; 3°. une ſoif ardente; 4°. une averſion pour la boiſſon, ſi grande, que les malades frémiſſent & tombent en convulſions au ſeul aſpect de l'eau; 5°. une douleur dans la région du cœur, pareille à celle qu'y exciteroit un clou qu'on y enfonceroit; ajoutez à ces ſymptomes une nauſée continuelle, la palpitation, la dépreſſion du pouls, les yeux larmoyans, triſtes, la langue ſeche, noire, le ſang pleurétique, couvert d'une coëne denſe & jaune; cette maladie contagieuſe ſe terminoit au bout d'une ſemaine. La ſubſtance du cœur parut ulcérée dans tous les cadavres qu'on ouvrit, & on obſerva dans pluſieurs cadavres, des concrétions polypeuſes, & des adhérences du péricarde avec le cœur.

Cure. On ſaignoit les malades 4 ou 5 fois le premier jour, & on les purgeoit ſans délais avec une décoction de caſſe dans laquelle on délayoit du tartre ſtibié; ces ſecours adminſtrés le premier jour, produiſoient un très-bon effet; différés au lendemain, ils étoient inutiles; lorſque la maladie s'étendoit juſqu'au cinquieme ou ſixieme jour, on pouvoit espérer d'arracher les malades à la mort ; les aposemes délayans, la poudre tempérante mêlée avec un peu de camphre, les tisanes nitrées, & les purgatifs réitérés de deux jours l'un, ont sauvé plusieurs malades; il en mourut cependant une vingtaine, malgré ces secours. *Ill. Trecourt.*

Un jeune homme ressentoit des douleurs aiguës & poignantes dans la région du cœur, accompagnées d'anxiétés & d'oppression, qui l'empêchoient de vaquer à ses affaires. Il fut attaqué le sixieme jour de la fievre, son pouls devint dur & fréquent. Après plusieurs saignées, la maladie diminua le quatorzieme jour, mais les anxiétés & les douleurs augmenterent, & il mourut le vingtieme jour.

Ouverture du cadavre. Toute la superficie du cœur étoit couverte de pus, & d'une croûte grasse & purulente, qui couvroit sa tunique qui étoit rongée; le péricarde étoit rouge, entouré de vaisseaux gonflés, le tissu charneux du cœur, pâle, flasque.

On peut voir dans l'endroit cité plusieurs observations sur le corps, les oreillettes, la base, la pointe, le péricarde

&c. du cœur dans les cas où il s'enflamme & qu'il vient à suppuration. Le diagnostic & le pronostic sont incertains, & les méthodes curatives de nul effet.

2. *Inflammation du cœur traumatique.* Senac, *Blessures du cœur, chap. VI.*

Elle est indiquée par le lieu de la blessure, la direction de l'instrument, la profondeur de la plaie & par d'autres signes très-obscurs, savoir, par la douleur, l'anxiété, la fievre qui survient le second ou le troisieme jour. Elle est souvent accompagnée de défaillances, de la petitesse & de l'inégalité du pouls, de sueurs froides, d'anxiétés, sans fievre aiguë ni palpitation. *Voyez* syncopes & orthopnées traumatiques. L'issue est pour l'ordinaire funeste, & le malade meurt au bout de quelques jours d'une hémorrhagie.

Dans les inflammations du cœur & de l'estomac, la fievre eu égard à la chaleur & au pouls, est petite, rare, ou nulle, mais funeste quant à l'issue & aux symptomes; elle tient pour l'ordinaire de la fievre maligne, de sorte que ces maladies n'appartiennent presque point à cette classe.

L'inflammation des yeux appartient à *l'ophthalmie*, celle des oreilles à l'*otalgie*, celle des mamelles à la *mastalgie* ou à la *synoque laiteuse*.

XXII. *PERIPNEUMONIA*, Péripneumonie ; *Pneumo-pleuritis*, Dolæi, *Encycloped. Pulmonia pneumonia*, Alpini, *Medic. meth. lib. 7. Pneumonia & Peripleumonia*, Castelli *Lex.* appellée par quelques-uns *Pulmonaria*, *Pleuro-peripneumonia*, Bonet, *Merc. compil.*

La péripneumonie est une maladie inflammatoire accompagnée d'une fievre aigue, d'oppression & de difficulté de respirer, d'une douleur gravative de poitrine, d'une toux incommode, de crachement de sang, & de la mollesse du pouls.

Son principe morbifique est l'engorgement des vaisseaux sanguins des poumons, que la nature s'efforce de lever, ou de conduire à suppuration par le moyen de la toux, de la fievre, de la dyspnée, y étant portée par le sentiment confus qu'elle a de l'obſtacle qui s'oppoſe à la circulation & à la reſpiration.

Dans l'aſthme, il n'y a que la reſpiration de gênée, ce qui fait qu'il n'y a point de fievre. Mais dans la péripneumonie, l'engorgement empêche le ſang de circuler dans les poumons, de ſorte que le cœur ne peut que ſe reſſentir de cette réſiſtance ; & de là vient qu'il s'efforce de la ſurmonter par l'attrition, la chaleur & l'impulſion qu'il communique au ſang, indépendamment de l'expectoration du ſang, qui emporte une partie des ſaburres.

Dans la péripneumonie & la pleuréſie ſanguines ou vraies, la fievre eſt ſynoque, c'eſt-à-dire, continue & d'une ſemaine ; dans les putrides, les impures & les malignes, la fievre eſt continue, ou tierce continue double, ou quotidienne continue, & dure pour l'ordinaire deux ſemaines.

1. *Peripneumonia pura ; La vraie péripneumonie ; Pneumonitis* Mich. Bourgard, *diſſert. 1754. Péripneumonie vraie* des Auteurs.

Cette eſpece, dans laquelle il n'y a ni ſaburre putride, ni maligne, eſt occasionnée par l'agitation de la pléthore & par l'engorgement subit des poumons. Elle est accompagnée d'une fievre synoque continue non rémittente; l'haleine ne sent point mauvais, point de nausée, la chaleur est intense, le visage haut en couleur, le pouls vif, plein, mollet, ondoyant, quelquefois inégal, mais d'une inégalité qui est propre à celui de la poitrine, je veux dire, redoublée; les crachats sont sanguinolens, ou jaunes, dans le déclin, blancs, visqueux.

On la guérit de même que la pleurésie sanguine inflammatoire, par des saignées réitérées jusqu'à dix fois dans les adultes; on leur tire le premier jour toutes les quatre heures environ demi-livre de sang, on leur fait prendre dans l'intervalle quelques bouillons légers, & une potion délayante, telle que la décoction d'orge avec la réglisse, ou, ce qui est le plus usité, des feuilles de chicorée, le suc dépuré de bourrache, à la dose de trois onces dans l'intervalle des bouillons. Mais comme le suc de bourrache, lorsqu'on le donne en trop forte dose au commencement de la maladie & à des sujets bilieux, excite la fievre, il vaut mieux faire bouillir quelques feuilles de bourrache dans une infuſion de capillaire, à moins qu'il ne faille provoquer la ſueur le troiſieme ou le quatrieme jour; dans ce cas, il convient de donner au malade quatre onces de ſuc de bourrache pur & chaud avec la thériaque, l'antimoine diaphorétique, le ſang de bouc, &c.

2. *Peripneumonia putrida.* Theſe ſoutenue à Paris en 1752. *Péripneumonie ſymptomatique.*

Elle eſt occaſionnée par une fievre émitritée, ou par une tierce continue putride, ou par la cacochylie putride des premieres voies qui a paſſé dans le ſang. On la connoît à la puanteur de l'haleine, à la ſaleté de la langue, à l'exacerbation de la fievre, à la nauſée, la peſanteur de l'eſtomac, la cardialgie, la ſyncope, qui annonce quelquefois l'attaque, le vomiſſement bilieux. Elle ſe manifeſte par un froid & un friſſon, auquel ſuccedent, le premier ou le ſecond jour, la toux, une douleur de poitrine, poignante dans le côté, gravative dans la région du ſternum, ou la pleuro-pneumonie de *Schroëder.*

Cette eſpece exige des ſaignées moins

copieuses; & dès la premiere rémission il faut prescrire au malade un léger cathartique, comme deux onces de manne dissoutes dans un verre d'infusion de fleurs de mauve ou de violette, à laquelle on joint quelquefois un grain de tartre stibié, ou quatre gouttes de syrop de Glauber pour accélérer la purgation, après quoi l'on revient à la saignée, & l'on se conduit pour tout le reste de même que dans la pleurésie.

3. *Peripneumonia ardens*, Brunsfels. *Peripneumonitis* Mich. Bourgard. *Peripneumonia biliosa* Foresti *lib. 16. obs. 46. pag. 71.*

On la connoît au type de la tierce continue, auquel se joignent une soif ardente, l'ardeur de la poitrine, le tempérament sec & bilieux du malade, par les exercices outrés qui ont précédé, les liqueurs spiritueuses dont le malade a usé, par la colere à laquelle il s'est laissé emporter, à la couleur jaune ou noire de la langue, à sa sécheresse, à la couleur jaune des crachats & de l'urine, à la vîtesse du pouls, à l'âcreté & à la sécheresse de la chaleur.

Cette variété exige des saignées réitérées, des tisanes adoucissantes & rafraîchissantes faites avec la fleur de mauve, la décoction d'orge & la réglisse, les semences froides ; dans la rémission, des cathartiques légers composés d'une décoction de manne dans une infusion de fleurs de violette, de graine de lin ; le soir, le syrop de nénufar, & même de pavot blanc en petite dose, pour ne point arrêter le vomissement, & le reste comme dans la premiere espece. Cette maladie se termine par des sueurs qu'il faut aider à temps. J'ai vu saigner des malades jusqu'à dix-huit fois, & ils s'en sont bien trouvés.

4. *Peripneumonia maligna ; Febris crimodes* Foresti *observ. 37. lib. 1. Schol. Peripneumonia pestilens* Schenckii, *obs. lib. 6. pag. 855. Peripneumonia erysipelatosa*, Schenckii *schol. ad obs. 46. Péripneumonie maligne.*

Cette péripneumonie, si l'on en croit *Gallus* & *Schenckius*, fit un si grand ravage en Europe en 1348, qu'il n'échappa qu'un dixieme des habitans. Elle tuoit les malades au bout de trois ou quatre jours.

Quartâ luce frequens fato perdebat acerbo,
Infecit Latium atque Europâ sæviit omni.

Fracastor. *de Syphilide.*

Elle étoit accompagnée de la toux, d'une difficulté de respirer, qui obligeoit les malades de rester assis, de crachement de sang, d'exanthemes, d'abcès externes, &c.

Elle demande le même traitement que la pleurésie maligne, vermineuse, pestilentielle.

5. *Peripneumonia typhodes*, Deplaigne, Journ. de Méd. Septembre 1757. *Pleuro-péripneumonie bilieuse & putride; Epidémie annuelle parmi les troupes qui étoient en garnison à Valenciennes.*

Caractere. Oppression de poitrine, douleur poignante, ou gravative, abattement considérable des forces, pouls petit, foible, profond, souvent concentré, à peine fréquent pour l'ordinaire (sans fievre, à ce que dit l'Auteur) dyspnée, respiration entrecoupée, toux violente, seche, expectoration difficile, les crachats gluants, ténaces, jaunâtres; surviennent les nausées, le vomissement bilieux, la langue épaisse, couverte de saburres blanchâtres, céphalalgie légere, mais qui venant à augmenter, jette le malade dans un délire obscur, proportionné à l'engorgement de la poitrine. Dans les cadavres

cadavres, ſuppuration du poumon, engorgement ou ſuppuration des deux lobes ; le thorax rempli de pus, ou d'une ſéroſité gélatineuſe, pareille matiere dans les viſceres du bas ventre ; quelquefois du pus ou de la ſéroſité dans le péricarde ; la plevre adhérente au côté malade, ſouvent des concrétions polypeuſes dans le cœur, indiquées par une reſpiration gênée & fréquente ; toutes les autres parties ſaines, à l'exception que le foie eſt plus gros & d'une couleur plus pâle.

Cure. Après une ou deux ſaignées, preſcrivez l'émétique au malade, & même, ſi le pouls eſt petit & peu fréquent, commencez par une potion émétique & cordiale.

Réitérez la ſaignée, ou purgez-le avec des minoratifs & quelques grains de tartre ſtibié.

Auſſitôt après les premieres évacuations, appliquez un emplâtre véſicatoire ſur le côté malade ; les ſymptomes ſe calment au bout de quinze heures, la fievre diminue, l'expectoration recommence, la diaphoreſe ſurvient, on ne remarque aucune altération dans les urines. Les antiſeptiques énergiques n'ont rien de dangereux dans cette maladie ; c'eſt pourquoi il convient de donner au malade, toutes les quatre heures, un bol compoſé avec la racine de contrayerva, le camphre & le nitre, ou tel autre béchique & diaphorétique ſuivant le cas.

L'oxymel ſcillitique, le ſyrop de guimauve avec l'eau de ſcabieuſe, d'impératoire ou de ſcordium, & quelque peu d'huile d'amande douce, appaiſent la toux.

La diaphoreſe & l'expectoration annoncent une heureuſe iſſue ; c'eſt pourquoi, il convient, ſuivant les cas, de donner au malade dans les intervalles des cathartiques minoratifs, des lavemens, des tiſanes nitreuſes ou béchiques, des cordiaux & des diaphorétiques; & en cas de délire ou de céphalalgie violente, de le ſaigner de la jugulaire.

6. *Peripneumonia catarrhalis ; Fluxion ſur la poitrine. Voyez* Amatus *centur. 7. cur. 79. Peripneumonia à capitis deſtillatione. Peripneumonia notha* Sydenhami 654. Boerhaavii aphor. 867. *Péripneu-*

monie pituiteuse. Forest. *Peripneumonia tussi epidemicæ succedens*, Sydenham. pag. 156. 138.

Cette espece est très-fréquente au commencement de l'hiver. Elle commence par une toux catarrhale, compliquée d'un froid & d'une chaleur alternatifs, de douleurs de poitrine, d'enrouement, de vertiges & de maux de tête violens lorsqu'on tousse. La toux n'est point continue, & le malade rejette toutes les liqueurs qu'on lui donne. Cette maladie attaque principalement les personnes âgées, d'un tempérament froid & pituiteux, avec une fievre manifeste, en quoi elle differe de l'asthme; la fievre est douce & moins violente que dans la vraie péripneumonie, sur-tout dans ceux qui l'ont déjà eue, le sang est coëneux de même que celui des pleurétiques.

Cette espece exige un petit nombre de saignées, mais plusieurs purgatifs. *Sydenham* saigne ses malades dès le premier jour, il les purge le lendemain avec la casse, la manne, le syrop de rose solutif dans une infusion de séné avec les figues & la réglisse. Il réitere la ſaignée le ſur-lendemain, il repurge le malade après un jour d'intervalle, continuant de même juſqu'à ce qu'il ſoit rétabli. Les jours qu'il ne le purge point, il emploie les béchiques & les ſubſtances oléagineuſes. La tiſane n'eſt autre qu'une décoction d'orge avec la régliſſe; le malade ne vit que de crêmes. L'ill. *Haller* a ſauvé *Geſner* d'une péripneumonie en lui faiſant reſpirer la vapeur du vinaigre chaud, d'après le conſeil de *Severinus & de Boërrhaave.*

Lorſque, l'eſquinancie diſparoiſſant tout-à-coup, il ſurvient une oppreſſion de poitrine violente & continue, accompagnée d'une grande anxiété & d'une toux ſuffocative, cette péripneumonie eſt mortelle. *Voyez* la maniere dont *Sydenham* traite cette maladie, *pag.* 153. *cap.* 8. *ſect.* 5.

7. *Peripneumonia arthritica*, Muſgrave, *cap.* 11. *hiſtor.* 5, Sydenham, *proceſſ. integri*, *pag.* 710. *Péripneumonie arthritique.*

Elle eſt cauſée par un dépôt de la matiere arthritique dans les poumons, & elle fait ceſſer la douleur & l'enflure des membres.

Sydenham la traite comme la vraie péripneumonie, je veux dire, par des ſaignées réitérées, la diete, des remedes rafraîchiſſants & incraſſants. Dans l'intervalle des ſaignées on purge le malade avec des potions adouciſſantes. Les ſueurs ſont un obſtacle à la purgation.

Muſgrave prétend, contre l'opinion de *Sydenham*, qu'il faut attirer la matiere arthritique au dehors avec des ſudorifiques.

8. *Peripneumonia Phthiſicorum*, Morton, *phthiſiol. cap. 4. pag. 41. Péripneumonie des phthiſiques.*

C'eſt une fievre péripneumonique qui attaque de fois à autre les phthiſiques confirmés, lorſque les tubercules s'enflamment de nouveau; ce qui arrive toutes les fois que la fievre les prend pour s'être refroidis, pour avoir trop bu du vin, pour avoir fait trop d'exercice; car alors la reſpiration devient difficile, l'expectoration ceſſe, la toux continue, & elle eſt compliquée d'un point de côté. Ces ſymptomes ſont ſouvent compliqués d'une oppreſſion de poitrine, de crachats purulents &

sanguinolents, de soif, d'anxiétés, d'insomnie, d'une chaleur excessive continuelle, qui obligent le malade à garder le lit, & qui l'emportent quelquefois.

Cette fievre péripneumonique exige le même traitement que les autres péripneumonies, mais on doit le proportionner aux forces, qui sont très-foibles dans les phthisiques. Le malade doit user d'une diete légere, & ne prendre pour nourriture que des bouillons & des crêmes. Les médicamens se réduisent à des béchiques propres à faciliter l'expectoration, tels que la décoction de figues & de raisin sec, le syrop de capillaire, de violette, le blanc de baleine mêlé avec du sucre, les linimens anodins. Si les symptomes pressent, on tirera quelques onces de sang au malade. Le sang qu'on lui tire contient beaucoup de sérosité, le cruor forme un caillot coëneux, jaunâtre, dur, creux dans le milieu. *Morton* veut que la saignée soit copieuse, & qu'on serre fortement la ligature, de peur que le sang ne s'échappe, ce qui est assez ordinaire aux phthisiques. Faute de cette précaution, j'ai vu mourir un

Gentilhomme entre les mains d'un Chirurgien après qu'on lui eut tiré environ demi-livre de ſang; il fut impoſſible de le ſauver. Après que la fievre aura ceſſé, il faut le purger avant de le remettre à la diete blanche.

9. *Peripneumonia exanthematica; Peripneumonia à miliari* Allioni *de morbo miliarium*, *pag.* 107. 53. *Peripneumonia à variolâ*, Sydenhami, *pag.* 122. Morton *de variol. c.* 7. *pag.* 64. *Peripneumonia à rubeolâ*, *ſeu poſt morbillos* Sydenhami, *pag.* 121.

Cette eſpece eſt cauſée par la rétroceſſion du virus des maladies exanthémateuſes, ou par la difficulté qu'il trouve à ſe jeter ſur la ſurface du corps.

Dans la péripneumonie miliaire le pouls eſt vif, l'urine n'a point de couleur, le malade s'effraie & s'attriſte ſans aucun ſujet, il ſent des coliques d'eſtomac, il ſoupire, les oreilles lui tintent, il a des inquiétudes, des mouvemens involontaires, il ſent des douleurs poignantes dans les doigts, ſon ſommeil eſt interrompu par des ſonges effrayans, il a des ſueurs aigres continuelles, ſon pouls eſt contracté. Viennent les ſymptomes péripneumoniques, des douleurs de côté vagues, les crachats font partie fanguinolens & partie jaunes, les fueurs augmentent, la douleur diminue, & les exanthemes miliaires fe manifeftent. Les urines, dans le temps que la douleur eft dans fa force, font rouges, elles deviennent aqueufes lorfque l'éruption eft fur le point de fe faire; la péripneumonie eft quelquefois fuivie d'un délire qui ceffe dès que l'éruption eft faite.

Lorfque les crachats font bilieux ou fuligineux le troifieme ou le quatrieme jour, qu'ils continuent d'être tels jufqu'au cinquieme, qu'il furvient un délire ou un catarre fuffocatif, que le pouls eft court & intermittent, le malade meurt prefque le même jour fans fentir aucune douleur. Cette péripneumonie ne vient point à fuppuration, elle eft éryfipélateufe, & lorfqu'on néglige de la réfoudre doucement, elle dégénere promptement en fphacele. L'éruption miliaire eft extrêmement à craindre, lorfqu'elle furvient avant le fixieme jour.

Cette péripneumonie & cette pleurésie miliaires demandent des saignées copieuses, & des atténuans, aussi bien que des délayans & des émolliens. Il faut corriger le venin par des acides doux, entr'autres avec le rob de sureau, & mettre en usage les antiphlogistiques, comme le nitre, le pissenlit, le suc de chicorée & de laiteron. Si l'on craint le sphacele des poumons, on emploiera les fleurs de coquelicot, de sureau, le camphre avec le nitre, l'oxymel, &c.

La péripneumonie qui succede à la rougeole, tue infiniment plus de monde que la petite vérole, & l'on ne peut employer de secours plus efficace que la saignée.

A l'égard de la variolique qui survient le onzieme jour dans les confluentes, lorsque les pustules du visage commencent à se sécher, on peut voir ce que *Freind* en dit à l'article *de la fievre symptomatique.*

10. *Peripneumonia hydrophobica*, Journal Encyclopédique, *tom.* I. 3.

11. *Peripneumonia gastrica.* Barthès *Prælection. Monspel.* Ne seroit-ce point l'inflammation sternocostale de l'estomac?

C'eſt une eſpece de péripneumonie ſeche, qui ſe maſque ſous la forme d'une inflammation d'eſtomac ; lorſqu'on vient à ouvrir les cadavres, on leur trouvre l'eſtomac ſain, & le poumon enflammé ou purulent.

Elle eſt accompagnée d'une douleur aiguë au deſſous du cartilage xyphoïde, qui eſt renfermée dans la région de l'eſtomac ; de la douleur & de la tenſion des hypocondres, d'une toux qui ne produit aucun effet, le ſang eſt toujours vermeil. Lorſqu'on ouvre les cadavres, on ne trouve aucun vice dans l'eſtomac, le foie eſt plus gros qu'à l'ordinaire, les inteſtins grêles ſont livides, les poumons concontractés, remplis d'abcès & de tubercules qui ſont venus à ſuppuration, ils nagent dans de la ſéroſité ; les parois de la veſſie urinaire, ſont épaiſſès d'un pouce. Le malade étoit auparavant ſujet à une fievre lente, & à des douleurs dans l'épine du dos.

12. *Peripneumonia rachialgica.* M. Doazam, Médecin de Montpellier.

Cette eſpece dépend du même principe que la colique métallique, & on la guérit ſans ſaignée avec une double dose d'émétiques & de cathartiques, que l'on fait précéder de décoctions de bois sudorifiques. C'est ainsi que l'on traite la colique de *Poitou*, dans l'hôpital de la Charité de Paris.

XXIII. *HEPATITIS*, Inflammation du foie, la Piece. *Febris icteriodes*, Galen. *isagoge 146. Inflammatio hepatis*, Sennert, *sect. 1. lib. 3. Febris typhodes*, Forestus, *lib. 1. observ. 39. Epatitis*, Galen. 1. *Epidem. comm. 3.* Les malades sont appellés *Hépatiques*, Castell. *Lexicon.*

C'est une maladie inflammatoire aiguë dont les principaux symptomes sont une tension douloureuse dans l'hypocondre droit, au dessous des fausses côtes, avec un sentiment de chaleur, de pesanteur; dyspnée, toux seche, le visage jaune, soif, anorexie, & souvent hoquet & vomissement.

Galien la définit une inflammation du

foie ; mais il vaut mieux définir les maladies par leurs ſymptomes que par leur ſiege, qui eſt ſouvent caché. On la définit dans les Écoles, une tumeur de l'hypocondre droit, accompagnée d'une grande chaleur & d'une fievre continue, & ſouvent du hoquet & du vomiſſement. Mais comme il n'y a que la partie poſtérieure & intérieure du foie d'enflammée, on ne peut appercevoir tout au plus que la tenſion, & l'on ne ſauroit juger de l'augmentation du volume que l'on ignore, ni par conſéquent de la tumeur.

Le diagnoſtic de l'hépatite eſt ſouvent très-incertain, mais voici ſes principaux ſignes. 1°. Une peſanteur dans l'hypocondre droit, laquelle eſt cauſée par la diſtenſion du foie, & qui empêche le malade de ſe coucher ſur le côté. 2°. Une douleur gravative ou tenſive ſous les fauſſes côtes, qui tient de la pleuréſie, & qui s'étend juſqu'au cou, parce que le médiaſtin eſt tiré en enbas. 3°. Une fievre quotidienne continue, ou qui redouble le ſoir, & la dureté du pouls, lorſque l'inflammation affecte la membrane extérieure du foie, autrement la fievre eſt plus légere & le pouls moins tendu. 4°. La dyſpnée avec une toux le plus ſouvent ſeche.

Chaque eſpece a des ſymptomes qui lui ſont propres. On peut mettre de ce nombre la toux ſeche, la dureté & l'inégalité du pouls, le dégoût, la ſoif, la rougeur, la noirceur & la couleur jaune de la langue, la rougeur enflammée de l'urine, la conſtipation &c. Le diagnoſtic des eſpeces de ce genre eſt très-obſcur, comme on peut s'en convaincre par la lecture du Sepulchretum de *Bonet*; car on verra que les malades ont ſouvent eu des ſymptomes d'hépatite ſans que le foie ait été vicié, & qu'au contraire l'inflammation de ce viſcere a été accompagnée des ſymptomes d'une vraie pleuréſie; de ſorte qu'il eſt plus ſûr de déterminer les genres des maladies par leurs ſymptomes que par leur ſiege.

1. *Hépatite Eryſipélateuſe*, *Hepatitis eryſipelatoſa*; Voyez *Amatus Luſitanus centur.* 1. *curat.* 28. *pag.* 169. *Hepatitis à bile* Jonſtoni, *idea univ. medic. Bilioſa* Bontii, *de Med. Ind.*

Une femme âgée de plus de quarante

ans étoit affligée d'une fievre aiguë accompagnée d'une soif ardente, de la sécheresse & de la noirceur de la langue, de soulévemens d'estomac, qui n'étoient suivis d'aucun vomissement. Elle se plaignoit de douleurs dans la région du foie, elle ne dormoit point, elle ne prenoit aucun aliment, mais elle buvoit quantité d'eau froide. Lorsque j'appliquois ma main sur la région du foie, j'y sentois une grande chaleur, la malade y sentoit de la douleur, mais il n'y avoit aucune tumeur.

Amatus prétend que ce sont là des signes d'un érysipele du foie, & avec raison, vu que l'inflammation n'augmentoit point sensiblement le volume du foie; & je juge que la partie de ce viscere contiguë au ventricule, étoit principalement affectée, sur ce qu'il n'y avoit ni toux ni dyspnée, ni telle autre affection de poitrine & d'estomac; d'où je conclus que l'inflammation s'étoit formée dans sa partie concave.

Cure d'*Amatus*. Après avoir saigné la malade deux fois, il lui donna une émulsion d'eau de chicorée édulcorée avec le syrop de chicorée & de nénuphar, une conserve d'aigre de citron, & une tisane d'eau de chicorée, d'endive, d'oseille, de pourpier avec le syrop d'aigre de citron & de violette & celui de grenade aigre. Il bassina la région du foie avec un linge trempé dans du suc de laitue, d'endive & un peu de vinaigre rosat. Il lui oignit le nez, le front & les tempes avec de l'onguent de populeum. Il la nourrit avec une émulsion, à laquelle il joignit dans la suite les bouillons de poulet avec la graine de citron, d'oseille & d'épine vinette, & une décoction d'orge avec les tamarins. La malade eut le cinquieme jour une sueur critique, qui lui rendit la santé.

2. *Hépatite pleurétique; Hepatitis pleuritica. Suspirium irruptum*, de Paul Æginette. Voyez Amatus *curat. 1. centur. 4. pag. 365.* Durand, *Journ. de Méd. Mai 1757. pag. 377.*

Elle est causé par l'inflammation de la partie convexe du foie, & on la connoît à ce que, outre la douleur & l'enflure de l'hypocondre droit, qui augmente lorsqu'on y touche, elle est accompagnée de toux, de dyspnée, mais dans un moindre degré. La fievre est aussi moins violente que dans la pleurésie, avec laquelle on la confond souvent dans la pratique. *Galien* en rapporte des exemples qu'on peut voir dans Zacutus Lusitanus, *lib.* 2. *Med. princip. histor.* 101. & dans l'endroit cité. Elle est de plus accompagnée d'un crachement de sang. Elle differe cependant de la pleurésie qui affecte le bas du côté droit en ce que la douleur est moins aiguë (quelquefois même il n'y en a point,) & en ce que l'expiration est aisée, au lieu que dans la plurésie elle n'est pas plus libre que l'inspiration, outre qu'elle est compliquée d'une toux seche moins violente.

Elle differe de la colique & de l'hépatalgie par la fievre aiguë, la toux, la dyspnée dont elle est accompagnée, aussi bien que par la violence du mal.

Les urines dans cette espece sont aqueuses & non jaunes. Quoique les joues soient extrêmement rouges dans le fort de la maladie, il arrive quelquefois que la peau jaunit.

3. *Hépatite Musculaire, Hepatitis Muscularis*, Ettmuller. *de inflammat. hepatis pag.* 291.

Cette eſpece eſt cauſée par l'inflammation des muſcles du bas-ventre, & par la preſſion que le foie ſouffre de leur part. Il eſt certain que les Médecins ſe ſont ſouvent trompés en attribuant cette maladie à l'inflammation du foie, ainſi qu'on peut s'en convaincre par la lecture de *Valleriola*, *lib.* 4. *obſerv.* 5. & de Bartholin, *cent.* 2. *epiſtola* 45.

On la connoît en touchant la peau, à la pulſation de la tumeur, laquelle s'étend quelquefois au-delà des limites du foie & ſur les fauſſes côtes, à l'abſence de la toux, du vomiſſement, du hoquet, de la dyſpnée. On peut voir dans *Bonet*, *ſépulchret. t.* 2. *p.* 311. un cas dans lequel on a pris cette maladie pour une inflammation du foie, quoiqu'elle fût occaſionnée par la contuſion de ce viſcere. L'abcès étoit de la groſſeur du poing.

4. *Hepatitis cyſtica.* Voyez Bonet, *ſepulchret. obſervat.* 10. *tom.* 2. *pag.* 303.

C'eſt une eſpece qui reſſembloit à une vraie inflammation du foie. La véſicule du fiel avoit ſouffert une contuſion ſi violente, qu'elle s'étoit crevée, ce qui ne put arriver ſans douleur & ſans inflammation. La bile ſe répandit, & le malade mourut au bout de quatre jours. *Alexandre Stwart* rapporte dans les *Tranſact. philoſoph.* qu'une ſimple plaie de cette véſicule a été ſuivie d'une tympanite. L'enfant dont il eſt queſtion ayant donné du corps contre un banc, il a fallu néceſſairement qu'il ſurvînt une rupture & une inflammation à la véſicule du fiel.

5. *Hepatitis obſcura* Jonſton; *Idea univerſ. medic. Spuria* Bartholin, *obſ.* 73.

C'eſt celle qui eſt cauſée par les tubercules & les furoncles du foie, par un ulcere, une vomique, ou par les calculs du foie ou de la véſicule du fiel; mais les ſymptomes qui l'accompagnent ſont ſi légers, qu'il n'y a point de fievre, ou s'il y en a, elle eſt paſſagere, ou lente, ou hectique. Dans le cas où il y en a, la douleur eſt légere, il n'y a ni rénitence ni tumeur, ou bien elles ſont occaſionnées par l'enflure & la dureté du foie, ou bien il y a une ſimple phlogoſe, que les Anciens déſignent par le nom d'intempérie chaude. Cette eſpece a beaucoup de rapport avec l'inflammation du foie, les ulceres & les ſquirres de ce viſcere, & il eſt très-difficile de diſtinguer ces variétés dans les ſujets vivans.

6. *Hepatitis ſuppurans; Febris typhodes* Foreſti, *obſerv. 37. lib. 1.* Durand, *Journ. de Méd. Mai 1757. pag. 377.*

Cette maladie eſt un ſymptome de la vraie inflammation du foie, dont elle differe, en ce qu'elle en eſt une eſpece de rechute, qu'elle dure long-temps, & que le foie vient à ſuppuration avec une fievre aiguë au commencement; car lorſque la ſuppuration ſe fait, la fievre augmente, elle redouble la nuit, & après que le pus eſt formé, elle dégénere en fievre hectique. La tumeur de l'hypocondre eſt plus groſſe, plus molle, la douleur continue; le malade eſt altéré, ſa langue eſt ſeche & rude, la chaleur qu'il ſouffre le fait dépérir, le jette dans la ſéchereſſe & le fait dépérir à vue d'œil. Il ſurvient alors un flux hépatique, ou bien l'abcès crevant en dedans, il ſe forme une aſcite, à moins que le Chirurgien ne le perce lui-même. Lorſque le pus eſt blanc & louable, il y a eſpérance de guériſon;

mais lorsqu'il est bilieux & semblable à du marc d'huile, la maladie est incurable. *Voyez* Morand, *Mémoires de l'Académie de Chirurgie*, *tom.* 2.

XXIV. *SPLENITIS*, Inflammation de la rate. *Lienis inflammatio*, Sennert, *lib. 8. part. 4. cap. 5. Splenitis*, Felic. Plateri; *Douleur de l'hypocondre gauche*, appellée *Splenitis* par *Platerus*.

C'est une maladie inflammatoire, dont les principaux symptomes sont une tumeur dans l'hypocondre gauche, de même grosseur & de même figure que la rate, ou qui occupe la même place, accompagnée de rénitence, d'une douleur qui s'aigrit par le tact, de chaleur, & d'une fievre pour l'ordinaire rémittente.

Elle differe de la néphrétique du rein gauche, en ce que la tumeur de la rate est plus saillante, située plus haut, accompagnée d'une douleur pulsative, qu'elle forme comme une ceinture au milieu du corps, & qu'elle cause une douleur plus sourde. D'ailleurs la fievre augmente tous les quatre jours, les pieds & les genoux sont rouges, le nez & les oreilles pâles; ajoutez à cela la difficulté de respirer, l'absence des symptomes néphrétiques, tels que la dysurie, la rétraction du testicule, &c.

1. *Splenitis phlegmonodea.*

On la connoît à la tumeur qui occupe la place de la rate, & qui conserve sa figure; à la douleur, la chaleur, la pulsation & la fievre aiguë dont elle est accompagnée; à la soif, au dégoût, & à la difficulté que le malade trouve à se coucher sur le côté gauche.

On la guérit de même que l'inflammation du foie, & l'on peut consulter là-dessus *Riviere*; mais cette maladie est si rare, qu'à la réserve de *Forestus*, qui prétend l'avoir observée deux fois, sans en donner la description, je ne connois personne qui atteste son existence.

XXV. *NEPHRITIS*; Inflammation des reins; Néphrétique; *Renum inflammatio*, Sennert, *lib. 3. part. 7. sect. 1. c. 8. Phleg-*

mone renum, Profperi Alpini, *Nephritis*, Helmontii. *Les malades*, *Néphrétiques.*

C'eft une maladie inflammatoire aiguë, accompagnée de douleur dans les lombes, dans l'endroit où les reins font fitués, d'une ardeur & d'une incontinence d'urine, de fievre, & quelquefois de vomiffement, de ftupeur dans les jambes, &c.

Elle differe de l'inflammation des reins, en ce que le malade, après s'être baiffé, peut fe relever fans douleur, ce qui n'arrive point dans le mal des reins; ajoutez à cela que dans la néphrétique la douleur s'étend le long de l'uretere, qu'elle eft accompagnée de dyfurie, & que la couleur de l'urine change, ce qui n'arrive point dans le mal des reins.

Elle differe de l'inflammation des boyaux, en ce que la douleur répond rarement aux parties extérieures, au lieu que dans l'inflammation des boyaux & de la rate, elles fe fait fentir dans celles de devant, ou dans le bas-ventre ; de la colique, par la fievre aiguë, par la douleur qui se fixe dans les reins, & par l'affection des conduits urinaires, excepté que la colique est aussi compliquée d'ischurie.

1. *Vraie Néphrétique.*

C'est celle qui commence par la fievre, & celle-ci n'est point l'effet de la douleur que cause le calcul en changeant de place ; & de plus il n'y a ni stupeur dans les jambes, ni rétraction du testicule, comme dans la calculeuse. Au reste, la fievre est tantôt violente & ardente, tantôt médiocre ; on sent quelque dureté dans le pouls, la douleur est gravative, distendante ou poignante, elle répond sous la troisieme fausse côte, & à trois travers de doigt de l'épine du dos. Elle est accompagnée de soif, d'anxiété, d'insomnie, de nausée & de vomissement ; le malade rend ce qu'il a dans l'estomac, & ensuite de la bile. Je doute fort que les matieres qu'il rend ayent l'odeur de l'urine, vu que je ne m'en suis point apperçu dans l'expérience que j'ai faite sur un chien à qui j'avois lié les vaisseaux des reins. Le malade est constipé, ſon urine eſt de couleur de feu, brûlante & quelquefois ſanguinolente, elle ceſſe même entiérement de couler dans le fort de la maladie.

On la guérit par des ſaignées réitérées, avec une tiſane adouciſſante faite avec une infuſion de fleurs de mauve, de violette & de racine de guimauve. On donne le ſoir au malade des émulſions narcotiques; on peut même pour calmer la douleur, lui faire prendre du laudanum ſolide, & lui donner des lavemens compoſés avec la caſſe, une décoction de feuilles de mauve & de l'huile. On peut encore après l'avoir purgé avec la caſſe, lui faire prendre un bain tiede. On le purgera ſi l'on veut avec deux onces de pulpe de caſſe & une poignée de fleurs de mauve & de violette, que l'on fera bouillir dans une livre de petit lait ou d'eau de poulet. On fera deux doſes de cette potion.

On ne doit le purger qu'après avoir calmé la douleur à l'aide de trois ou quatre ſaignées. On réitérera le bain, & au cas qu'on ne ſoupçonne aucune ſaburre dans les premieres voies, & que le temps le permette, on lui fera prendre

prendre le bain avant de le purger. Lorsque la fievre est occasionnée ou entretenue par les saburres des premieres voies, comme il y a lieu de le croire lorsque la langue est sale, la bouche mauvaise, & que la maladie commence par le frisson, on ne sauroit lui ordonner les bains, même après l'avoir purgé. Mais dans le cas où elle est causée par l'équitation, le voyage, la chaleur du temps, les veilles, l'usage des liqueurs fortes, qu'il n'y a point de signes de saburres, que le sujet est bilieux, on ne peut employer en été de meilleurs remedes que la saignée & les bains.

2. *Nephritis calculosa* Car. Pison. *de morbis à colluvie serosâ. Nephritis arthritica* Freder. Hoffmann. *tom.* 2.

On la distingue de la vraie néphrétique, 1°. par la douleur aiguë que cause le calcul, qui revient lorsqu'on fait de l'exercice, qu'on va en voiture, & qui est gravative dans les intervalles; 2°. l'urine est teinte de sang, muqueuse, & quelquefois remplie de sable; 3°. on sent une stupeur dans la jambe du même côté; 4°. le testicule se retire, & la douleur s'étend le long du conduit de l'uretere; 5°. le malade est sujet aux nausées & au vomissement.

Son principe morbifique n'est autre chose qu'un calcul ou un gros gravier dans la vessie, qui ayant changé de place, comprime, irrite le rein ou l'uretere, à quoi contribue la pléthore, la suppression du flux hémorroïdal, le transport de la matiere arthritique dans les reins, l'erreur dans la diete ou l'exercice, l'usage des diurétiques, principalement de ceux qui sont chauds.

On la traite dans le paroxysme de la même maniere que la vraie néphrétique, avec cette différence qu'il faut un moindre nombre de saignées, & baigner le malade deux fois par jour avant de le purger, lorsqu'il n'y a point des saburres dans les premieres voies, & que la maladie n'est causée que par le déplacement du calcul. Les remedes qui conviennent dans ce cas sont les tisanes adoucissantes faites avec la graine de lin, la fleur de mauve, l'huile d'amandes douces, les potions nitreuses, les émulsions & les narcotiques, les lavemens d'eau de fontaine. Si le malade a coutume de rendre du ſable rouge, ce qui eſt ordinaire aux perſonnes âgées, & qu'on ne ſoupçonne point de gros calculs, on peut lui preſcrire des diurétiques légers, & même des lithontriptiques, pour lui faire rendre le ſable; mais lorſqu'on a lieu de croire que le calcul eſt engagé dans les reins, il faut abſolument s'abſtenir des diurétiques.

On emploiera pour évacuer le ſable les tiſanes faites avec le jus de limon & quelques feuilles de pariétaire infuſées, les juleps composés avec les décoctions des feuilles de pariétaire, l'huile d'amandes douces & le laudanum, l'infuſion des feuilles d'herniaire, la décoction de l'écorce des racines de la chauſſe-trape, du fruit d'églantier, &c.

Voyez en quoi la néphrétique differe du phlegmon du pſoas, à l'article du mal des reins pſoadiques.

Si l'inflammation attaque le rein droit, la douleur s'étend ſouvent plus bas & plus en avant, vers le cœcum.

3. *Nephritis arthritica* Frid. Hoffmanni, *tom.* 3. de Meyſerey, *t.* 2. *n.* 374.

C'eſt une variété de la néphrétique calculeuſe, dont la cure, outre les remedes généraux, exigent des ſinapiſmes & des bains de pieds chauds, pour rappeller la matiere morbifique aux extrémités inférieures.

Quant au phlegmon du pancréas, *voyez* le *Vomiſſement*. Pour ce qui regarde le phlegmon des capſules atrabilaires, *voyez* la *Néphralgie*.

SOMMAIRE
DE LA QUATRIEME CLASSE

SPASMES.

CARACTERE. Contraction involontaire continue ou interrompue des muſcles, qui ne ſervent ni à la reſpiration ni à la circulation, mais au mouvement local.

ORDRE I. SPASMES TONIQUES PARTIELS. *Rigidité ou immobilité d'un membre ou d'un organe déterminé.*

I. S*Trabiſme*, ſpaſme de l'œil, qui fait diverger les axes optiques.

II. *Tic*, ſpaſme tonique ou clonique de la mâchoire inférieure.

III. *Torticolis*, spasme tonique du cou, qui change le mouvement & la direction naturelle de la tête.

IV. *Contracture*, rigidité constante & continue d'un membre, comme du bras, de la jambe, qui vient par degré.

V. *Crampe*, rigidité subite, passagere, douloureuse d'un muscle.

VI. *Priapisme*, rigidité désagréable de la verge.

ORDRE II. SPASMES TONIQUES GÉNÉRAUX. *Rigidité de presque tout le corps.*

VII. *Tetanus*, spasme subit & général avec dyspnée.

VIII. *Catoche*, spasme général, qui vient peu à peu sans dyspnée.

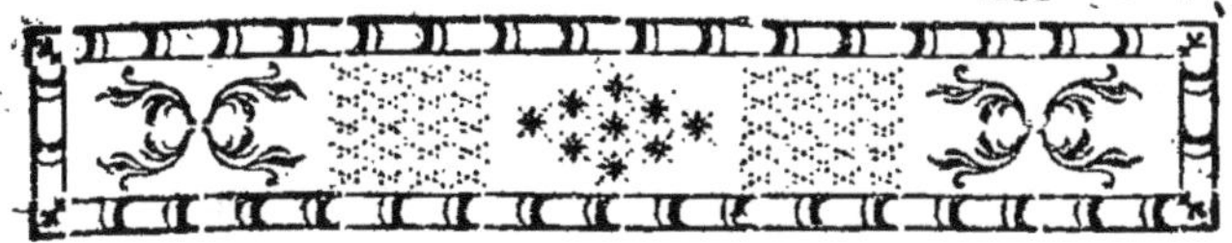

THÉORIE
DE LA
QUATRIEME CLASSE.

MALADIES CONVULSIVES,
OU CONVULSIONS.

CETTE Classe est ainsi nommée par *Willis*, *tom. 1, pag. 435.*

Mouvemens spasmodiques-convulsifs excessifs, (*Motus excedentes spastico-convulsivi.*) Nenter, *tom. 108.*

Convulsions en général, (*Convulsiones in genere.*) Juncker. *tab. 53.*

Maladies spasmodiques, (*Morbi spastici.*) Bart. de Moor. *pathol.*

Spasmes & convulsions, (*Spasmi & convulsiones.*) Heister. *Compend. Medic. pract.*

Mouvemens déréglés des esprits animaux, (*Morbus inordinati spirituum animalium.*) Ettmuller, *tom. 1.*

Spasmus & tetanus, Hippocrat. & *Spasmata*, spasmes, *in coac*.

Synoke, par Aretée; *Spasmodea pathe*, par Galien.

Distensions des nerfs, (*Distentiones nervorum*) par Celse; *Conductiones*, par Cælius Aurelianus.

Morbi spasmodici ac spastici, par les modernes; *Spasmes*, par les Américains; *Maladies convulsives*, par les François; *Convulsive disease*, par les Anglois, ou *nervous malady*, maladie nerveuse. On leur donne vulgairement le nom de *vapeurs*, & c'est ainsi que *Raulin* les appelle, *de affectibus soporosis*, 1758.

Le mot Grec *spasmos*, vient de *spao*, je tire, parce que les anciens, qui ne distinguoient presque point les tendons des nerfs, ont cru que les convulsions étoient causées par la rétraction ou le raccourcissement des nerfs vers la tête.

2. La convulsion est une contraction violente & involontaire des muscles qui servent au mouvement local, d'où vient qu'on appelle maladies convulsives celles dont le principal symptome est une convulsion, ou constante

que les Modernes nomment *ſpaſme* & les Grecs *tetanos* ; ou inégale & interrompue que les Modernes appellent *mouvement convulſif* ; les Anciens de même que Boërhaave *convulſion*, & les Grecs *ſpaſme*.

Afin donc de connoître une maladie convulſive, il faut auparavant connoître le principal ſymptome ou le ſymptome le plus apparent dont le malade & les aſſiſtans ſe plaignent, & dont on a le plus à craindre. Il faut obſerver encore ſi l'organe que la convulſion affecte eſt deſtiné au mouvement local ; car on ne peut mettre au rang des convulſions la contraction de la peau, du ventricule, de la veſſie, puiſqu'il faudroit par la même raiſon mettre au même rang preſque toutes les maladies, par exemple, les évacuations, les différentes eſpeces d'aſthmes, les douleurs, les fievres, les inflammations. Enfin, il faut diſtinguer, ſi ces mouvemens muſculaires ſont involontaires & violens.

Il n'eſt pas ſi aiſé de connoître ſi les mouvemens du malade ſont forcés ou volontaires, vu que les enfans qui ſont malades, les inſenſés, les gens qui dorment s'agitent volontairement, & ne ſont point maîtres de leurs diſcours. Il faut donc obſerver attentivement leurs geſtes, & juger par les circonſtances ſi ces mouvemens ſont volontaires ou non.

Lorſque les geſtes, les mouvemens, la poſture du malade ſont tels qu'ils paroiſſent concourir à une fin que les circonſtances extérieures nous font connoître, c'eſt un ſigne que le mouvement n'eſt pas convulſif; comme, par exemple, lorſque le malade ayant perdu la parole, & craignant la ſaignée, retire ſon bras lorſque le Chirurgien veut le ſaiſir.

Lors au contraire que les efforts du malade ne paroiſſent point déterminés par les objets extérieurs, & dépendent de la diſpoſition intérieure du cerveau, alors ſes actions ſont ou convulſives, ou tiennent ſimplement du délire, ce que l'on confond ordinairement dans la pratique, ſans que cela tire à conſéquence. Par exemple, ſi le malade, à cauſe d'un vice de la rétine, croit voir voltiger des mouches dans l'air, & cherche à les attraper avec les mains, ou arrache le duvet de ſa couverture, le mouvement tient du *délire* & n'eſt point convulſif, parce qu'il a une fin déterminée par l'objet extérieur : que s'il n'y a aucun objet extérieur, même imaginaire, qui détermine ces mouvemens, dans ce cas on doit les mettre au rang des convulſions.

Dailleurs, les mouvemens convulſifs ſont *violens*. On appelle mouvement violent celui qui diſſipe plus de forces que la puiſſance motrice n'eſt en état d'en employer pendant long-temps, & ils ſont d'autant plus violens, qu'ils ſont plus forts eu égard à la faculté motrice; & de là vient qu'encore que ces mouvemens ſoient foibles par eux-mêmes, ils ſont violens lorſque la faculté motrice eſt foible, ou le malade épuiſé. Par exemple, les mouvemens des membres & des yeux ſont très-foibles dans les petits enfans, lorſque ces parties ſont affectées de convulſions; cependant quoique foibles, ils ſont convulſifs, parce que eu égard à la foibleſſe de leur âge & à celle de leurs muſcles, ils ſont violens, ſur-tout lorſqu'ils ſurviennent dans l'agonie.

Au contraire un phrénétique & un maniaque s'agitent avec beaucoup de force & malgré eux au commencement de la maladie, mais ces mouvemens ne ſont ni violens ni inconſéquens lorſqu'ils ſe défendent pour empêcher qu'on ne les lie. En un mot les Médecins ne mettent point au rang des convulſions tous les mouvemens violens des muſcles, quelque déréglés qu'ils puiſſent être; par exemple, celui de la poitrine dans la toux & dans la fievre, mais bien l'aſthme convulſif, la palpitation hyſtérique. Il faut pourtant avouer qu'il eſt difficile de fixer exactement les claſſes des maladies, à cauſe que les Médecins ne ſont point d'accord entr'eux ſur les termes dont ils ſe ſervent.

Théorie de la Convulſion.

3. Toute contraction violente & forcée d'un muſcle eſt appellée *ſpaſme* par les Grecs, & *convulſion* par les Latins; d'où vient qu'on appelle maladies ſpaſmodiques ou convulſives, celles dont le principal ſymptome eſt une convulſion.

La contraction des muſcles, ſelon les Phyſiologiſtes, eſt occaſionnée par l'action du fluide nerveux qui ſe porte dans les fibres motrices des muſcles, qui les ride, & raccourcit tout le faiſceau des fibres ou le muſcle.

4. Il y a trois ſentimens ſur le mécaniſme de cette corrugation. 1°. *Bernoulli* prétend avec *Borelli* qu'il y a dans le tiſſu des fibres, des véſicules oblongues, leſquelles deviennent ſphéroïdes & ſe raccourciſſent par l'action du fluide nerveux. 2°. *Privat de Molieres* ſuppoſe que les vaiſſeaux ſanguins ſont liés entr'eux par les petites fibriles nerveuſes & tranſverſales du muſcle, que ces vaiſſeaux qui étoient cylindriques, ſe changent en des vaiſſeaux noueux dont les articles s'enflent alternativement, ce qui eſt cauſe que les fibres charnues ſe rident, & que les muſcles ſe raccourciſſent. 3°. D'autres enfin ſuppoſent que le fluide nerveux étant pouſſé dans les muſcles par la faculté motrice, devient plus électrique qu'il ne l'étoit, & que les fibres qui étoient auparavant paralleles, & liées par des fibriles tranſverſales, s'écartent mutuellement les unes des autres dans les interſtices des nœuds, comme il arrive à deux fils ainſi diſpoſés qu'on électriſe, & laiſſent entr'elles des eſ-

paces de figure rhomboïde, & que c'est la raison pour laquelle les muscles se raccourcissent.

5. Ces trois sentimens supposent également que la faculté qui imprime au fluide nerveux la force nécessaire pour mouvoir le muscle, est ou la *liberté*, laquelle est déterminée par la volonté, ou la non volonté (*noluntas*), d'où vient que ces actions sont appellées *libres*; ou la *nature*, laquelle est déterminée par le *désir* ou l'*aversion*, d'où vient que ces actions sont appellées *naturelles*.

La *volonté* est une inclination de l'ame pour un objet à cause du bien ou du mal qu'elle y apperçoit distinctement; d'où il suit que le motif qui détermine les contractions libres des muscles, n'est de même qu'une perception semblable ou intellectuelle du bien ou du mal.

6. La *cupidité* est une inclination de l'ame pour un objet à cause du bien qu'elle y apperçoit, comme au contraire l'*aversion* est un éloignement de l'ame pour ce même objet à cause du mal qu'elle y apperçoit confusément; d'où il suit que le *motif* qui détermine les actions naturelles n'est que la per-

ception confuse ou sensitive du bien ou du mal.

7. Toute action corporelle s'exécute par la contraction des muscles : comme donc toutes les actions corporelles sont naturelles ou libres ; il s'ensuit que tous les mouvemens musculaires ou toutes les actions sont déterminées par l'un ou l'autre de ces motifs.

8. Le *motif* est ce qui contient en soi la raison suffisante des actions de l'homme ; & comme rien ne se fait sans une raison suffisante, il s'ensuit qu'il n'y a aucune contraction musculaire qui ne dépende de l'un ou l'autre de ces motifs.

9. Il y a des actions ou des contractions musculaires dont on n'apperçoit point les motifs qui les déterminent.

10. L'apperception (*apperceptio*), suivant *Wolff*, est la connoissance de notre propre perception. Or l'expérience nous apprend qu'il y a plusieurs actions, par exemple, cligner les yeux, avaler, regarder un objet, diriger les muscles internes de l'oreille pour mieux entendre, &c. dont nous ne connoissons point l'utilité ; d'où il suit qu'il y a des actions que nous faisons sans y être déterminés par la per-

ception d'aucun motif. Ces perceptions qui nous déterminent ſont obſcures, ou nous les avons oubliées.

11. A l'égard des actions des muſcles qui ſont tellement cachées dans le corps, qu'elles ne tombent point ſous les ſens, telles que l'action des muſcles de l'œil, de l'oreille interne, du goſier, &c. elles ne ſont déterminées par aucun motif, parce que n'en ayant aucune connoiſſance, nous ne les lions point avec le motif que nous appercevons diſtinctement. Ces actions ſe font ſouvent à notre inſu & ſans que nous le voulions. Par exemple, ſoit que je le veuille ou non, lorſque je regarde un objet, les muſcles des deux yeux ſe diſpoſent de façon, que la paupiere ſupérieure eſt toujours également diſtante de la prunelle, & que les deux axes optiques ſe réuniſſent vers l'objet.

12. De même, ſoit que je le veuille ou non, lorſque je veux marcher, les muſcles des lombes & des jambes agiſſent de façon, que le centre de gravité du tronc ſe porte tantôt de la droite à la gauche, & tantôt de la gauche à la droite, comme *Borelli* l'a dé-

montré ; autrement on tomberoit à chaque instant, & l'on ne sauroit marcher.

13. Toute perception obscure est nécessairement confuse, & puisqu'on appelle actions naturelles celles qui sont déterminées par la perception confuse du bien ou du mal qui doit en résulter, il s'ensuit que les actions déterminées par une perception obscure du bien ou du mal, ne sont point libres, mais naturelles.

14. Personne ne doute, je pense, que l'ame ne soit le principe de l'action qui dirige les muscles des yeux vers l'objet qu'on veut voir distinctement, ceux des jambes & du tronc lorsqu'on marche, & il n'y a point d'enfant qui croie qu'il y a des machines automates, ou qui se meuvent d'elles-mêmes ; d'où il suit qu'on doit rapporter à l'ame les actions qui se passent à notre insu & malgré nous.

15. A quoi l'on peut ajouter qu'on impute les actions habituelles, quoiqu'elles soient naturelles & non libres, parce qu'il dépendoit de nous de les perdre & de ne point nous y habituer ; mais il seroit absurde d'imputer à un homme une action, comme on dit, purement mé-

canique, ou qui ne dépend point de l'ame; d'où il ſuit que les actions naturelles dépendent auſſi de l'ame, & ne ſont point purement mécaniques.

16. La nature eſt cette faculté de l'ame qui exécute les actions dictées par la cupidité ou l'averſion; c'eſt elle par conſéquent qui eſt le principe qui fait agir les muſcles dans les actions naturelles, ou dont le motif eſt la perception confuſe ou obſcure du bien ou du mal qui doit en réſulter.

17. Les actions qui ſont déterminées par la volonté & la cupidité tout enſemble, & que l'on fait avec plaiſir, ſont appellées *volontaires*, & telle eſt la déglutition du vin dans un homme foible, altéré, qui ſe perſuade que cette liqueur eſt un remede efficace dans le cas où il ſe trouve. Les actions *forcées* ſont celles que la raiſon nous dicte, & dont l'averſion ſenſitive nous détourne, par exemple, de tendre le bras à un Chirurgien qui veut nous le couper, d'avaler une potion déſagréable, mais néceſſaire.

18. Les actions naturelles ſont auſſi forcées lorſqu'elles ſont déſagréables, & qu'en les omettant, on craint qu'il

n'en réſulte un plus grand mal. Tels ſont les efforts que l'on fait pour aller à la ſelle dans le teneſme ; pour touſſer, lorſqu'il tombe quelque choſe dans la glotte, le changement de place dans l'anxiété, lorſqu'on ſe trouve mal dans celle où l'on eſt.

19. Il y a des actions ordinaires & faciles, il y en a de violentes. Les actions *faciles* ſont celles dont on ſurmonte aiſément les réſiſtances ſans employer plus de forces qu'à l'ordinaire. Les *violentes* ſont celles dont les réſiſtances ſont grandes, & ne peuvent être ſurmontées qu'en diſſipant plus de forces qu'on ne peut en réparer.

20. Il s'enſuit donc que les actions ſont d'autant plus violentes, 1°. qu'elles ſont abſolument plus fortes, ce que l'on juge par les forces qu'elles exigent ; 2°. que la faculté motrice eſt plus foible ; car la réparation des forces eſt d'autant plus difficile, que la perte qui s'en eſt faite eſt plus grande, & la puiſſance motrice plus affoiblie.

21. La convulſion eſt une action muſculaire qui exige une dépenſe de forces proportionnée à ſa durée & à ſon intenſité. Elle eſt un changement

dans le corps de l'animal vivant, dont le principe eſt dans l'homme même qui change, & comme telle, une action qui dépend de lui.

Toute action eſt l'effet des forces employées pour vaincre une réſiſtance; car il n'y a point d'action dans le corps qui n'en rencontre; dans la contraction muſculaire, par exemple, l'inertie du muſcle, la rigidité des fibres, le poids des membres, réſiſtent à ſa contraction. Comme donc l'action doit être d'autant plus forte que la maſſe qu'on veut mouvoir eſt plus peſante, il s'enſuit que la dépenſe des forces doit être proportionnée à la violence du mouvement muſculaire, auſſi-bien qu'à ſa durée, ainſi que nous l'apprend l'expérience journaliere.

22. L'action muſculaire qui n'exige pas plus de forces que ce qu'il s'en répare journellement par la nourriture & le ſommeil, s'appelle *exercice;* celle qui en exige davantage & qui fatigue eſt un *travail.* Celui qui eſt attaqué de convulſions travaille effectivement, & diſſipe plus de forces qu'il ne peut en réparer; & lorſque la faculté motrice eſt plus foible qu'à l'ordinaire, ou que

la maladie dure, la convulſion eſt une maladie violente, & l'on a raiſon de dire que la convulſion eſt une action violente des muſcles.

23. L'obſervation nous apprend que la convulſion eſt morbifique & forcée; & par conſéquent involontaire; car les muſcles des malades ſe contractent malgré eux. Il y a cependant de légeres convulſions qui dépendent de la volonté, & que la nature effectue avec plaiſir lors même que la volonté n'y conſent plus, & l'on peut mettre de ce nombre le bâillement, la pandiculation, l'éternument que nous excitons comme il nous plaît.

24. La convulſion eſt un effort que fait la nature pour changer l'état de l'homme en mieux. Cette propoſition a été admiſe par tous les Diſciples d'*Hippocrate* & de *Galien*, & il n'y a eu perſonne avant *Willis* qui ne l'ait reçue; mais comme il a plu aux Modernes de la regarder comme un paradoxe, je trouve à propos de l'expliquer.

25. Le travail qui tend à une fin, ou dans lequel on ſe propoſe un but, s'appelle *effort*. Or il eſt évident par ce

qui précede, que la convulsion est un travail ou une action violente de la nature, selon la définition qu'on en a donnée (16), & il ne nous reste plus qu'à montrer que la convulsion tend à la fin qu'on a indiquée ci-dessus (24).

26. La nature ne fait rien sans motif, je veux dire, que l'homme, lors même qu'il agit sans le vouloir ni le savoir, ou qu'il remue quelqu'un de ses membres, ne le fait point sans raison suffisante; car tout le monde sait, que l'homme ne fait rien sans motif, ni sans raison suffisante. En effet tous les mouvemens que nous faisons sans le savoir & par pure habitude, par exemple, cligner les yeux, tendre la main droite à un ami plutôt que la gauche, transporter le centre de gravité de notre corps çà & là, lorsque nous marchons, sont des mouvemens que nous faisons pour des motifs que nous avons autrefois connus, & que nous avons depuis oubliés. Comme donc les convulsions sont des actions, il s'ensuit qu'elles doivent être déterminées par quelque motif, ou avoir une fin.

27. La fin est ce dont l'acquisition soulage l'homme, le flatte & le délasse

du travail qu'il a fait. Or il y a des choses que nous ne connoissons point, & qui, lorsque nous les obtenons, nous procurent un certain plaisir caché, & de ce nombre sont l'éternument, la pandiculation, qui sont des convulsions, comme nous l'avons éprouvé plusieurs fois; d'où il suit que les convulsions ont une fin utile.

28. Avant d'éternuer, après que nous avons pris du tabac, nous sentons un certain chatouillement dans les narines, qui nous fait désirer de le faire, & nous sommes soulagés après qu'il a cessé, & la fin de l'éternument est de chasser du nez, à l'aide de l'air que l'on a expiré, le tabac ou telle autre chose qui le chatouille.

29. Avant de nous allonger, nous sentons un engourdissement dans toute la machine, dont nous désirons d'être délivrés; & en effet, après l'avoir fait, nous en sommes plus lestes & plus agiles. *Sanctorius* nous apprend que dans le temps que nous mettons à nous allonger & à bâiller, la perspiration est six fois plus forte qu'à l'ordinaire; la Physiologie nous apprend aussi que le sang devient plus fluide & circule avec

plus de vîteſſe, & telle eſt la fin de ces convulſions.

30. Ceux qui entreprennent d'expliquer ces convulſions ſans le concours de l'ame, conſiderent ces mouvemens comme fortuits & extraordinaires, ne leur aſſignent aucune fin, & les attribuent à la ſympathie qu'il y a entre les nerfs olfactifs & les nerfs expiratoires, entendant par ce mot un mouvement que le tabac communique aux nerfs olfactifs, & qui paſſe à ceux de la poitrine.

31. Mais ce mécaniſme eſt faux & contraire aux lois de la Mécanique; 1°. les nerfs olfactifs ne peuvent communiquer aux autres nerfs plus de mouvement qu'ils n'en ont reçu; & comme le mouvement qu'ils ont reçu du grain de tabac qui s'y eſt attaché, & qui a reſté quelque temps dans les narines, & infiniment plus petit que celui qui ébranle la poitrine & le corps lorſqu'on éternue, il s'enſuit qu'on ne ſauroit déduire l'éternument de ce mécaniſme. 2°. Ces mouvemens ne ſont ni déréglés ni fortuits, mais ils commencent toujours par une inſpiration lente, laquelle eſt ſuivie d'une expiration prompte

prompte & forte qui répond dans l'intérieur du nez, & de mille autres mouvemens également possibles, il ne résulte que ce seul-là, & non point le ris, le hoquet, le soupir, le bâillement, la toux, la voix, le chant, la parole, &c. qui n'obtiendroient point la fin proposée, parce qu'il est le seul qui remplisse le désir de la nature; d'où il suit encore que cette théorie est fausse. 3°. Les nerfs olfactifs ne communiquent qu'avec ceux de la cinquieme paire, qui n'agissent point dans l'éternument: ils prennent leur origine dans le cerveau dans des lieux éloignés de celle des nerfs expiratoires; mais supposons pour un moment qu'ils communiquent avec ceux de la poitrine, comme le tabac agit également dans le temps de l'inspiration, que dans celui de l'expiration, il doit communiquer le même mouvement aux nerfs qui servent à l'inspiration, qu'à ceux qui servent à l'expiration. On ne voit pas la raison pour laquelle les premiers agissent toujours avant les autres, pourquoi ceux de l'expiration agissent ensuite, pourquoi chacun de ces nerfs agit toujours d'une maniere déterminée, & non point de mille autres également possibles; cette théorie est donc fausse à tous égards. D'ailleurs il n'en résulteroit qu'un éternument purement mécanique, & nous ne serions pas les maîtres de l'exciter quand bon nous semble, ou de le feindre, au lieu que nous l'arrêtons lorsque l'envie de rire nous prend.

32. Il y a cette différence entre les convulsions morbifiques & les convulsions légeres, qu'elles ne dépendent point d'une cause externe & légere, comme est le tabac en poudre, mais d'un principe interne grave & incommode, par exemple, du sang, ou d'une humeur âcre qui irrite la membrane pituitaire; & comme ces efforts ont une fin heureuse, & que l'éternument loin de soulager le malade, le fatiguent, ce seroit avancer un paradoxe que de dire que ce sont des efforts de la nature pour changer l'état du corps en mieux, vu que souvent ils le rendent pire.

33. J'avoue que les convulsions morbifiques, qui sont toujours un signe funeste ou mauvais, ont quelquefois, & non pas toujours, une issue plus su-

neste, qu'on n'a lieu de l'attendre de la matiere morbifique qui les détermine; & cela est si vrai, que la Médecine, qui prend toujours la nature pour guide, est obligée de les modérer; mais cela ne détruit point la proposition que j'avance, que les convulsions sont un effort de la nature pour améliorer notre état.

34. Je n'ai point dit non plus que les convulsions morbifiques eussent toujours une heureuse issue, ni que l'événement, quelle que soit la fin que la nature se propose, fût toujours salutaire. Un homme qui s'écorche en se grattant, & qui s'attire un ulcere dangereux, s'est gratté pour une bonne fin, quoique l'événement prouve le contraire. Celui qui pour échapper à un ennemi qui le poursuit l'épée dans les reins, franchit un fossé & se tue, ne l'a pas moins franchi pour une bonne fin. Puis donc que l'homme se trompe tous les jours, & n'évite un danger que pour se plonger dans un autre, est-il surprenant qu'il se trompe dans les actions naturelles, lorsqu'il veut éviter un mal interne dont il n'a qu'une perception confuse, vu qu'il se sert

d'organes cachés, & qui échappent à la vue?

35. On peut dire cependant, non-seulement que la fin des convulsions est toujours bonne, mais encore qu'elles ne sont pas toujours funestes. Par exemple, *Sydenham* observe que la convulsion qui précede la petite vérole, annonce une éruption salutaire pour le lendemain matin. La toux qui survient, lorsqu'il est tombé quelque corps nuisible dans les poumons, par exemple, un clou, une aiguille, en procure l'expectoration, & prévient des maladies très-fâcheuses. L'éternument fait souvent du bien aux femmes en travail, à ceux qui ont une léthargie, sans compter quantité d'autres cas dont les Auteurs font mention.

36. Les convulsions n'effrayent que parce qu'elles annoncent le mauvais état du corps, & non point parce qu'elles le détériorent toujours. Que peut-on attendre de bon dans les fievres aiguës, accompagnées de l'assoupissement & du délire, si la nature ne fait point ces efforts? Le cerveau est en très-grand danger, & dans ceux qui sont à l'agonie, les convulsions

ſont les derniers efforts de la nature.

37. Il en eſt dans ce cas des convulſions comme des agitations dans leſquelles un malade tombe à la fin d'une maladie, lorſque le ſang ne circule plus, & menace d'une ſtagnation funeſte. Il ſe tourne de droite à gauche, & de gauche à droite, il ne peut reſter en place; après avoir eſſayé de le faire, il s'agite de nouveau, quoiqu'il ſache que ces efforts l'affoibliſſent, retardent la perſpiration, avancent ſa mort; mais comme il ne connoît rien de pire que ſa ſituation préſente, il s'efforce de la changer, parce que l'homme eſt infiniment plus affecté du mal préſent que du mal à venir; d'où vient le proverbe, *que le mal préſent eſt le pire de tous*, & lorſque le cas eſt déſeſpéré, il vaut mieux tenter un remede incertain, que de n'en faire aucun.

38. En un mot, *Hippocrate* & *Galien*, (*lib. 6. Epidem.*) attribuent les convulſions, telles que l'éternument, la toux, le bâillement, le hoquet, &c. à la nature. « Les ſymptomes d'un » mouvement dépravé, dit *Riviere*, » (*de convulſione*) ſont l'ouvrage de » la nature, quoiqu'elle ne ſoit déter-

» minée à agir ainsi qu'à l'occasion de » quelque cause morbifique. *Galien* » entend par le nom de *nature* la fa- » culté qui excite dans le corps les » mouvemens nécessaires, soit qu'ils » soient conformes à la volonté ou » non, & qui régit l'animal », *lib.* 2. *de symptomat. causis. Highmor*, *Schneider*, & d'autres attribuent les convulsions à la faculté *expultrice*, qui est irritée par la matiere morbifique; & *Riviere*, *Highmor* & d'autres entendent par faculté *expultrice*, la force ou la faculté de l'ame. (*Voyez* Riviere, *Physiolog. de facultatibus.*

39. Une action est morbifique, dès qu'elle devient plus fréquente, plus forte & plus difficile qu'à l'ordinaire, ce qui a lieu par rapport à la respiration, à la contraction du cœur, à la déjection des excrémens, qu'on dit être plus fréquentes, à la dypsnée, à la fievre, à la diarrhée; mais il ne s'ensuit pas de ce qu'une action est plus forte, plus fréquente & plus difficile, qu'on ne doive point l'attribuer au même principe, je veux dire à l'homme, autrement le travail ne seroit point l'effet de la faculté à laquelle on

attribue l'exercice ; la clameur ne dépendroit point du même principe que la voix, &c. il s'ensuit donc que quoique la convulsion soit une action des muscles plus forte, plus difficile, ou morbifique, on ne doit point l'attribuer à un autre agent que celle qui est saine, mais forcée & difficile, autrement on multiplieroit les êtres sans nécessité. On peut appliquer ici l'axiome de *van Helmont, que toutes les actions sont saines dans un homme sain, & maladives dans celui qui est malade.*

40. La convulsion est une action de l'homme, mais une action morbifique & involontaire, vu qu'elle est une contraction musculaire ; or l'ame étant le principe de la vie, elle l'est aussi de toutes les actions humaines, comme la foi & la philosophie orthodoxe nous l'apprennent ; car la vie est une suite d'actions tant naturelles que libres de l'homme (Wolff. *Philosoph. practic. 7.*) d'où il suit que l'ame est le principe de l'action qu'on nomme convulsion, de même que de toutes les contractions musculaires, qui sont des actions humaines.

41. La rétraction élastique d'un mus-

de coupé, ou dont l'antagoniste manque, n'est point une action de l'homme; car elle a lieu dans les cadavres, elle n'exige aucune force, aucun effort humain; & si dans le mouvement libre ou naturel les muscles se contractoient simplement par leur élasticité, ils se relâcheroient dans la contraction, au lieu qu'ils se tendent, & l'homme se fatigueroit lorsqu'il repose, & se délasseroit lorsqu'il travaille, au lieu qu'il arrive le contraire, ce qui suffit pour réfuter l'opinion de M. *Deidier*. Ceux qui prétendent avec *Borelli*, que le fluide nerveux fermente dans les muscles avec le sang, ou qui tiennent avec *Willis* qu'il se raréfie avec explosion comme la poudre à canon, n'expliquent point l'augmentation du mouvement & des forces d'une façon mécanique, mais d'une maniere physique. Ils expliquent cette augmentation des forces par une hypothese qu'on a bannie depuis long-temps des Écoles, & qui ne s'accorde point avec les phénomenes, tels que la lassitude, qui est toujours proportionnée au travail; car il ne faut pas plus de travail pour allumer un quintal de poudre avec une bluette que pour en allumer une pincée ; & suivant cette hypothese les forces de l'homme ne s'affoibliroient point par le travail, ce qui est démenti par l'expérience.

42. Les Cartésiens ont cru faussement que la volonté est la puissance motrice qui détermine seulement les actions libres, au lieu que le désir détermine celles qui sont naturelles ; mais l'aversion tant naturelle que sensitive ne détermine pas moins les mouvemens que la volonté & le désir, comme on peut l'observer dans les passions de l'ame ; d'où il suit qu'une action qui est contraire à la volonté ou au désir ne dépend pas moins de l'ame que celle qui lui est conforme, & que les unes & les autres dépendent de l'empire que la faculté motrice exerce sur les muscles.

43. Si l'ame, lorsque les nerfs sont irrités, n'étoit point inquiétée par la matiere morbifique, & si cette inquiétude ne la portoit point à éloigner la cause qui lui nuit; enfin, si la faculté motrice, pour seconder cette inclination de l'ame, ne travailloit point elle-même à l'écarter, ce seroit inutilement que ces trois facultés concourroient,

dans l'homme, la divine Providence brilleroit moins dans les maux qui l'affligent, il verroit détruire sa machine sans aucun soulagement, & il seroit d'autant plus malheureux dans ses maux, que les prévoyant & les abhorrant, il seroit hors d'état de s'en délivrer; au lieu que ma théorie, qui est la même que celle des Anciens, fait voir la liaison & la fin des facultés que la bonté Divine nous a accordées.

44. De ce que l'homme est libre dans ses actions, & de ce qu'il agit quelquefois d'une maniere contraire à la raison, il ne s'ensuit pas qu'on doive le regarder comme un animal irraisonnable. L'humanité est fragile & sujette à erreur, mais il ne s'ensuit point de là qu'on doive attribuer ses actions à la machine plutôt qu'à l'ame. Les actions naturelles de l'homme ont beau être contraires à la raison, il n'en sera pas moins vrai que la nature, qui est l'auteur de ces actions, est une faculté de l'ame humaine, & l'on auroit tort de les attribuer au corps comme à une puissance motrice. D'ailleurs le corps n'agit que d'une maniere passive dans ces actions musculaires, & l'on n'a jamais

vu un cadavre, auquel il ne manque que l'empire de l'ame, se mouvoir d'un lieu dans un autre, marcher, & jouir d'une vraie contraction musculaire.

45. De ce que l'ame ignore & ne veut point les mouvemens convulsifs, *Heister* conclut que sa faculté motrice n'est point le principe des convulsions.

46. Il faudroit nier par la même raison que l'ame est le principe qui nous fait parler & avaler, parce qu'elle ne connoît ni les muscles de la langue & de la luette, ni ceux du larynx, qui sont les instrumens de la parole. Mais les Anatomistes eux-mêmes ignorent la maniere dont ces organes doivent être disposés pour pouvoir articuler les différens mots & les différentes syllabes; & puisque l'ame ignore ces mouvemens dans ceux qui sont éveillés, à plus forte raison doit-elle les ignorer dans ceux qui parlent en dormant, ou qui par un effet de la mauvaise habitude qu'ils ont prise, jurent & blasphêment lors même qu'ils promettent de se corriger de ce défaut. Les ivrognes, les personnes en colere ignorent les sotises qu'elles disent, mais elles ne les disent pas

moins ; ceux qui ont une esquinancie voudroient ne point remuer certains muscles qui leur font du mal, & cependant ils les remuent lorsqu'ils avalent, & par conséquent de ce que l'ame ignore les mouvemens qu'elle fait, il ne s'ensuit point qu'elle ne les fasse point.

47. Le fameux de *Gorter* répond à cela qu'on ne comprend pas plus la maniere dont l'ame agit sur le fluide nerveux, que celle dont agit une petite cause mécanique, & que cela étant, le sentiment des *Animistes* ne vaut pas mieux que celui des *Machinistes*.

48. Je réponds à mon tour, 1°. qu'encore qu'on ignore la maniere dont la pesanteur agit pour faire descendre les corps, on ne laisse pas de reconnoître l'action qu'elle exerce sur eux; que quoiqu'on ignore la maniere dont l'ame agit sur le corps, on ne doute cependant pas qu'elle n'ait une puissance motrice qui est le principe de tous les mouvemens libres du corps, & il nous suffit qu'elle l'ait. 2°. La premiere idée que nous avons eue du mouvement & de la faculté motrice a été une suite de la réflexion que nous avons faite sur la

correſpondance qu'il y a entre les paſſions de l'ame & les mouvemens du corps. 3°. L'obſervation nous apprend que les cadavres & les corps inanimés, quelque bien conſtruits qu'ils ſoient, réſiſtent d'autant plus au mouvement, qu'ils ſont plus gros & plus denſes ou qu'ils tiennent plus du corps, & cette propriété qu'ils ont de réſiſter au mouvement leur eſt ſi eſſentielle, qu'il faut, ou la reconnoître, ou convenir qu'on ignore leur eſſence.

Autant donc qu'il eſt contradictoire que ce qui réſiſte au mouvement ſoit capable de ſe mouvoir ſoi-même, autant eſt-il impoſſible qu'un cadavre ait en ſoi la cauſe efficiente du mouvement, & ſoit capable de changer de place. 4°. Il s'en faut de beaucoup, dans les machines hydrauliques les mieux conſtruites, qu'une petite cauſe produiſe de grands effets; au contraire, les Mathématiciens, & entr'autres Euler (*Mém. de Berlin 1752. maxime 8.*) démontrent qu'il y a un ſix-ſeptieme des forces du moteur d'entiérement perdues, ou que la force motrice eſt à l'effet comme 7 à 1; & *Borelli* prouve *propoſ. 8. lib. 1. de motu animal.* que l'homme quelque force qu'il emploie, ne peut mouvoir que de petits fardeaux. On voit donc que le sentiment des *Animistes* s'accorde avec la raison & l'expérience, & que celui des Machinistes est démenti par les principes de la Mécanique.

49. On divise les maladies convulsives en *toniques* & *cloniques*. Les toniques sont celles dans laquelle la contraction du muscle est continue & permanente & ne cause aucune agitation dans la partie, comme dans la crampe. Les cloniques sont celles dans lesquelles la contraction est inégale, irréguliere & successive, comme dans les convulsions des enfans; & ces efforts varient selon que la nature en a besoin pour altérer & évacuer la matiere morbifique. Hippocrate désignoit les convulsions toniques par le nom de *tetanos*, & les cloniques par celui de *spasmes*, comme cela paroît par l'aphorisme 57. sect. 4.

50. On divise encore les convulsions en *idiopathiques* & *sympathiques*. Les *idiopathiques* sont celles qui ont le même siege que leur principe proégumene ou procatartique, comme la convulsion du tendon d'Achille, ensuite d'une blessure ou du froid. On appelle

convulsions *sympathiques*, celles dont le siege & le principe existent dans des parties différentes; par exemple, la convulsion dans la gorge, & le principe dans la matrice, ainsi qu'il arrive dans la suppression du flux menstruel. On voit donc que cette division est hypothétique, qu'elle dépend de la théorie que l'on suit, & que la même convulsion qui paroît à l'un sympathique, telle que l'épilepsie causée par un vice du cerveau, passera chez un autre pour idiopathique. D'autres appellent maladie idiopathique celle qui est propre à la partie qu'elle attaque, & qui y fixe son siege; mais comme la cause n'agit jamais où elle n'est pas, il s'ensuit que la maladie doit naître dans l'endroit même où réside sa cause, & que soit qu'elle soit *protopathique*, ou *deutéropathique*, passagere ou permanente, elle n'en est pas moins idiopathique.

51. La division de la maladie en *essentielle* & *symptomatique* n'est pas mieux fondée. Suivant moi, le symptome essentiel à la maladie est celui qui la fait connoître, & qui sert à distinguer le genre & l'espece des autres; & *l'accidentel*, celui qui détermine l'individu.

Suivant les Scolastiques, la convulsion essentielle, ou *per se*, est celle qui n'est point occasionnée par une autre maladie; & la symptomatique, celle qui est l'effet d'une autre maladie, de la fievre, par exemple. Mais comme chaque maladie est produite par sa cause, & non point par une autre maladie, il s'ensuit que cette définition est fausse; car elle suppose que la fievre est la cause de la convulsion, au lieu qu'elle peut n'en être que le principe; car comme la convulsion peut exister sans fievre, & que l'effet n'existe jamais sans sa cause, il s'ensuit que la fievre n'en est point la cause, & que la convulsion n'est point l'effet de la fievre ni d'aucune autre maladie.

52. Pour expliquer les convulsions, les Scolastiques imaginent des nerfs, dont les uns servent au sentiment & les autres au mouvement, & qui n'ont aucun sentiment, mais cette opinion est démentie par la dissection qu'on a faite de plusieurs milliers d'animaux vivans, & toutes prouvent qu'il n'y a dans le corps aucune fibre nerveuse qui n'ait du sentiment.

53. Les Scholastiques ménagent si

peu la théologie dans la théorie qu'ils donnent des maladies, qu'on diroit à les entendre qu'il n'y a point de Providence, point de ſageſſe qui dirige les événemens, en un mot que les maladies n'ont aucun but, aucune fin. Cependant il eſt certain que les maux phyſiques ſervent à éprouver l'homme & à le perfectionner, & que les convulſions, qui ſont de tous les maux les plus dangereux, ont pour but de corriger & d'évacuer la matiere morbifique, & nous délivrent de plus grands maux, comme *Sydenham* l'a reconnu, & que l'éprouvent tous ceux que la toux, l'éternument, le vomiſſement, la pandiculation délivrent des cauſes morbifiques qui étoient en eux (34. 38.)

54. Toute convulſion eſt un mouvement muſculaire, & comme tout mouvent muſculaire eſt produit par l'action du fluide nerveux que l'ame envoie dans le muſcle, ſoit que la puiſſance motrice agiſſe librement, ou naturellement, volontairement ou par force, il s'enſuit que la convulſion eſt cauſée par l'action du fluide nerveux ſur les muſcles qu'elle affecte, & qu'il n'y a rien dans le cerveau qui puiſſe

imprimer à ce fluide la force & la direction requises, à la réserve du principe à qui nous devons le sentiment, la vie & le mouvement.

55. Ceux qui attribuent l'action du fluide nerveux aux causes qu'ils appellent mécaniques, heurtent les lois de la mécanique, en attribuant de grands effets à de petites forces, & en imaginant des vertus explosives & de la poudre là où il n'y en a point. Ceux qui attribuent ces mouvemens à la nature humaine, attribuent à l'ame une faculté motrice dont personne ne doute, & supposent que ses actions sont quelquelquefois forcées, comme il arrive dans les passions; & d'ailleurs ils s'accordent avec les principes de la mécanique, ce qui fait que leur sentiment est préférable à tout autre.

56. Il s'ensuit donc que la cause de la convulsion n'est autre chose qu'un effort de la nature pour corriger la matiere morbifique, pour l'éloigner des nerfs, ou pour lui faire changer la place qu'elle occupe, & qu'elle emploie pour cet effet le fluide nerveux qu'elle envoie dans les muscles.

57. Les *principes* des convulsions

ſont ou proégumenes ou procatartiques. Les *proégumenes* ſont tout ce qui irrite les nerfs, ſoit en leur cauſant de la douleur, comme les piqûres, les dilacérations, les éroſions, les diſtentions des parties douées d'un ſentiment vif, telles que les membranes, les tendons, ou des parties irritables, dont la ſenſibilité eſt obſcure, telles que le ventricule & les inteſtins; ou enfin des organes qui ont un ſentiment obſcur, mais dont l'intégrité eſt abſolument néceſſaire au maintien de la vie, telles que le cerveau & le cervelet. Ces principes ſont ou mécaniques, comme un os fracturé qui picote les méninges, un ver qui taraude les inteſtins; ou phyſiques, comme un poiſon qu'on a bu, un myaſme intérieur, &c, leſquelles choſes, quoiqu'elles ne ſoient ni aiguës, ni irritantes, ne laiſſent pas que de nuire par leur préſence, & par la néceſſité de la partie qu'elles affectent, comme cela paroît par la toux qu'excite une goutte d'eau, lorſqu'elle tombe dans la glotte. On peut donc réduire ces principes matériels aux pointes (*ſtimulos*) & aux obſtacles, avec cette différence que dans les maladies fébriles ils ſe trouvent tous deux dans les vaiſſeaux ſanguins ; au lieu que dans les maladies convulſives ils affectent les parties nerveuſes, & ſur-tout le cerveau ; à l'égard des arteres , M. *Haller* prouve qu'elles ſont infiniment moins ſenſibles que les nerfs.

58. On peut démontrer dans la Phyſiologie & par les Propoſitions de *Borelli, 123. lib. 1. & 67. lib. 2.* que le poids que leve un muſcle contracté eſt au moins ſeize fois plus grand que le poids du muſcle même, & par l'hydrodynamique , (*Mém. de l'Académie de Berlin 1752. par M. Euler, maxime 7.*) que la force requiſe dans un fluide pour mouvoir une machine, eſt pour le moins ſept fois plus grande que le poids qu'on leve par ſon moyen, d'où il ſuit que la force du fluide qui fait mouvoir les muſcles eſt au moins cent douze fois plus grande que le poids que le muſcle leve. La maſſe que le ventricule gauche du cœur met en mouvement eſt une colonne de ſang, dont il n'entre pas la centieme partie dans les rameaux de la carotide, dont on prétend que les nerfs cardiaques tirent leur origine ; d'où il ſuit, conformé-

ment aux principes de l'hydraulique, que la force que le ſang en ſortant du cœur communique au fluide nerveux, par l'entremiſe des petites artérioles qui aboutiſſent aux nerfs cardiaques, n'eſt pas la centieme partie de celles du ventricule gauche du cœur ; mais cette force que le fluide nerveux reçoit du ſang eſt à peine dans les nerfs cardiaques la cent-douzieme partie des forces du ventricule qui pouſſe le ſang, d'où il ſuit que la force du ſang dans l'origine des nerfs cardiaques n'eſt pas la 11200e. partie des forces néceſſaires pour mouvoir ou contracter le cœur. C'eſt donc à tort que quelques-uns attribuent la palpitation ſympathique du cœur, & la convulſion des autres muſcles à l'engorgement & à la pulſation mécanique des artérioles du cerveau.

59. Il s'enſuit donc que c'eſt moins à cet engorgement qu'à l'ame qu'on doit attribuer les mouvemens convulſifs des muſcles. Comme la nature veille à la conſervation du corps, & qu'elle ne peut changer l'état morbifique du cerveau ou du cœur auquel on le rapporte par ſympathie, qu'à l'aide de la force motrice, & qu'en impri-

mant un mouvement au fluide nerveux, il s'ensuit, que conformément aux lois de la sympathie, elle doit imprimer plus de mouvement au fluide nerveux qui doit exciter les convulsions.

60. Cet engorgement ne sauroit être non plus la cause physique de la convulsion du muscle, quoique les Machinistes recourent à elle comme à leur dernier refuge. Ils disent qu'une petite étincelle de feu allume un gros monceau de poudre, & que celle-ci produit un effet infiniment supérieur à la force de l'étincelle, & que par conséquent l'engorgement en question pour développer la force explosive du fluide nerveux, au point de lui faire produire ces mouvemens convulsifs.

61. C'est à tort que ces gens-là ressuscitent une hypothese que les Machinistes eux-mêmes ont abandonnée & réfutée depuis long-temps. 1°. Il est démontré que les effets ne sont jamais plus grands que leurs causes. (*Wolf. mech. prop. 72.*) (Beguelin, *Mém. de l'Acad. de Berlin, 1756.*) 2°. L'existence de cette poudre dans les nerfs est imaginaire. 3°. Quand même elle

auroit lieu, on ne voit pas comment un grain de tabac qui entre dans les narines, l'allumeroit pour causer l'éternument; 4°. ni encore moins, pourquoi cette explosion se feroit dans certaines parties déterminées & éloignées les unes des autres, plutôt que dans d'autres. 5°. Enfin, comme dans cette hypothese même, il faut nécessairement recourir à l'ame comme à la cause qui excite & qui dirige ces mouvemens (30 & 39) il est inutile d'employer plusieurs moyens là où un seul suffit, & par conséquent cette ressource est absolument vaine.

62. On appelle convulsions *sympathiques*, celles dont le symptome est dans une partie, par exemple, dans le diaphragme, & le principe qui les cause dans l'autre, comme dans les narines dans l'éternument; autrement, on les nomme *idiopathiques*. Ceux qui expliquent ces convulsions d'une façon mécanique, comme ils disent, tombent dans quantité d'erreurs fondamentales, comme cela paroît par (N°. 30 & 31) au lieu qu'il est aisé d'expliquer ces phénomenes par la Psychologie & l'Anatomie.

63. L'ame connoît les parties dont elle peut faire usage pour contribuer au soulagement du corps, & comme elle est la seule qui s'en apperçoive, elle fait choix des organes propres à concourir à cette fin (*Patholog. methodic. 1. 5.*) C'est elle aussi qui contracte d'abord les muscles qui servent à l'expiration, & ensuite ceux qui agissent dans l'inspiration, & elle choisit entre mille autres mouvemens également possibles, l'éternument pour faire sortir le tabac du nez. (*Dissertat. sur l'action des médicamens, 27.*) Comme donc les convulsions sont des efforts dont la fin est salutaire, & qui changent l'état de la machine en mieux (38) on ne doit pas être surpris que la nature se serve pour les exciter, d'organes prochains ou éloignés, qui seuls peuvent contribuer à cette fin (11. 12), ni que les mouvemens convulsifs, de même que tous les mouvemens libres soient sympathiques, & s'exécutent par un grand nombre d'organes à la fois, ce que les Machinistes s'efforcent d'expliquer par des paroles vuides de sens.

64. Tout le monde sait que les nerfs étant irrités dans leur origine, il en résulte

ſulte dans la ſubſtance du cerveau une imagination ou une perception pareille à celle qui ſe fait ſentir dans les organes externes où aboutiſſent ces fibriles médullaires, comme on le voit dans les amputations & les inſomnies, &c. & comme une perception incommode quoiqu'imaginaire occaſionne les mêmes mouvemens pour changer l'état du corps que celle qui eſt ſenſitive, il s'enſuit que lorſque le cerveau eſt vicié, il doit ſurvenir dans les différentes parties du corps les mêmes convulſions que lorſqu'elles ſont irritées, ce qui fait qu'il eſt difficile de diſtinguer les convulſions ſympathiques des idiopathiques; mais il eſt abſolument faux que le principe des convulſions ſoit dans le cerveau, comme bien des gens le prétendent.

65. Les *principes procatartiques* des convulſions ſont les diverſes paſſions de l'ame; car comme les paſſions ne conſiſtent que dans des déſirs ou des averſions irraiſonnables pour certains objets (*Prolegom.* 218.) & qu'elles ſont ſouvent les cauſes des efforts irréguliers qui ont pour but de les écarter, ſi ces objets ſont imaginaires, les efforts

quoique violens n'auront aucun rapport avec les objets extérieurs, & il en sera de même des convulsions. Il n'est donc pas étonnant que les femmes dont l'esprit est toujours agité par les passions, & qui ont des chagrins & des soucis soient sujettes à des convulsions hystériques. On ne doit pas être surpris non plus que les adultes qui ont reçu une éducation mâle, supportent plus aisément les maladies que les enfans & ceux qui sont d'un tempérament délicat, & y résistent plus que les femmes dont l'esprit est inquiet, turbulent, agité des passions, & sujet à la crainte, aux inquiétudes & à la mauvaise humeur.

66. Il n'y a point de passion qui n'excite des convulsions communes à plusieurs autres ou propres à elles seules; si l'on met de ce nombre les maladies produites par les efforts violens des visceres. La *terreur* excite le frissonnement, le froid, la palpitation du cœur, l'épilepsie; la *haine*, le dégoût, le vomissement, le resserrement de gosier; l'*ennui*, le bâillement, la pandiculation; la *colere*, le grincement des dents, le trépignement spasmodique, les convulsions.

67. Comme rien n'eſt plus efficace pour calmer une paſſion, que d'en faire naître une toute contraire, rien auſſi n'eſt plus utile pour appaiſer les mouvemens convulſifs qu'elle a occaſionnés. Par exemple, il n'y a perſonne parmi le bas peuple qui ignore qu'une foi ſuperſtitieuſe aux amulettes & à certaines paroles, de même qu'une injure atroce, arrêtent le hoquet, la toux, l'éternument, retardent l'accès de la fievre, tant que l'ame eſt moins affectée des principes morbifiques de ces ſymptomes, que des objets qui excitent en elle de nouvelles paſſions.

68. Il y a quantité de paſſions auxquelles bien des gens ont honte de ſe livrer, ſoit par reſpect pour leur âge ou pour le poſte qu'ils occupent, ou parce qu'il eſt honteux de les ſatisfaire; cependant quoiqu'on réprime ces mouvemens internes, & qu'on les cache avec ſoin, on en eſt infiniment plus tourmenté que ſi on s'y livroit, & le Médecin en a plus de peine à découvrir la cauſe ou le principe de ces effets, d'autant plus qu'on a ſoin de le cacher. Comme donc on ne ſauroit apporter à une maladie les remedes convenables

lorſqu'on ignore ſa cauſe ; de là vient qu'il eſt très-difficile de guérir celles que les paſſions font naître, & que la paſſion hyſtérique, hypocondriaque, la manie & la mélancolie, ſont le fléau & l'opprobre des Médecins.

69. Ce qui rend encore ces maladies difficiles à connoître & à guérir, eſt que les paſſions changent continuellement, & que la raiſon & la religion combattent l'imagination & la nature qui les entretiennent, d'où vient que les paſſions qui en réſultent, ſe préſentent ſous une infinité de faces différentes. Les Poëtes comparent ces agitations de l'ame aux flots d'une mer irritée, & il n'y a perſonne qui ne fût en état de ſentir l'effet que les paſſions produiſent en elle, ſi elle avoit aſſez de philoſophie pour y faire attention. Comme dans ces ſortes de cas, qui ſont très-fréquens chez les jeunes gens, l'homme ne ſe connoît point, & eſt une énigme indéchiffrable à lui-même, à plus forte raiſon doit-il être difficile à un Médecin de deviner les motifs des actions d'autrui, & pénétrer ceux qui peuvent occaſionner ſes maladies.

70. On peut mettre de ce nombre

les ſymptômes de quantité de maladies que des perſonnes ſaines & malades ſavent feindre, ce que j'avois de la peine à croire avant que d'en avoir été témoin. J'ai connu pluſieurs filles, qui pour faire de la peine à leurs parens, ont feint non-ſeulement d'avoir des maladies ſérieuſes, mais ſe ſont ſoumiſes pendant pluſieurs jours à la ſaignée, à des remedes amers, à l'émétique, &c. J'ai vu des Religieuſes, des femmes débauchées, détenues dans des monaſteres, feindre des mois entiers d'avoir l'épilepſie, la manie, le crachement de ſang, des ſyncopes, des hémiplégies. On ne ſauroit douter que les Religieuſes de Loudun n'ayent feint pendant deux ans d'être poſſédées pour perdre *Urbain Grandier*, leur Directeur. Un motif de religion a autrefois engagé les fanatiques des Cevennes à jouer une pareille comédie, & ſi l'on en croit *Hecquet*, des milliers de perſonnes ont joué dans notre ſiecle le rôle de convulſionnaires. Il n'y a point de Médecin qui ne ſoit à même d'obſerver tous les jours de pareilles fourberies, même dans les maladies vraies, leſquelles ſont dictées par des motifs d'amour, de haine, de vengeance envers un mari, un beau-pere, une sœur, un beau fils, une belle-mere, sur-tout dans les femmes hystériques.

71. Si quelqu'un faute d'expérience s'imagine qu'on ne peut feindre certaines maladies, que le Médecin ne découvre aussitôt la fraude, s'il croit par exemple, qu'on ne peut feindre la syncope, la palpitation, le hoquet, parce que les mouvemens du cœur & du ventricule ne sont point libres, il ne connoît surement pas la force de l'imagination, & il ignore que les Acteurs qui jouent une Tragédie ne sont pas moins émus des passions qu'ils imitent, que s'ils les ressentoient effectivement. Ceux qui feignent de bâiller & d'avoir une pandiculation, bâillent & s'alongent souvent sans le vouloir : & il leur arrive la même chose qu'à ceux qui feignant d'aimer, aiment à la fin effectivement.

Qui finxit simulator amare,
Sæpe quod incipiens finxerat esse, fuit.
Ovid.

Ceux qui feignent d'être malades, le deviennent souvent lorsqu'ils y pensent le moins; & le cœur ne palpite pas moins dans une terreur feinte, que dans celle qui eſt véritable.

72. Les principes moraux des paſſions, & par conſéquent des convulſions, ſont l'irritabilité, ou la ſenſibilité, la puſillanimité, la débilité & l'habitude. Ce ſont là les principes proégumes des convulſions ; & je les nomme moraux, pour les diſtinguer des matériels ; je veux dire, des matieres morbifiques, tant irritantes qu'obſtruantes.

73. La *ſenſibilité* vient d'une éducation molle & efféminée, elle eſt entretenue par une vie ſtudieuſe, ſédentaire & ſolitaire ; & les chagrins & les ſoucis l'augmentent. Ceux qui ont ſouffert une opération de Chirurgie, tremblent & frémiſſent à la vue d'un ſcalpel.

74. La *puſillanimité* ou la *timidité*, diſpoſe extrêmement aux convulſions, & à cette ſenſibilité exquiſe dont on vient de parler ; la *débilité* exceſſive & l'épuiſement des forces que cauſe le danger de la mort ou d'un grand mal, ne diſpoſe pas moins aux convulſions que l'*habitude* ; & il y a des convulſions légéres qui, lorſqu'on les néglige, deviennent dans la ſuite habituelles. Par exemple, il y a des gens qui, par

un vice d'éducation, bâillent, s'alongent en compagnie, & font divers autres mouvemens, qu'ils eussent pu réprimer s'ils avoient voulu, & qui deviennent nécessaires & involontaires. De là vient que toutes les actions auxquelles on s'habitue, deviennent naturelles, & ne dépendent plus de la raison ni de la volonté, parce que l'habitude est la faculté d'agir pour des motifs que l'on connoissoit, & que l'on a ensuite oubliés. Un homme qui sentoit un picotement dans l'œil, & qui s'est apperçu qu'il recevoit du soulagement lorsqu'il clignotoit, s'habitue à le faire, & clignote enfin sans s'en appercevoir; parce que les actions auxquelles on est habitué, se font sans conseil & sans délibération. Ceux, par exemple, qui sont habitués à prendre du tabac, ont beau prendre la résolution de s'en abstenir, ils l'oublient lors même qu'ils étudient, & fouillent dans leurs poches pour y prendre leur tabatiere. On a donc raison de dire que l'habitude est une seconde nature, puisque sans aucun motif, elle nous fait faire des actions dont nous serions bien aises de nous dispenser.

75. Il y a des convulſions qui ſont accompagnées d'une privation totale de ſentiment, comme on le voit dans l'épilepſie, les convulſions des enfans, la paſſion hyſtérique, & autres paroxyſmes dangereux. Quelques-uns aſſignent pour cauſe de ce double ſymptome, ſavoir, la convulſion & la privation totale de ſentiment, la compreſſion inégale du cerveau ; & pour expliquer la maniere dont le fluide nerveux ſe porte dans les parties affectées de convulſions, ils ſuppoſent des nerfs qui ne ſont point comprimés, & d'autres qui le ſont dans leur origine, auxquels ils attribuent cette privation de ſentiment. Ils feroient auſſi bien pour expliquer la convulſion, de ſuppoſer une compreſſion uniforme dans toute l'enveloppe du cerveau, ainſi qu'ils la ſuppoſent dans l'apoplexie.

76. Mais cette hypotheſe n'eſt pas plus heureuſe que les autres ; car puiſque le fluide nerveux coule dans les nerfs pour agiter les parties, pourquoi ne reflue-t-il pas dans ceux qui ſervent au ſentiment ? Pourquoi certaines parties affectées de convulſions, ſont-elles privées de ſentiment ? Si c'eſt là la cau-

se, pourquoi y a-t-il tant de cas où la compression est inégale, (il est rare qu'elle soit égale dans les plaies & les fractures) quoiqu'il n'y ait souvent point d'épilepsie ? Enfin cette opinion est contraire à l'hydrodinamique. (58)

77. L'histoire de la Médecine nous apprend que l'extase & la catalepsie, sont accompagnées d'une privation totale de sentiment; & personne n'ignore qu'une joie, une crainte, un chagrin excessif, plongent l'ame dans une espece de sommeil, auquel on donne le nom de défaillance. Saint Augustin rapporte qu'un Moine d'Hippone avoit un tel empire sur ses organes, que toutes les fois qu'il se livroit à la contemplation, il suspendoit à son gré l'exercice de ses sens; de sorte que la vue, l'ouie & le tact, n'avoient d'action qu'autant qu'il trouvoit bon de leur en accorder. J'ai connu une femme qui étant tombée en syncope à l'occasion d'une colique violente, fut non-seulement délivrée de ses douleurs, mais encore de la maladie dont elle étoit affligée.

78. Comme l'attention de l'ame est limitée, l'état interne du cerveau ne sauroit l'affecter, qu'il ne la détourne

de l'attention qu'elle doit donner aux organes des ſens. Or, dans l'engorgement du cerveau, l'ame a deux motifs qui l'obligent à s'en occuper entiérement. Le premier eſt la connoiſſance du danger dont ſon domicile eſt menacé; & en effet, ces obſtructions ſont ſouvent accompagnées d'une apoplexie mortelle, d'un abcès, d'un épanchement de ſang, & d'autres maux ſemblables. Le ſecond eſt que les origines des nerfs étant comprimées, il en réſulte des douleurs atroces, comme nous l'apprend la diſſection des animaux vivans, des idées de tonnerres, de foudres, & autres ſenſations effrayantes, dont l'ame eſt tellement frappée, qu'elle ne fait attention ni aux clameurs ni aux piqûres des parties extérieures. Quel eſt l'homme qui voyant ſa maiſon en feu, & prête à l'écraſer ſous ſes ruines, fait attention à ce que ſes voiſins diſent dans la rue?

79. Mais ſoit que cette terreur ſoit panique, comme celle des perſonnes qui croient voir des ſpectres en dormant, ou qui s'effrayent de ce que les oreilles leur tintent, ſoit qu'elle ſoit légitime, il doit également en réſulter

des convulsions sympathiques ou des mouvemens violens & déréglés, pareils à ceux que causent la frayeur, la colere, le désespoir, & il n'est pas nécessaire que la matiere morbifique ait établi son siege dans le cerveau, vu que l'ame est également affectée de la douleur des autres parties, & qu'il ne faut qu'une piqûre du tendon, un déchirement de l'aponévrose, une colique d'estomac & du bas-ventre, une piqûre de vers, qu'un poison caustique pour causer l'épilepsie, & dans ce cas les Machinistes ont tort de l'attribuer aux vices du cerveau.

CLASSE QUATRIEME.

SPASMES

OU

MALADIES CONVULSIVES.

CES maladies, à proprement parler, consistent dans un mouvement dépravé des muscles destinés au mouvement local. Il n'y a que les parties supérieures & inférieures, la tête, les yeux, la langue, la mâchoire, le cœur, la verge, qui soient sujettes à se déplacer; la poitrine de même que les arteres n'ont qu'un mouvement de dilatation & de contraction; le mouvement des autres parties, telles que le poumon, l'estomac, les intestins, ne tombe point sous les sens, & l'on n'en juge que par la voix, les excrétions, & autres phénomenes semblables.

Les maladies *dyspnéiques* ou les *essouflemens*, consistent dans la dilatation & la contraction alternatives de la poitrine; & c'est en quoi elles different des spasmodiques. Les mouvemens de la langue appartiennent au bégaiement.

Tout spasme proprement dit, est un mouvement musculaire, & comme celui-ci est produit par la force du fluide nerveux qui afflue dans les muscles par l'entremise des nerfs, & qu'il est proportionné à l'impulsion de ce fluide; il s'ensuit que la cause du mouvement convulsif n'est autre chose que l'impulsion du fluide nerveux dans un muscle dont il surmonte l'inertie. On ne sauroit attribuer le mouvement du fluide nerveux ni à la circulation, ni à l'explosion, ni à la mobilité, vu, comme le démontre *Borelli*, que pour mouvoir quelque muscle que ce puisse être, il faut dans le fluide nerveux une force considérable & capable de lui communiquer une vîtesse plus grande que celle du son, comme je l'ai prouvé dans la dissertation sur la fievre qui est à la fin de ma Hémastatique. Or la circulation du fluide nerveux n'est pas assez forte pour imprimer une pareille vîtesse, & quant à l'explosion de *Willis*, elle est purement imaginaire.

La Physiologie nous apprend que c'est la liberté ou la nature qui impriment au fluide nerveux la force nécessaire pour mouvoir les muscles; & les convulsions ne sont point des mouvemens libres, puisqu'ils s'exécutent à notre insu & malgré nous; & comme les mouvemens que nous faisons & qui ne sont point libres, sont des mouvemens naturels, il s'ensuit que c'est la nature elle-même qui imprime au fluide nerveux la vîtesse qui cause la convulsion.

La nature est déterminée à agir, ou par une irritation qui l'oblige à faire des efforts pour se délivrer de ce qui l'incommode, ou par une passion, telle que la terreur, la crainte, la colere, ou même par des motifs dont l'entendement n'a aucune connoissance, telles que sont les actions morales dans les hystériques, les maniaques, les imbécilles, les personnes ivres; d'où il suit que ce sont ces motifs qui déterminent les convulsions.

Les maladies auxquelles on donne improprement le nom de spasmes sont des *contractures* occasionnées par le roidissement des tendons & des muscles, sans qu'il soit besoin que le fluide nerveux s'y porte en plus grande quantité, & des *mouvemens tremblans*, qui dépendent de l'irrégularité plutôt que de la vîtesse de sa circulation; & cela étant, on devroit intituler cette classe du nom de *cacocinésies*, ou de mouvemens dépravés.

Cette classe, que je sépare des *essouflemens*, avec lesquels elle a beaucoup de rapport, est divisée en quatre ordres, dont les deux premiers contiennent les *spasmes toniques*, dans lesquels les muscles sont dans une tension, une contraction & une convulsion constante & permanente, & les deux autres les *spasmes cloniques* dans lesquels la contraction est inégale & interrompue; il arrive très-souvent que les spasmes toniques se joignent & se confondent, pour ainsi dire, avec les spasmes cloniques; mais nous mettons au nombre de ceux-ci, les spasmes dans lesquels les agitations des parties ont lieu le plus constamment, & réciproquement.

ORDRE PREMIER.

SPASMES TONIQUES PARTIELS.

Conductiones de Cælius Aurelianus ; *Convulsions toniques*, de Gorter & d'Ettmuller.

CE sont ceux dont le principal symptome est une rigidité involontaire, violente & constante de la partie, qui l'empêche de se mouvoir, ou du moins qui le rend immobile ; en quoi ils different des généraux, qui causent l'immobilité de plusieurs membres & de plusieurs parties à la fois.

Cette immobilité differe de celle que cause la paralysie par la sensibilité & la rigidité, ou du moins par la sensibilité du muscle immobile. Elle differe de celle que cause la douleur rhumatique ou arthritique, en ce que l'immobilité dans la douleur est volontaire, au lieu qu'elle est involontaire dans le spasme. Ceux qui ressentent une douleur dans une partie à cause de son inflammation ou de son engorgement, s'abstiennent de la remuer crainte de l'augmenter; mais le ſpaſme nous met dans l'incapacité de le faire, quoique nous le voulions.

Les ſpaſmes toniques different des cloniques par l'immobilité conſtante de la partie, au lieu qu'elle eſt irréguliere & alternative dans les cloniques, ou dans les mouvemens convulſifs.

La cauſe de cette immobilité eſt une réſiſtance de la part du muſcle plus forte qu'à l'ordinaire, tant de la part du muſcle qui eſt roidi & contracté, que de la part de l'organe qui doit ſe mouvoir. Cette réſiſtance eſt plus grande, ou abſolument ou reſpectivement. Elle eſt abſolue lorſque les tendons & les ligamens du muſcle ont une trop grande dureté, ou que les muſcles ſe roidiſſent par la trop grande affluence du fluide nerveux. Elle n'eſt que reſpective, lorſque les muſcles antagoniſtes, ſoit faute d'uſage, ou par une foibleſſe naturelle ou accidentelle ſe contractent moins qu'il ne faut.

I. STRABISME, *Strabismus*; les malades, *Louches*, *Strabones*.

C'eſt une affection tonique de l'un ou de l'autre œil, qui empêche les axes optiques de ſe réunir à un même point.

L'axe optique eſt une ligne droite qui paſſe par le centre de l'humeur vitrée, du cryſtallin & du globe de l'œil, & qui aboutit à l'objet.

Il faut pour que la viſion ſoit parfaite, que l'axe de l'œil droit concoure au même point de l'objet que l'axe optique du gauche. L'angle compris par ces deux axes nous fait juger de la grandeur & de la diſtance des objets. Lors donc que les axes divergent, comme dans les perſonnes louches, on ne peut juger par la vue ni de l'une ni de l'autre.

La raiſon qui fait qu'un objet nous paroît ſeul, quoique nous le regardions des deux yeux, eſt que ceux-ci étant dirigés vers le même point, l'image de l'objet tombe ſur le pôle optique de l'un & de l'autre, & nous éprouvons dans ces circonſtances qu'un ſeul objet a coutume d'exciter en nous cette sensation. Lors au contraire que les yeux divergent, les images du même objet tombent dans différens endroits des yeux, & comme nous ne sommes point accoutumés à cette double sensation, de là vient que nous nous en appercevons, & que nous croyons voir deux objets au lieu d'un, comme il arrive à ceux qui ont un strabisme. Cependant la coutume & le tact nous mettent à même de corriger cette erreur.

1. *Strabismus à luscitate* Boerhaav. *de morb. ocul. num. 175.* Porterfield. *Act. Edimb. tom. 3.* L.

On dit qu'un homme est louche, lorsqu'il ne voit point les objets directement, mais obliquement, & qu'il est obligé de les regarder de fort près pour les voir distinctement. Lorsqu'il n'y a qu'un œil qui voie obliquement les objets, l'autre ne converge point avec lui, & alors c'est un strabisme. *Voyez* Vue louche.

Cette obliquité de la vue vient, 1°. d'un défaut de sentiment dans le centre de la rétine, qui est cause que les objets directs paroissent confus, &

qu'on ne peut voir distinctement que ceux qui sont obliques. Ce vice de la rétine est cause que l'on s'habitue à regarder obliquement les objets, & on le guérit de même que la goutte serene occasionnée par une paralysie; 2°. ou d'une altération dans la convexité de la cornée, qui fait que les rayons lumineux après s'être rompus, ne tombent point sur le milieu de la rétine, mais de côté ou d'autre, & l'art ne sauroit presque corriger ce vice; 3°. lorsque le crystallin prend une situation oblique ensuite d'une contusion, il en résulte le même vice, & il n'est pas plus aisé à corriger. 4°. J'ai vu une jeune fille dont la prunelle étoit située vers le grand angle de l'œil, à cause d'un leucome de la cornée, qui lui causoit un strabisme. On peut corriger ce vice par des médicamens résolutifs, tels que le fiel de bœuf, la myrrhe. *Porterfield, Act. Edimb. tom. 3. p. 289. & 295.*

2. *Strabismus vulgaris; Vue à la Montmorency.* L.

La cause de ce strabisme n'est autre que la mauvaise habitude que l'on prend d'avoir un œil continuellement fixé sur un objet, de maniere que l'on perd la faculté de diriger les deux axes optiques vers le même point. C'est ainsi que les enfans au berceau qui s'habituent à ne regarder que d'un œil la lumiere d'une chandelle, ou le jour qui entre par une fenêtre, deviennent louches. La même chose arrive à ceux qui fixent toujours les yeux sur un défaut ou une tache qu'ils ont au bout du nez.

Les enfans nouveaux nés, tournent leurs yeux de côté & d'autre comme le caméléon ; mais s'appercevant qu'ils voient plus distinctement les objets avec les deux yeux qu'avec un, ils apprennent à diriger les axes optiques vers le même objet, & cette direction leur devient si naturelle, qu'il ne dépend presque plus d'eux de la changer.

Cette espece est très-aisée à prévenir, & lorsqu'elle est formée, on la guérit avec des besicles concaves ou coniques, qui ne sont ouvertes que par la pointe, & dans les adultes, par l'attention & en lisant des livres imprimés en petit caractere devant un miroir.

3. *Strabisme* de Buffon, cinquieme

eſpece de Porterfield; *Act. Edimburg. tom. 3. pag. 298. Mémoires de l'Académie des Sciences*, 1743. L.

C'eſt celui qui eſt occaſionné par la foibleſſe d'un œil, ou par l'inégalité de la diſtance à laquelle la vue des deux yeux atteint, ce qui fait que l'on s'habitue à regarder l'objet avec celui qui eſt le plus fort, & qu'on ne ſe ſert point de l'autre comme inutile pour voir les objets, toutes les fois qu'ils ſe trouvent dans l'éloignement qui convient à l'autre. Par exemple, ſi l'œil droit ne voit point au-delà d'un demi-pied de diſtance, & que le gauche voie au-delà d'un pied, nous ne regardons les objets que de l'œil droit; d'où s'enſuit un ſtrabiſme difficile à guérir. On a donné à cette eſpece le nom de M. *de Buffon* qui l'a découverte, & qui en parle dans les *Mémoires de l'Académie des Sciences de Paris*, *année* 1743.

La foibleſſe de l'autre œil eſt ou naturelle, & alors elle eſt incurable, ou cauſée par une paralyſie, un accès d'épilepſie, &c. *Voyez* les hiſtoires & les cures de ces maladies.

Les variétés du ſtrabiſme ſont, le ſtrabiſme *connivent*, lequel a lieu lorſque les axes se croisent ; le strabisme *divergent*, lorsque les axes ne se réunissent point, & sont paralleles ; le strabisme *de hauteur inégale*, lorsqu'un œil regarde en haut & l'autre en bas, ce qui est un défaut très-désagréable.

4. *Strabisme spasmodique*. L.

C'est celui qui est causé par la convulsion d'un des muscles d'un œil ou des deux ensemble, ensuite d'une ecclampsie ou d'une simple convulsion, qui est cause que le muscle perd son mouvement, que l'œil est roide, & résiste au toucher, & se tourne tantôt à droite, tantôt à gauche, tantôt en haut & tantôt en bas, ce qui est aussi difforme qu'incommode. *Voyez* les remedes de la *contracture*.

5. *Strabisme par la paralysie*. L.

Lorsque l'un ou l'autre des muscles droits vient à se relâcher à l'occasion d'une paralysie, d'une plaie, d'un ulcere, ou par telle autre cause que ce puisse être, son antagoniste est affecté d'une convulsion & reste immobile, ainsi qu'il arrive à la bouche dans l'hémiplégie ; ou bien l'œil entier peut être affecté d'une paralysie, & dans ce cas, il reste fixe & immobile, & ne

converge

converge point avec celui qui est sain. Ce strabisme differe du spasmodique, en ce qu'on peut tourner l'œil du côté du muscle relâché. Sa cure est la même que celle de la paralysie.

6. *Strabisme catarrhal.* B.

C'est celui qui est causé par une congestion dolorifique, catarrheuse, &c. dans l'un ou l'autre muscle, de maniere que la douleur l'empêche de se mouvoir librement.

Ce strabisme se guérit aisément par la saignée, les fomentations résolutives & anodines. On doit bien se garder d'appliquer des narcotiques sur les yeux, il en résulteroit une goutte serene.

7. *Strabisme symptomatique; Strabisme des personnes qui prient*, Boerhaave. A.

C'est un renversement de l'œil en haut, lequel arrive à la fin d'une maladie grave, & aux enfans dans l'hydrocéphale interne, dans les convulsions, les fievres, un peu avant qu'ils meurent. On dit communément que ces enfans regardent leur patrie, parce que le muscle releveur est affecté d'une convulsion, qui fait qu'on ne voit que le blanc de l'œil : j'en ignore la raison.

8. *Strabismus lagophtalmos*; Vue de lievre. L.

C'est une rétraction constante de la paupiere supérieure en enhaut, qui fait que l'œil reste découvert pendant que l'on dort, ce qui arrive aux lievres à ce qu'on prétend.

Ce vice a beaucoup d'affinité avec le strabisme, ce qui fait qu'on le rapporte à la même classe; mais les Auteurs ne nous mettent pas assez au fait de ses principes.

9. *Strabisme des Myopes*; Vue Françoise. L.

On appelle myopes ceux qui ne peuvent bien voir un objet qu'à la distance de deux pouces, & qui ne l'apperçoivent que confusément lorsqu'il est plus éloigné, de sorte que lorsq'uils veulent le voir distinctement, ils l'approchent contre leur nez, se placent à côté d'une fenêtre pour avoir plus de jour, & ne le regardent que d'un œil, l'autre leur étant tout-à-fait inutile faute de convergence.

Il y a des personnes louches & myopes qui ne pouvant distinguer le visage de ceux à qui elles parlent, ne les regardent point en face, ce qui fait que leurs yeux divergent.

10. *Strabisme équinoxial.* Battel. *Voyage en Asie.*

Les *Jaggas* qui habitent au Nord de l'Abyssinie, & les habitans du Loango, appellés par les Portugais, *Negres blancs*, qui habitent entre le 28°. 40". de longit. & le cinquieme de latitude méridionale en Asie, sont sujets au strabisme. Ces deux peuples ne sont éloignés que de cinq à six degrés de l'Equateur. Les Jaggas sont d'une taille gigantesque & fort laids; ils se cicatrisent le visage avec un fer chaud, & ne montrent que le blanc des yeux, cachant la prunelle sous la paupiere, pour n'être point offensés par la réflexion des rayons du soleil. Leurs femmes, pour se rendre plus aimables, s'arrachent les quatre dents incisives supérieures, & les deux inférieures.

Les habitans du Loango naissent blancs, mais ils deviennent noirs au bout de deux ans. Ils ont l'iris gris, les cheveux jaunes, ils sont louches & nyctalopes, & voient mieux la nuit que le jour. Ils tiennent que ce sont leur Mochissy ou leurs idoles, qui leur envoient toutes leurs maladies.

11. *Strabismus caligantium.* L.

Les Amblyopes sont ceux qui ne voient point distinctement les objets à cause de quelque vice sensible & interne, par exemple, un leucome, un hypopium, un drapeau, un pterygion.

Lorsque la cornée est opaque vis-à-vis de la prunelle, ils sont obligés de voir les objets de côté, entre le leucome & le nez, ou entre le leucome & l'angle externe. *Voyez* la cure de l'obscurcissement de la vue.

12. *Strabisme par le cristallin.*

Cette espece, qui est peut-être imaginaire, dépend de la luxation du cristallin, ou de ce qui est situé obliquement par rapport à la prunelle. Comme les objets que nous voyons en face envoient des rayons, qui étant rompus obliquement par le cristallin, ne tombent point sur le milieu de la prunelle, mais à côté, on est obligé de les regarder obliquement, pour que le cône de la lumiere tombe sur le milieu de la rétine, après avoir été rompu.

II. *Tic; Trismus.*

C'est une maladie dont le principal symptome consiste dans une convulſion tonique ou clonique de la mâchoire inférieure.

Le tic eſt ſouvent un ſymptome léger d'autres maladies ; par exemple, de l'épilepſie, du tétanos, du carus hyſtérique, &c. & il conſiſte dans un mouvement convulſif des muſcles maſſeters & crotaphytes, des ptérygoïdiens internes & externes, auſſi bien que des digaſtriques, qui ſeuls abaiſſent la mâchoire. Les nerfs de ces parties ſont 1°. les maxillaires ſupérieurs ; 2°. les maxillaires inférieurs, qui ſont des rameaux de la cinquieme paire ; 3°. les petits ſympathiques, ou la partie la plus dure du rameau auditif, qui naît de la ſeptieme paire. Les huit muſcles qui relevent la mâchoire, ſont beaucoup plus forts que les deux digaſtriques, qui l'abaiſſent à l'aide de ſa propre peſanteur. A moins donc que l'ame ne les relâche, en conſéquence de l'empire qu'elle a ſur eux, ils ſe contractent par leur ſeule élaſticité, & tiennent la bouche fermée ; ce qui n'a pas lieu dans les autres parties. C'eſt cette clôture de la bouche qu'on obſerve dans la ſyncope, le carus, l'apoplexie, & les cadavres récens ;

mais les releveurs se contractent aisément par le froid du matin ; & lorsqu'ils restent dans cet état, c'est un tic tonique ; lorsqu'ils sont agités, c'est un tic clonique ; ce qui fait qu'on ne doit point en faire deux genres.

Tics toniques ; *Trismi tonici.*

1. *Trismus nascentium*, Heister, *de maxillæ spasmo in infantibus*, *Med. compend. pag.* 237.

Trismus Balearicus, Cleghorn, *de morbis Insulæ Minoricæ. Tetanus maxillæ in infantibus*, Hofer. *Act. Helvet. tom.* 1. *pag.* 65. en françois, *la Sarrete.* A.

Cette maladie qui est connue de presque toutes les Nourrices du Languedoc, de Provence, de Suisse, de Minorque, &c. & qui a été inconnue jusqu'aujourd'hui aux Médecins, est très-fréquente parmi les enfans, depuis le troisieme jour de leur naissance, jusqu'au douzieme ; & les femmes sont tellement persuadées qu'elle est incurable, qu'elles ne daignent pas appeller le Médecin.

Ses symptomes sont des pleurs plus sourds qu'à l'ordinaire, la bouche moins ouverte, les gencives écartées d'environ deux lignes; & on ne peut les rapprocher qu'on ne coure risque de les rompre, nul mouvement dans les levres, la déglutition facile; mais l'enfant ne peut point teter; il a le ventre serré, distendu par des flatuosités, le pouls est sain pendant deux jours, sans aucun changement dans les symptomes. Elle tue souvent les enfans, quoique robustes & venus à terme; quelquefois le cou, le tronc & les membres, sont affectés peu à peu d'un tétanos, qui les rend roides & immobiles; le muscle quarré de la levre inférieure devient aussi dur que du bois.

Cette maladie est beaucoup plus fréquente en hiver, & dans des temps humides, qu'en été & par un temps sec.

Plus les enfans en sont attaqués de bonne heure, plus elle est dangereuse. Plus l'ouverture qui reste entre les gencives est petite, plus l'issue en est funeste, & plus les enfans sont foibles, & plutôt ils en meurent. Le tétanus qui s'y joint, ne rend pas la maladie plus dangereuse. Lorsqu'elle va jusqu'au cinquieme jour, il y a tout lieu de bien espérer; & c'est dans ce cas, qu'on peut dire avec le proverbe, que qui gagne du temps, gagne tout.

Cure. Les émétiques & les cathartiques tuent les malades dès le premier jour qu'on les leur donne.

1°. Il faut avoir soin de nourrir les enfans qui refusent la mamelle; leur donner de temps en temps quelques cuillerées de lait tiede, ou leur faire avaler de la bouillie deux fois par jour.

2°. On calmera la violence des spasmes avec des nervins & des corroborans. Faites un mélange d'eau de fleurs de tilleul, de prime-vere, de bourache, de buglosse, de syrop de pivoine & d'althæa, de fleurs d'œillets, de poudre de guttete & d'un peu de nitre, & mettez-en de temps en temps quelques gouttes dans la bouche de l'enfant, avec une petite cuiller.

Prenez de poudre de guttete quatre grains, de corne de cerf philosophiquement préparée, de cinabre, d'antimoine, de chacun deux grains; d'ambre gris, un grain; de sucre rosat, cinq grains; mêlez, & faites-en une poudre que vous partagerez en trois ou quatre doses, dont vous donnerez une toutes les six heures au malade, dans du syrop de pivoine.

Vous oindrez les parties affectées de convulſions avec de l'huile roſat, ou de lis blanc, & vous les couvrirez d'un linge chaud. Vous lui donnerez deux fois par jour un lavement de lait de vache tiede, ou bien, vous lui mettrez un ſuppoſitoire de beurre frais; & vous entretiendrez ces petits corps dans une douce chaleur. *Lentilius* vante beaucoup les liqueurs ſpiritueuſes, mais *Hofer* les condamne abſolument, & avec d'autant plus de raiſon, qu'il prétend avoir ſauvé la quatrieme ou la troiſieme partie des enfans par la méthode qu'il a ſuivie.

Cette maladie attaque auſſi quelquefois les adultes. *Voyez* l'hiſtoire & la cure de cette maladie dans *les Actes Helvétiques, tom. 1.*

2. *Tic traumatique; Triſmus traumaticus* Heiſter*; ſpaſme de la mâchoire par une bleſſure; Spaſmus maxillæ à vulnere, compend. Med. cap. 15. Chirurg. cap. 57. A luxato ſeſamoide pedis*, Pouteau, *de la rage, pag.* 34. A.

Cette eſpece eſt occaſionnée par une bleſſure des muſcles de la mâchoire, de l'aponévroſe crotaphite, par une piqûre des nerfs, qui ſont très-denſes, dans cet endroit, ou par des remedes vitrioliques âcres ou autres semblables appliqués sur les plaies de ces parties, comme aussi par l'amputation d'un bras ou d'une jambe, lorsque les nerfs sont trop serrés par la ligature, ou qu'on les pique de telle autre maniere que ce soit.

Dans ces cas 1°. s'il se trouve quelque corps âcre ou étranger dans la plaie, il faut avoir soin de le retirer, autrement l'on emploieroit inutilement les nervins & les sédatifs; 2°. si le nerf est piqué, & que le malade soit en danger de mort, il faut le couper; 3°. si l'on ne peut distinguer le nerf, & que les forces du malade le permettent, il faut couper au plutôt le bras ou la jambe où il se trouve; 4°. si ce sont des remedes caustiques & vitrioliques qui irritent la plaie, il faut les enlever & la déterger le mieux qu'il sera possible; 5°. s'il n'y a point de corps étranger dans la plaie, c'est une irritation. 1°. On l'appaisera avec des décoctions émollientes faites avec la racine de guimauve, les feuilles de mauve, de violette, les fleurs de camomille, les semences de lin, de pavot, dont on fera aussi des cataplasmes qu'on appliquera sur la partie. 2°.

S'il survient une inflammation, on calmera l'impétuosité du sang par la saignée & un régime léger, avec des potions rafraîchissantes nitreuses. 3°. Si la plaie a été faite avec une arme à feu, il faut la dilater, & couper avec un scalpel les aponévroses internes qui ont été déchirées, pour faire cesser l'étranglement. 4°. Si le tendon ou le nerf est piqué, avant de les couper, il faut y appliquer de l'huile de térébenthine chaude, pure, ou mêlée avec l'eau de la Reine d'Hongrie, ou verser dedans du baume du Pérou ou de Copahu. Si l'hémorrhagie est abondante & suivie de spasmes, *Voyez* le mot de Convulsion à l'article des Cloniques.

3. Tic inflammatoire; *Trismus inflammatorius*, Heister. *Chir. cap.* 57. A.

Si l'inflammation des muscles de la mâchoire ou des amygdales empêche les mâchoires de s'ouvrir, il faut y remédier par des saignées réitérées, des potions délayantes, des cataplasmes émolliens & résolutifs. Comme le malade est hors d'état de prendre aucune nourriture solide, il faut lui faire couler du bouillon dans la bouche par l'ouverture qui reste entre les mâchoires, ou par l'endroit où il manque des dents, ou bien le lui injecter dans l'intestin en forme de lavement.

4. Tic scorbutique; *Trismus scorbuticus;* rigidité des joues; *genarum rigiditas.* Sennert, *du scorbut, pag.* 744. Salomon Alberti, *du scorbut.* C.

C'est une rigidité des tendons & des ligamens qui assurent la mâchoire inférieure dans son article, accompagnée de douleur, laquelle augmente lorsqu'on mâche & qu'on bâille. Les scorbutiques y sont quelquefois sujets, mais ce cas est fort rare.

Elle exige le même traitement que la contracture scorbutique.

5. Tic vermineux, *Trismus verminosus;* grincement des dents causé par les vers; *Stridor dentium à vermibus.* A.

Cette affection est fort fréquente, & elle consiste dans un grincement des dents, soit que l'on veille ou que l'on dorme, occasionné peut-être par les vapeurs aigres-douces, qui s'élevent de l'estomac, ou par l'irritation de ce viscere dont les tuniques sont contigues au gosier par le moyen de l'œsophage. Ce tic accompagne quelquefois le synochus vermineux, & on le guérit avec des vermifuges. Je l'ai quelquefois obſervé dans la petite vérole.

6. *Triſmus equinus*, Soleyſel, en François *le Tic*.

On l'appelle ainſi, parce que les chevaux qui en ſont attaqués mordent leur mangeoire, & font avec les dents le bruit dont ce nom eſt tiré.

7. *Triſmus crepitans ; Claquetter des dents*.

C'eſt un ſymptome des fievres intermittentes, qui accompagne le tremblement.

8. Tic hypocondriaque ; *Triſmus hypochondriacus*, appellé par Juvenal *cacoethes*. L.

Je connois un homme mélancolique qui depuis ſon enfance claquette des dents en dormant, de ſorte qu'elles ſont toutes uſées ; mais c'eſt la ſeule incommodité qu'il ait depuis pluſieurs années.

On peut rapporter ici la diſtorſion involontaire des muſcles qui meuvent les joues, les yeux & la mâchoire, qui paſſent en habitude & qu'on appelle vulgairement *Tic*.

9. *Triſmus arthriticus ; podagra dentium*, Strobelbergeri, *Lipſiæ* 1730.

Cette affection consiste dans une difficulté extrême & douloureuse d'ouvrir la bouche, à cause de la rigidité du muscle crotaphite ou masseter, laquelle dure des mois entiers, & est accompagnée d'un ptyalisme abondant, d'insomnie, & de l'agitation continuelle des muscles voisins.

Je conseillai à une de mes malades qui étoit tourmentée de cette maladie cruelle, de se faire arracher une dent, croyant que c'étoit elle qui l'occasionnoit, mais l'opération n'aboutit à rien; l'eau de *Balaruc* lui procura quelque soulagement, mais moins que les narcotiques qu'elle prenoit tous les jours. La douleur revenoit tous les matins dès qu'elle vouloit ouvrir la bouche.

10. *Trismus febrilis*, Tic fébrile; *Stridor dentium in morbis acutis*, grincement des dents dans les maladies aiguës.

C'est un signe de mort & de folie de claquetter & de grincer des dents, à moins que ce défaut ne vienne dès l'enfance; mais lorsque cela arrive dans le délire, c'est un symptome funeste. Hippocrat. *in coacis*.

11. *Trismus capistratus*; *Bredissure*, Hazon, *Journal de Méd. Mars* 1761, *pag.* 242.

Les malades sont vulgairement appellés *bridés*.

C'est une impossibilité de remuer la mâchoire inférieure, à cause de l'agglutination de la partie intérieure des joues avec les gencives.

Cette agglutination arrive souvent à ceux à qui l'on a procuré une salivation abondante avec le mercure, sans user des précautions nécessaires. Les petits ulceres qui se forment sur la surface intérieure des joues, venant à se déssecher, font corps avec les gencives, de maniere qu'on ne peut plus ouvrir la mâchoire, & que le malade ne peut avaler les alimens que goutte-à-goutte, & encore faut-il qu'ils soient liquides.

La cure exige une opération Chirurgicale, je veux dire, qu'il faut séparer avec un instrument les parties adhérentes, & empêcher qu'elles ne se rejoignent, en mettant des tentes entre deux, dont on augmente la grosseur de jour à autre, & ensuite des lames de plomb ou de liege, à mesure que la cicatrice se forme. *Voyez* l'observation singuliere de M. *André* Chirurgien à Versailles, *pag.* 383.

12. *Trismus occipitalis*, André, Chi-

rurgien à Versailles, *observ. 4. p.* 355. Tic occipital.

Un Ecclésiastique étoit sujet depuis long-temps à des douleurs & des convulsions dans la tête, le cou & les épaules qui le tourmentoient de la maniere la plus cruelle ; & lui faisoient jeter les hauts cris. Il disoit qu'on lui arrachoit le crâne, qu'il avoit dans la tête des marteaux & des soufflets, & prioit les assistans de le débarrasser d'un fardeau aussi pesant qu'une meule de moulin. Les paroxysmes commençoient par la nuque où il avoit autrefois reçu un coup. On ouvrit un cautere dans l'endroit, qui le soulagea pour quelque temps, mais la maladie revenoit dès qu'il se fermoit.

13. *Trismus maxillaris*, *Tic maxillaire*, André, *observ.* 2 & 3. *p.* 343. *&c.*

Un homme étoit sujet depuis quinze ans tant la nuit que le jour, à une douleur dans la mâchoire inférieure, qui le rendoit comme insensé, tant elle étoit cruelle. Il ne pouvoit ni manger, ni rester en place, & s'il avaloit quelque chose, c'étoit avec des distorsions épouvantables ; les paroxysmes étoient fréquents. Il tenoit continuellement le menton appuyé ſur queſque corps dur, il ne pouvoit ni parler ni vaquer à ſes affaires. Les paroxyſmes commençoient par des douleurs qui lui faiſoient jeter les hauts cris, & qui lui coupoient peu à peu la parole; il ne pouvoit reſpirer que par le nez, ſa reſpiration étoit courte, précipitée & accompagnée de diſtorſions du nez, des levres, de la bouche & du viſage. Il lui ſembloit qu'on lui arrachoit la tempe & l'os pariétal du côté gauche.

Le nerf maxillaire inférieur étoit affecté, & on ne pouvoit y atteindre que par le trou du menton. On le détruiſuit avec un cauſtique, & il guérit.

14. *Triſmus dolorificus*, André *obſervations ſur les maladies de l'uretre*, *Paris 1756. p. 318. Tic douloureux.* Seroit-ce la Podagre des dents de Strobelberger, *tract. Lipſiæ 1630.* Tic arthritique, *Triſmus arthriticus.* L.

C'eſt une difficulté extrême & douloureuſe d'ouvrir ou de remuer la bouche, accompagnée d'un ptyaliſme copieux, d'inſomnie, & d'une agitation continuelle & convulſive des muſcles voiſins.

J'ai eu occaſion il y a dix ans d'obſerver une fois cette maladie. Madame de Gasc en fut affligée pendant plusieurs mois. Elle en étoit exempte à son réveil, pourvu qu'elle eût la précaution de ne point ouvrir la bouche; mais dès qu'elle remuoit la mâchoire pour parler, pour manger, ou pour rire, elle ressentoit aussi-tôt des douleurs cruelles dans le tendon du masseter & dans les environs, qui ne la quittoient plus de toute la journée. Ces douleurs étoient accompagnées de mouvemens convulsifs, d'une espece de ris canin & d'autres distorsions, qui lui rendirent la vie à charge durant plusieurs mois. Comme cette Dame avoit quelques dents cariées, je crus d'abord que sa maladie étoit causée par une odontalgie, & je les lui fis arracher, mais cette opération ne produisit aucun effet, non plus que les remedes que j'employai pour détruire le virus arthritique que je soupçonnois en elle. Les eaux de Balaruc lui procurerent quelque soulagement; mais la maladie revint, & je ne vins à bout de la calmer qu'avec le laudanum, elle en fut entiérement délivrée au bout d'un an.

Il m'est tombé derniérement entre

les mains plusieurs observations de M. *André* Chirurgien à Versailles, qui répandent beaucoup de jour sur l'histoire & sur la cure de cette maladie. Il paroît par ce qu'il rapporte qu'elle est causée par l'irritation de nerfs maxillaires, du sous-orbitaire, & des autres muscles du visage, du cou & de la mâchoire, & qu'on la guérit en brûlant & en coupant le nerf affecté, & même que les cauteres guérissent les ulceres qui n'atteignent point jusqu'aux nerfs.

Une femme ayant reçu un coup dans le grand angle de l'œil, il lui vint une fistule à la mâchoire supérieure, dont elle guérit en se faisant arracher les trois dents de devant. La fistule n'eut pas plutôt cessé de fluer, qu'elle tomba plusieurs fois par heure dans des convulsions douloureuses qui ne la quittoient ni la nuit ni le jour. Elle ne pouvoit ni manger, ni tousser, ni cracher, ni se moucher, qu'elle ne sentît aussi-tôt des douleurs cruelles & des convulsions spasmodiques au visage, lesquelles augmentoient pour peu qu'on y touchât. Il lui sembloit même qu'on lui arrachoit le péricrâne. On mit en usage les antispasmodiques, les antiscorbutiques, les bains, le laitage, les véficatoires, mais ces remedes ne produisirent aucun effet, ce qui obligea M. *Maréchal* à couper le nerf orbitaire inférieur. Pour cet effet, il introduisit le scalpel entre les gencives & l'os maxillaire, & coupa les mufcles canins incisifs & le maxillaire jusqu'à l'orbite. La malade reposa la nuit, mais la maladie revint quelques jours après, & ce ne fut qu'au bout de deux ans que M. *André* vint à bout de la guérir, en lui appliquant la pierre à cautere à côté du nez, en bassinant l'escarre avec de l'eau mercurielle, & en continuant l'incision jusqu'à la bouche. Il leva l'appareil, douze jours après, & la malade se trouva parfaitement guérie. Comme le nerf se trouvoit à découvert au commencement, toutes les fois que le Chirurgien le touchoit avec la sonde, la malade avoit un accès de tic, mais la cicatrice faite, elle ne s'en ressentit plus depuis.

15. *Trismus catarrhalis*, Tic catarrhal. L.

Je vis à Aiguemortes au mois de Mai 1759, un soldat nouvellement arrivé, qui pour s'être exposé le soir au ſerein, fut ſaiſi d'une douleur dans les muſcles de la mâchoire inférieure, accompagnée d'une enflure & d'une rigidité, qui empêchoit cette partie de ſe porter en arriere; de maniere qu'il ne pouvoit ni la remuer ni l'ouvrir. Il reſta cinq à ſix jours dans cet état, quoique je l'euſſe fait ſaigner trois fois, & que j'euſſe appliqué ſur la partie des cataplaſmes anodins & émolliens; il en fut enfin délivré par le moyen d'un cathartique.

16. *Triſmus cynicus*, *Spaſmus cynicus*, Bontii, *Med. Indor. obſerv.* 1. A. P. Les levres ſe retirent vers les oreilles, le malade a les yeux & le viſage rouges ou livides, il grince des dents, ſa voix paroît ſortir d'un ſouterrain; il ne peut rien avaler, ce qui fait croire au peuple qu'il eſt obſédé par le Démon.

Cure. On ſaignera copieuſement le malade, on emploiera les frictions & les linimens avec l'huile de macis, de girofle, d'aneth, de térébenthine, &c. On lui appliquera des ventouſes ſur la nuque, & au cas qu'il ait la déglutition libre, on lui donnera l'émétique mêlé avec des ſudorifiques, tels que la thériaque, le bézoard; ſinon, on lui donnera un lavement de vin émétique. On l'oindra avec les huiles dont j'ai parlé ci-deſſus, après quoi on en viendra aux narcotiques.

17. *Triſmus cynogelos*; *Ris canin. Spaſmus cynicus* des Auteurs, appellé vulgairement *Riſus caninus*; Ris canin, A. P.

C'eſt un effort de la nature pour abaiſſer le diaphragme & retenir l'haleine, pareil à celui qu'on eſt obligé de faire pour aller à la ſelle, pour accoucher & pour uriner lorſqu'on a des grands obſtacles à ſurmonter. *Martial* en fait mention dans ſon Epigramme contre *Criſpus*.

Comme cet effort eſt morbifique & involontaire, il y a tout lieu de croire que la nature ſe propoſe la même fin en l'occaſionnant, & que le diaphragme ne ſauroit s'abaiſſer, à moins que les muſcles du viſage & du larynx ne ſe contrarient, que la glotte ne ſe ferme & n'empêche la ſortie de l'air qui eſt entré dans le poumon, dans l'inſpiration.

Quelques-uns attribuent ce ſpaſme à la convulſion fortuite de ces muſcles;

mais je ne vois pas la raiſon pourquoi elle affecte plutôt ceux-ci que les autres, quoiqu'on prétende que cela arrive dans les léſions du diaphragme. *Voyez* la Diſſert. ſur le Ris ſardonien, imprimée à Heidelberg en 1683.

18. *Triſmus ſardonicus; Ris ſardonique;* en Grec. *Sardonicos gelos; Spaſmus ſardonicus.* A. P.

Cette maladie attaque ceux qui ont le malheur de manger le *ranunculus ſceleratus* de *Linnæus*, appellé *ſardonia* par *Dioſcoride*, laquelle eſt fort commune dans la Sardaigne & dans le Languedoc. Elle differe du ris ordinaire par le délire, la cardialgie, le vomiſſement, & pluſieurs autres ſymptomes que l'on attribue à la qualité corroſive de cette renoncule. Les malades meurent en riant, ce qui a fait nommer cette renoncule *apium riſus.*

Cette maladie exige des adouciſſans & des vomitifs énergiques, beaucoup de lait & de l'hydromel; *Dioſcoride* y joint les irrigations, les onctions chaudes, les bains d'huile chauds, indépendamment des frictions & des onctions. *Voyez* l'Hiſtoire d'un ſpaſme cynique rapportée par Freind, *dans les Tranſ.*

Philos. Les accès furent précédés de la douleur & de l'enflure de l'estomac auxquelles succéderent les convulsions de la bouche & du gosier. G. Francus, *dans sa Dissertation sur le ris sardonien*, prétend que le safran, le datura & l'aconit, causent le même accident. Voyez-en la cure dans le Journal de Médecine Octobre, 1759.

19. *Trismus Diastrophe; Diastrophe* Galen. *Oris tortura paralytica.* L.

C'est une distorsion de la bouche vers l'un ou l'autre côté, occasionnée par l'hémiplégie du côté opposé, ce qui fait que le muscle zigomatique & le muscle buccinateur du côté sain, tirent la bouche à eux & la tiennent dans cet état. Ce symptome est un avant-coureur ou une suite de la paralysie ou de l'apoplexie, & demande le même traitement. *Voyez* la cure de cette espece par le moyen du quinquina dans le *Journal de Médecine, Octobre, 1759. pag. 312. par M.* Olivier.

III. *OBSTIPITAS*, Torticolis, *Caput obstipum.* Mauchart, *dissert. 1742.* Les malades, *Obstipi*; en Grec, *Loxoi.*

C'est une inflexion tonique de la tête, à droite ou à gauche, en avant ou en arriere.

La tête reste droite, & devient susceptible de tous les mouvemens qu'on veut lui donner, en conséquence de l'équilibre qui regne entre les forces antagonistes. Derriere la tête se trouvent les releveurs ou extenseurs, savoir, le splénius, le complexus & les latéraux qui agissent conjointement avec eux; la tête agit sur le devant par son propre poids, d'où vient que pendant le sommeil, lorsque les muscles se relâchent & cessent d'agir, elle penche en avant, mais la nature la remet en place, sans que le sommeil soit interrompu. Ce même accident arrive dans la syncope, l'apoplexie, &c. avec cette différence que la tête une fois penchée ne se releve plus d'elle-même.

Les muscles latéraux sont les sterno-mastoïdiens, dont le droit agissant seul tourne la tête du côté gauche, comme au contraire elle se tourne du côté droit lorsque le gauche agit. Ces muscles sont secondés par le mastoïdien latéral, grand & petit, le droit, l'oblique supérieur, le droit antérieur, long & court, le transversal antérieur premier, qui prennent leur origine dans les vertebres du cou & s'inserent à la tête. Ces muscles sont secondés par d'autres qui servent à fléchir la tête, lesquels tirent les vertebres du cou, & sont attachés aux autres vertebres, comme le second transverse antérieur & l'oblique inférieur, le sacrolombaire, &c. d'où il arrive que les latéraux droits venant à se contracter, la tête & le cou penche vers le côté gauche, comme au contraire elle penche à gauche, lorsqu'ils se relâchent, ce qui forme deux especes de torticolis.

1. *Obstipitas renuens.* L.

C'est celle dans laquelle le visage reste tourné en dehors vers l'humerus à cause de l'action trop forte des muscles latéraux, savoir du sterno-mastoïdien opposé & des latéraux postérieurs du même côté, ou ce qui revient au même, à cause du raccourcissement constant & involontaire de ces muscles. Il y a une autre espece de torticolis paralytique, dans lequel le visage reste tourné vers le côté droit ou gauche sans qu'on le veuille, à cause de la résolution du muscle sterno-mastoïdien du même côté, & même des autres muscles latéraux du côté opposé, & dans ce dernier cas la tête penche également.

2. *Obstipitas annuens.* L.

C'est celle dans laquelle la tête penche sur le devant ou directement ou obliquement, & reste dans cet état, à cause du relâchement des muscles postérieurs. Cette espece exige des fomentations aromatiques, des embrocations avec l'eau de Balaruc, des draps imprégnés des vapeurs qui s'en élevent.

3. *Obstipitas catarrhalis; Torticolis catarrhal.*

Elle consiste dans la douleur, l'enflure & l'immobilité des organes qui meuvent le cou, à cause du froid qu'on a pris pendant qu'on étoit échauffé, d'où s'ensuivent le coryza, la toux & des esquinancies.

Elle exige au commencement une saignée, des potions chaudes en guise de thé, une diete médiocre, un air chaud, des pieces de draps secs remplies de cendre chaude, dont on enveloppe le cou du malade, des linimens anodins & résolutifs.

4. *Obstipitas gibbosa*. L.

Elle est causée par un vice des os; savoir par une exostose ou une distorsion ou une inflexion des vertebres du cou, ce qui fait que la tête penche en avant ou en arriere, à droite ou à gauche, & reste constamment dans cet état.

Cette maladie est pour l'ordinaire incurable.

5. *Obstipitas lateralis; Musculi sterno-mastoïdei dextri strictura* Boerhaav. *consult. pag.* 220. Tulpii *lib.* 4. *cap.* 57. *mercur. compilat. pag.* 130.

Un Syndic de Geneve âgé de 60 ans, qui avoit long-temps gouverné les affaires de cette République, fut attaqué d'un torticolis latéral, qui lui faisoit pencher malgré lui la tête du côté droit, ce qui venoit de la trop forte tension du muscle sterno-mastoïdien du côté opposé, & de la foiblesse de son antagoniste. On avoit peine à distinguer lequel des deux péchoit par trop de force ou de foiblesse. On lui prescrivit quantité de remedes qui ne produisirent aucun effet; il prit plusieurs douches, & *Boerhaave* à qui il s'adressa lui ordonna ce qui suit : 1°. de se faire verser soir & matin de l'eau chaude sur la tête pendant six semaines, de se la faire frotter modérément ensuite de ces embrocations; 2°. de s'oindre pendant quelque temps soir & matin l'endroit où le muscle sterno-mastoïdien est situé avec de l'onguent d'althæa composé; 3°. de se faire frotter en même-temps l'endroit où est situé le gauche ou l'antagoniste, avec des morceaux de flanelle bien seche, imprégnée des vapeurs du succin pour le rendre d'égale force que son antagoniste, & rétablir leur équilibre.

6. Torticolis spasmodique; *Obstipitas spasmodica.* Bonet. *Sepulchret. de convulf. observ.* 33. *Symptoma episthotoni & emprosthotoni;* Tulp. *lib.* 4. *cap.* 57. *Mercur. compilat. pag.* 130. M. Lorry *de Melanch. p.* 115.

Cette espece exige le même traitement que la précédente.

IV. *CONTRACTURA*, *Contracture*, *Ankylose*.

Elle consiste dans un défaut de mouvement dans les bras ou dans les jambes, occasionné par la rigidité successive de ces parties.

Elle differe de l'Ankylose par la rigidité des tendons & des ligamens; au lieu que celle-ci est une maladie des jointures qui les prive de leur mouvement, en les tenant roides, comme si les os n'étoient que d'une seule piece dans leur articulation.

Elle differe des spasmes vrais, en ce que la contracture dure long-temps, & ne vient pas tout-à-coup, mais par degrés.

1. Contracture hypochondriaque, *Contractura hypochondriaca*, Bonet, *in polyaltheâ*. L.

Les mélancoliques y sont souvent sujets. Elle est accompagnée du froid, de la stupeur & du fourmillement des extrémités, & la diete blanche leur convient parfaitement.

2. Contracture douloureuse; *Contractura dolorifica*, en Languedocien, *Gambarot*.

Personne n'ignore qu'une goutte ou un rhumatisme invétéré est toujours suivi de douleurs, de la contraction & de l'immobilité des articles des extrémités, d'un sentiment de douleur aiguë, de stupeur & de débilité dans la partie. Cette espece, indépendamment des linimens, exige des fomentations d'eaux thermales sulphureuses, telles que celles de *Lamalou* près de Beziers, de *S. Laurent* dans le Vivarais, & de *Bagnau* près de Mende. L'électrisation réitérée & l'usage continu du lait font aussi beaucoup de bien aux malades.

3. Contracture scorbutique ; *Contractura scorbutica* Sennert, *de scorbuto*, Ettmuller, *pag. 448*. L.

Les tendons du jarret, dit *Eugalenus*, s'endurcissent souvent dans les marins, au point que leurs jambes se roidissent & qu'ils ne peuvent plus les remuer, ce qui arrive par degrés. Il arrive encore quelquefois, lorsque la maladie augmente, que tous les articles sont affectés du même accident ; de sorte qu'ils ne peuvent plus allonger leurs membres, & qu'ils sont obligés de rester courbés & ramassés en peloton. *Lindius* observe que la même chose arrive dans le second période du scorbut, avec cette différence que la maladie est compliquée de tumeur & de douleur, si-bien qu'elle approche de la gonagre. J'ai vu une contracture scorbutique compliquée d'une rigidité & d'une extension tonique continue de deux extrémités, avec des taches jaunes violettes & enfin noires & d'une dureté qui rendoient les jambes du malade pareilles à celles des mumies. Bernard Below *in miscellan. curios.* assure avoir guéri soixante malades d'une pareille contracture scorbutique aux genoux par le moyen du remede suivant.

Prenez de sedum âcre, 8 poignées ; faites-les bouillir dans un vaisseau bien fermé dans 16 livres de vieille biere, jusqu'à diminution de moitié. Le malade en prendra trois onces tous les matins. Les feuilles vous serviront à faire un cataplasme que vous appliquerez sur les genoux. *Voyez* Lind. *de scorbuto.*

4. Contracture paralytique ; *Contractura paralytica* Schroder, *phytolog.* dans laquelle le sentiment reste & le mouvement & la flexibilité se perdent. L.

Dans la paralyſie invétérée, qui a été précédée & entretenue par un rhumatiſme & qui eſt fréquente, les doigts des mains, le carpe & les cubitus ſont affectés d'une contracture, & les chairs & les tendons des muſcles fléchiſſeurs ſe roidiſſent au point, qu'on ne peut les écarter qu'ils ne courent riſque de ſe fracturer, & c'eſt en quoi cette eſpece d'hémiplégie differe des autres.

Cette eſpece eſt incurable, & l'on peut ſeulement la calmer en électriſant une fois par jour le malade à différentes repriſes pendant une quinzaine durant un quart d'heure, y ajoutant quelques fulminations. Voyez *la Diſſertation ſur la cure de l'hémiplégie par l'électriſation, imprimée à Montpellier.*

Le ſentiment reſte aſſez ſouvent dans cette eſpece; mais le mouvement ſe perd.

5. Contracture rachialgique; *Contractura rachialgica* ou par la colique de Poitou. *Voyez* l'ouvrage de *Citois, Aſtruc, Dubois & Tronchin.* L. Les eaux ſulfureuſes & le lait ſatisfont à l'indication.

6. *Contractura Bohemica,* Schenckius

obs. Van Swieten, *aphor.* 1051. *pag.* 335.

L'observation journaliere nous apprend que l'usage du vin austere fait avec des raisins qui n'ont pas suffisamment mûri, occasionne des maladies très-dangereuses, & de là viennent peut-être ces contractures qu'on dit être si fréquentes dans l'Autriche, & qui consistent dans le roidissement des ligamens qui lient les os dans leur articulation. *Van Swieten.*

Les délayans mêlés avec les alkalis fixes sont fort salutaires dans cette maladie ; on donne quelques grains des seconds dans de l'eau ; par exemple, douze gouttes d'huile de tartre par défaillance, dans quatre onces d'eau.

Les eaux de Seltz en Allemagne, celles du Mont-d'or en Auvergne, contiennent un sel alkali très-propre à résoudre ces sortes de concrétions. Il en est de même de celles de Saint Laurent dans le Vivarais, dont on use en forme de bain, de fomentation & d'étuve, après en avoir bu quelque temps.

7. *Contracture arthritique*, Ettmuller. *tom.* 1. *pag.* 377. L.

Tackius a guéri cette espece par l'usage du lait ; elle n'est qu'une variété de la contracture douloureuse.

8. *Contracture catarrhale*, de Ballonius. L. Voyez *catarrhe.*

9. *L'ankyloſe. Contractura ankyloſis.* L. C'eſt une rigidité du genou, ou d'une autre articulation, occaſionnée par un contact trop intime des os. Cette eſpece a pluſieurs variétés; la premiere dépend d'un défaut de ſynovie articulaire, deſtinée à lubréfier les extrémités des os; il en réſulte un frottement plus conſidérable de la part des os, qui font entendre une eſpece de craquement lorſqu'ils ſe meuvent, ou, ce qui revient au même, cette variété dépend de la viſcoſité & de la ſéchereſſe de la ſynovie, ſans aucune virulence. Les eaux minérales ſulfureuſes ſont très-utiles dans cette variété, ſur-tout ſi on les emploie en douches & en frictions. Il faut fléchir de temps en temps l'articulation, pour faciliter & augmenter l'excrétion de la ſynovie; on emploie auſſi avec ſuccès les fomentations émollientes, ainſi que les onctions faites avec des huiles tirées par expreſſion, & de la graiſſe fondue.

Il y a une autre variété d'ankyloſe, qui dépend d'un calus qui ſoude les os d'une articulation; cette variété n'est pas susceptible de guérison, elle arrive le plus souvent à la suite d'une fracture, lorsque les parties fracturées ont été trop long-temps en repos, & ont souffert une ligature trop long-temps continuée.

Il y a aussi une espece d'ankylose, qui est produite par une exostose rachitique ou simple, qui s'éleve dans l'articulation; elle exige la même cure que l'exostose; mais on la guérit rarement.

Quant à l'ankylose produite par une matiere arthritique ou rachitique, qui donne lieu à l'engorgement & à la roideur des tendons & des ligamens d'un article; elle présente le même pronostic & la même cure, que la goutte & le rachitis.

10. *Ankylose vérolique. Contractura syphilitica.* L.

Elle est causée par le virus vénérien, qui engorge les glandes synoviales, & empêche l'excrétion de la synovie, ou qui fait naître en même temps des exostoses, des épines venteuses. On guérit cette espece par les frictions mercurielles, ou par l'usage du remede de *van Swieten*, sur-tout s'il ne s'agit que de dissiper l'engorgement, & que l'exostose ne soit pas parfaite.

11. *Contractura spasmodica.* L. *Contracture spasmodique.*

Cette espece, qu'on peut regarder comme une crampe constante & permanente, dépend de l'impétuosité avec laquelle le fluide nerveux afflue dans une partie déterminée; cette contracture accompagne la convulsion qui est familiere aux Suédois; elle se joint aussi à la gangrene seche, tant à celle qui est occasionnée par le seigle ergoté, qu'à celle qui est épidémique; elle est accompagnée dans l'un & l'autre cas, d'une espece de stupeur, & d'une sensation de brûlure, quoique la partie soit froide & livide à l'extérieur; l'application de linges chauds en augmente considérablement la douleur. *Voyez convulsion & gangrene seche.*

V. *Crampus*, *Crampe*; en Anglois, *Cramp*; en Languedocien, *Rampe*; *Spasmes flatueux* des Auteurs; en Italien, *Granchio*.

Elle consiste dans la rigidité d'un muscle ou deux, laquelle vient tout-à-coup & s'en va de même, accompagnée d'une douleur souvent aiguë dans les membres ou dans le cou.

1. *Crampus idiopathicus; Crampe idiopathique.* D.

C'est celle qui affecte les muscles du péroné, de la jambe, ou d'autres parties du corps, lorsqu'on se baigne dans l'eau froide, qu'on se refroidit les jambes la nuit, ou que les muscles sont dérangés de leur situation naturelle, par la mauvaise situation que l'on prend. Elle affecte pareillement les muscles digastriques, lorsqu'on se refroidit le cou. La douleur qu'elle cause est insupportable, mais elle cesse d'elle-même au bout d'une ou deux minutes, lors surtout qu'on frotte ou qu'on chauffe les parties, ou qu'on leur fait prendre une situation plus commode.

2. *Crampus sympathicus; Crampe sympathique.* A.

C'est celle qui affecte principalement le péroné dans le cholera morbus, avec une distension & des douleurs violentes dans les jambes, qui obligent le malade à les remuer & à jeter les hauts cris ; elles augmentent à chaque fois que le vomiſſement recommence.

Le moyen le plus court de ſoulager les malades, eſt de les faire vomir avec de l'eau de poulet, & de leur donner enſuite vingt gouttes de laudanum.

Lorſque ce ſpaſme affecte la poitrine, il eſt ſuivi de douleurs paſſageres, mais cruelles, qui font craindre que le malade n'étouffe à tout moment. S'il affecte le goſier, c'eſt une angine ſpaſmodique.

VI. *Priapismus ; Priapiſme.*

Le Priapiſme eſt une maladie de courte durée, dont le principal ſymptome eſt une érection ſouvent répétée & douloureuſe de la verge ſans aucun déſir amoureux.

Il differe du ſatyriaſis, en ce qu'il n'eſt accompagné d'aucun aiguillon de volupté.

1. *Priapiſmus dyſuricus ; Priapiſme dyſurique.*

La Dyſurie calculeuſe eſt ſouvent compliquée d'une tenſion douloureuſe de la verge, avec cette circonſtance qu'elle ne s'enfle point, comme lorsqu'on est aiguillonné par un sentiment de volupté; mais qu'elle s'endurcit sans que son volume augmente. Ajoutez à cela qu'elle baisse au lieu de se dresser, & que l'on sent une douleur âcre dans le gland, qui seul paroît s'enfler.

2. *Priapismus gonorrhoicus; Priapisme causé par la gonorrhée.*

C'est celui qui accompagne la gonorrhée récente, & qui est compliqué de douleur, sans aucun aiguillon de volupté. La verge se courbe même souvent à cause des ulceres qui se forment dans le canal de l'uretre, qui empêchent la verge de s'alonger, & lui font prendre la figure d'un arc; d'où vient qu'on l'appelle en françois *gonorrhée cordée.*

3. *Priapismus à frigore; Priapisme causé par le froid. Voyez* Zacutus Lusitanus, *Prax. lib. 3. obs.* 114. Les convulsions de la verge sont fort rares.

Un Flamand ayant resté une heure dans une riviere dans le cœur de l'hiver, en sortit avec la verge si tendue & si courbée, qu'il ne pouvoit pisser sans se salir le visage.

Il fut guéri au moyen d'une fomentation faite avec une décoction de rhue, de ſauge, de baſilic, & d'un liniment compoſé d'huile d'anis, de térébenthine, de vers de terre, avec de l'eau-de-vie & du vin généreux. Sa verge reprit peu à peu ſon premier état.

4. *Priapiſmus à cantharidibus ; Priapiſme occaſionné par la poudre de cantharides.*

La poudre de cantharides priſe intérieurement, quoiqu'à une légere doſe, donne lieu à la dyſurie, au piſſement de ſang, & à un priapiſme douloureux, accompagné de convulſions de différentes parties ; ces ſymptomes ſont proportionnés à la doſe du poiſon & à la ſenſibilité du ſujet. Les libertins qui uſent de cette poudre pour s'exciter à l'amour, s'expoſent à tous ces maux, & mettent leur vie en danger. La cure exige les remedes généraux, ſur-tout les adouciſſans, tel qu'une décoction de racine d'althæa pour boiſſon, à laquelle on joint l'uſage interne du camphre, qui a la propriété de détruire ce poiſon, & d'appaiſer les convulſions. Il faut prendre le camphre diſſous dans l'huile d'amandes, à la doſe de quelques grains.

La tension de la verge, qui subsiste même après la mort, dans ceux qui ont été pendus, prouve que le sang accumulé dans les corps caverneux, s'y coagule, y étant retenu par la contraction spasmodique de la racine de la verge. *Voyez* Morgagni, *epist.* 19, 20.

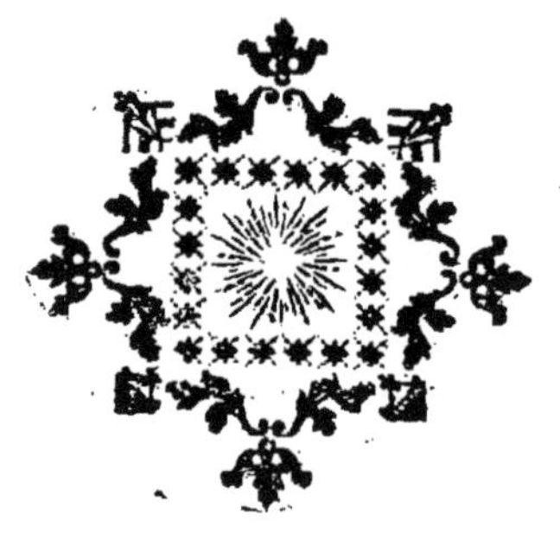

ORDRE SECOND.

SPASMES TONIQUES GÉNÉRAUX.

CE ſont ceux qui affectent les membres & le tronc enſemble, ou qui rendent le corps roide & immobile.

VII. TETANUS ; *Tétanos*.

C'eſt une maladie aiguë, dans laquelle le corps eſt droit & roide, ſans pouvoir pencher ni d'un côté ni de l'autre. Elle eſt très-ſouvent accompagnée de la difficulté de reſpirer ; mais elle n'affecte point les ſens.

La rigidité des muſcles paroît être cauſée ou par l'affluence conſtante du fluide nerveux dans les parties, ou par la coagulation du ſang qui arroſe les muſcles, ou par l'un & l'autre enſemble.

Le cadavre d'un homme qui meurt d'un épuiſement total des forces, eſt roide & affecté d'un tétanos général ; mais il eſt flaſque, lorſqu'il meurt d'une mort violente. Si *Van Helmont*, auteur de ce ſentiment, avoit été aux boucheries, il eût vu le contraire dans les animaux qu'on y égorge; car ils continuent de vivre après même qu'on les a égorgés, & qu'on leur a tiré tout leur ſang; mais on ne leur a pas plutôt enfoncé le couteau dans les vertebres du cou, qu'ils meurent ſur le champ d'un tétanos univerſel. *Walther* a obſervé la même choſe dans les grenouilles auxquelles on coupe la tête, & à qui l'on enfonce un ſtylet dans le canal des vertebres. Nous avons beſoin là-deſſus des obſervations des Foſſoyeurs, & de ceux qui enſeveliſſent les corps. Les cadavres de ceux qui meurent de fievres malignes, de dyſſenterie, & d'autres maladies qui regnent dans les camps, reſtent flaſques en été, parce que leur ſang ne ſe coagule point, comme cela arrive à ceux qui ſont morts depuis peu.

1. *Tetanus tonicus*, Sennert. A.

Dans cette eſpece, tout le corps depuis la tête juſqu'aux pieds eſt ſi droit & ſi roide, que ſi on leve les jambes du malade qui eſt couché, il ne porte que ſur l'occiput, comme ſi c'étoit une ſtatue. Son viſage eſt extrêmement haut en couleur, les yeux lui ſortent de la tête, sa respiration est forte & fréquente, le pouls fébrile est plein, la chaleur intense, accompagnée de sueurs qui appaisent les symptomes, & terminent la maladie au bout de sept jours.

J'ai connu un jeune jardinier qui fut attaqué de cette maladie, pour être descendu tout suant dans un puits à roue, & y avoir pris du froid & de l'humidité. Il usa de la même diete & des mêmes potions que pour la pleurésie, on le saigna plusieurs fois les premiers jours, il prit une décoction de chicorée qui le fit beaucoup suer, il remédia à ses insomnies avec des narcotiques, & il guérit au bout de sept jours. *Le Journal de Médecine*, *Avril 1764. pag. 335*, fait mention d'un tétanos guéri par des saignées réitérées, par l'usage de substances huileuses & émollientes, & enfin par l'usage des bains domestiques.

2. *Tetanus emprosthotonicus*, Sennert, Bontii, *de Medic. Tetanus anticus*, Bontii, *de Medic. Indor. Emprosthotonos Auctorum*. A.

Dans cette espece, qui est fort commune parmi les Indiens, le corps se penche en devant, en sorte que le menton touche à la poitrine, & que la tête est quelquefois attirée jusqu'aux genoux, qui se portent en avant. Elle est accompagnée de douleurs cruelles, de la difficulté de respirer & d'avaler, d'un ris canin, d'un teint livide, du tic, du grincement des dents, d'un bruit sourd, & de l'enrouement de la voix, & souvent d'une légere dysurie.

Les malades passent pour être possédés du démon.

On la guérit de même que le tetanus par des saignées réitérées, & ensuite par le laudanum & l'extrait de safran. *Bontius* veut qu'on y joigne les ligatures, les frictions, les linimens spiritueux, les ventouses, les lavemens âcres, qui, lorsqu'on les emploie de bonne heure, produisent un très-bon effet.

3. *Tetanus opisthotonicus; Raptus posterganeus* de Cælius Aurelianus; *Tetanus dorsalis*; en Grec, *Opisthotonos*. A. *Journ. de Méd. Oct. 1761. p. 325.* Il y est fait mention d'une variété appellée hystérique.

Cette espece, dans laquelle le corps & la tête même sont pliés en derriere comme un arc, est accompagnée de la difficulté de reſpirer & d'avaler, & des autres ſymptomes du tetanus, dont elle differe par ſes principes, étant cauſée par des poiſons deſtructifs, tels que la ciguë, le phellandrium, ce qui fait qu'elle exige le même traitement que le ris ſardonien.

M. *Serane* le pere a vu un homme attaqué de cette maladie enſuite d'un coup de feu qui lui avoit foulé le tendon d'Achille. Le frere de ma femme, Capitaine de Dragons de M. le Dauphin, étant au ſiege de Parme, reçut un coup de feu à la poitrine, au-deſſous du cartilage xyphoïde, lequel fut ſuivi de douleurs cruelles & de convulſions qui lui faiſoient plier le corps, tantôt en devant, tantôt en derriere, pour peu qu'il négligeât de ſe tenir droit; & ſi la laſſitude l'obligeoit à ſe pencher en devant, il étoit auſſi-tôt affecté d'un emproſthotonos. M. *Bertaud* lui retira la balle avec beaucoup de dextérité, & il en fut quitte pour quelques ſaignées. Rien n'eſt meilleur pour les foulures des tendons que de verſer deſſus de la térébenthine chaude, ou de l'huile de térébenthine. *Wepfer*, *Bonet*, &c. remarquent que le même accident arrive à ceux qui sont mordus par un chien au tendon d'Achille.

Vous trouverez la description du tetanus de la Caroline, *dans le Journal de Médecine* de Vandermonde, 1759. *mois de Novembre.*

4. *Tetanus holotonicus*, appellé par les habitans du Pérou *pasme*, comme qui diroit spasmus. *Pasme* du P. Feuillée *Journal*, *pag.* 474. A.

Un Cacique de Cusco étant venu à Lima, eut l'imprudence de se lever tout suant de son lit, de marcher nuds pieds & de s'exposer à la fraîcheur de l'air, ce qui est si dangereux dans ce pays-là, que les habitans ont soin de natter leurs appartemens, & de ne s'exposer à l'air qu'un quart d'heure après qu'ils sont levés. Pour avoir négligé ces précautions, le Cacique fut affecté d'une roideur dans tout le corps, qui n'épargna que les yeux qu'il avoit très-étincelans. Sa bouche se ferma le lendemain, & ses yeux & son corps devinrent tout-à-fait immobiles. Le Médecin ordonna de lui arracher une dent; mais le Chirurgien n'ayant pu venir à bout de le faire, les douleurs augmenterent,

augmenterent, & le malade mourut faute de nourriture, ce qui est assez ordinaire dans cette maladie.

5. *Tetanus indicus; Spasmus* Bontii, *de med. Indor. cap.* 2. Il est ou emprosthotonique, ou opisthotonique. A.

Cette maladie est endémique dans les Indes, & extrêmement cruelle. Elle n'affecte ni les parties vitales ni les parties naturelles, mais elle est accompagnée de douleurs si violentes, que les malades ne peuvent prendre aucun aliment, & meurent en très-peu de temps.

Ceux que cette maladie affecte ont un regard féroce & capable d'inspirer la terreur à ceux qui se trouvent présens. Elle se manifeste pour l'ordinaire par un ris canin ou convulsif, qui fait retirer les joues vers les oreilles, les malades ont les yeux & le visage rouges & verdâtres, ils grincent des dents, ils font en parlant un bruit sourd & confus qui paroît sortir du fond d'un souterrain, de maniere que ceux qui ne connoissent point leur maladie les prennent pour de vrais possédés. Cette maladie prend tout-à-coup, & rend le corps aussi roide qu'une statue.

Cure. 1°. On saignera copieusement le malade. 2°. On emploira les frictions & les ligatures. 3°. On l'oindra avec de l'huile de macis, de girofle, d'aneth, de rose, de térébenthine, de spica indica. 4°. On lui appliquera de grosses ventouses bien allumées sans scarification, sur la nuque, les lombes, les épaules, les mamelles, pour attirer l'humeur séreuse & bilieuse qui s'est jetée sur les nerfs. 5°. Au cas que la déglutition soit libre, on le fera vomir avec la gomme gutte, le foie d'antimoine, & cela le plutôt que l'on pourra; car tout délai est dangereux. 6°. On évacuera la matiere morbifique avec des sudorifiques & des diurétiques, tels que la pierre de bézoard, la thériaque, le mithridate, le cristal minéral. 7°. Au cas que le malade ne puisse point avaler, on lui donnera des lavemens âcres. 8°. On l'oindra depuis la tête jusqu'aux pieds avec des huiles aromatiques, & on lui fera prendre des bains composés d'une décoction de lagondi, ou de troêne des Indes, qui est excellent pour calmer les douleurs, & à son défaut, on mettra en usage les narcotiques, tels que le laudanum de *Quercetan*, le philonium, l'extrait de safran. 9°. On lui donnera, si l'on peut, des bouillons faits avec la chair de poule, de chevreau, de veau. Les Anglois guérissent cette maladie par l'usage de l'opium & des bains.

6. *Tetanus lateralis* Fernelii, *Pathol. l. 5. p. 372. de spasmophysode; Goutte-crampe*, Fernel. A.

J'ai eu derniérement occasion, dit *Fernel*, de traiter un spasme physode d'une espece extraordinaire. Il revenoit tous les hivers deux ou trois fois par jour; l'accès commençoit par une vibration de tête qui revenoit par intervalles; le mal gagnoit ensuite le cou avec un sentiment de froid, & lorsqu'il étoit parvenu aux épaules, le malade étoit saisi d'un opisthotonos qui lui rendoit le corps roide, sans influer ni sur son esprit, ni sur ses sens. Lorsque le spasme se jetoit sur un côté, sur un bras, ou sur une jambe, il se contractoit avec tant de force, qu'il n'y avoit personne, quelque forte qu'elle fût, qui pût l'alonger, dans le temps même que l'accès avoit cessé.

7. *Tetanus syphiliticus* Riviere, *obs.* 10. *commun. pag.* 130. *Rara convulsionis species*, Riviere, *obs.* 10. *pag.* 130. Aimar. Tetanus vérolique. A.

Un Officier, nommé Bollon, ayant eu le bras fracassé par un boulet de canon, on fut obligé de le lui couper. La cicatrice faite, il tomba dans des mouvemens convulsifs de la tête & de la mâchoire qui la faisoient tourner du côté droit, ce qui l'obligeoit à avoir continuellement un mouchoir dans la bouche, qu'il mordoit & coupoit dans le fort des convulsions. Le Docteur *Aimar* soupçonna que cet accident étoit causé par un virus vénérien qui avoit passé dans le sang, ensuite d'une gonorrhée qu'il avoit eue, & qui avoit été mal traitée. S'étant apperçu que tous les remedes étoient inutiles, & qu'une seconde amputation ne lui avoit procuré aucun soulagement, il eut recours aux frictions mercurielles; elles procurerent aux malades une salivation copieuse, qui le délivra pour toujours de ces convulsions.

8. *Tetanus verminosus* Barrere, *obs. anatom. pag.* 167. *édit.* 1753. *Intestins*

percés par les vers, Barrere, *obs. anat. pag.* 167.

Un jeune Negre né dans les Indes avoit par intervalles des convulsions compliquées de colique, ensuite desquels il tomba dans un tetanus très-familier aux gens de son pays. Ses membres se roidissoient & étoient affectés de mouvemens convulsifs. Il mourut le dixieme jour.

On ouvrit son cadavre, & on n'apperçut aucun vice dans le cerveau; mais on trouva dans ses intestins des pelotons de vers, dont quelques-uns avoient percé le colon, & qui bouchoient son orifice.

Ce célebre Médecin que nous venons de perdre depuis peu, & que je regrette tous les jours, recommande pour cette maladie le scordium en poudre, comme le meilleur anthelmintique que l'on puisse employer.

9. *Tetanus hemiplegicus* Boneti, *Sepulchret*, & Schenckii, *observ.* Tetanus hémiplégique. A.

Cette espece, qui est fort rare, consiste dans un tetanus extrêmement douloureux qui affecte la moitié du corps d'un bout à l'autre; l'autre moitié est paralytique & privée de sentiment, indépendamment de la fievre aiguë, du délire & de la dyspnée dont cette maladie est compliquée. On la croit occasionnée par un abcès dans le cerveau.

10. *Tetanus febricosus*, Storck, *An. med. II. p. 163.* Tétanos fébrile. A.

Un jeune homme de neuf ans éprouvoit tous les jours à la même heure des convulsions, qui étoient suivies d'un tétanos universel, auquel succédoit huit minutes après une sueur copieuse qui calmoit tout. Six drachmes d'extrait de quinquina prises par intervalles dans le temps de l'intermission dissiperent & les convulsions & le tétanos.

11. *Tetanus traumaticus; Tétanos occasionné par une plaie, par exemple, par une piqûre, ou par la coupure du tendon d'Achille.*

Mr. *Serane* a observé cette espece dans un homme de Montpellier dont le tendon d'Achille avoit été blessé par un coup d'arme à feu; l'illustre *Lieutaud* a aussi été témoin d'un pareil tétanos occasionné par l'opération d'un sarcocele ; les coups d'armes à feu qui affectent la poitrine, y donnent aussi lieu. *Voyez* la troisieme espece des *tétanos.*

Cure. Il faut dilater la plaie, tant pour faciliter l'introduction des médicamens, que pour donner issue au pus & à la matiere ichoreuse qui s'y forment. On répandra ensuite de l'huile de térébenthine chaude sur le nerf ou sur le tendon qui a été piqué ; on s'abstiendra des onguens & des huiles rances si la douleur ne diminue pas ; *Paré* est d'avis qu'on verse dans la piqûre de la même huile bouillante ; & si le tétanos résiste à ces remedes, il faut couper transversalement le nerf ou le tendon piqué. *Voyez* Paré, *lib. 8. c. 9. & lib. 9. cap. 37. 38.* Vous y lirez la célebre histoire de la piqûre d'un nerf que souffrit *Charles IX. Roi de France.*

12. *Tétanos hystérique ; Tetanus hystericus.* Journal de Médecine, 1761. pag. 327.

C'est une variété de l'épisthotonos. Une femme de Montpellier sujette à l'affection hystérique, éprouvoit chaque jour un tétanos hystérique, accompagné de perte des sens & de suppression des regles. Elle prit avec succès pendant trois mois quinze grains de feuilles d'oranger, deux fois le jour; ce remede ne lui produisit ensuite aucun effet; on lui fit prendre alors pendant quinze jours trois grains de camphre mêlés avec du sucre, elle s'en trouva bien; les bains tiedes qu'elle prit pendant l'été, augmenterent son mal; mais les bains froids lui furent fort salutaires, ils rétablirent ses forces & diminuerent les paroxysmes; mais rien ne la soulagea tant, que trois grains de musc associés à quelques grains de nitre. *Cl. Coulas.*

13. *Tetanus mirandus.* Tétanos admirable. *D. de Plaigne*, Journal de Médecine, Nov. 1765. pag. 436.

Une fille qui tombe fréquemment dans une espece de catalepsie accompagnée de délire, est douée d'une si grande sensibilité, que si on la contredit lorsqu'elle est dans le délire, ou qu'on profere en sa présence le mot de *perruque*, qu'elle a en aversion, ou s'il tombe sur ses yeux un peu de tabac, lors même qu'elle se trouve dans l'accès de catalepsie privée de tout sentiment, on la voit tout-à-coup agitée de mouvemens convulsifs singuliers, elle hurle, elle tire & retire sa langue, & tombe ensuite dans un tétanos qui courbe son corps en arriere, & qui est accompagné d'une violente agitation de toute la tête, & ce tétanos devient ensuite holotonique, & rend la malade roide comme une statue de marbre, les yeux immobiles & élevés vers le ciel, comme sont ceux des dévots. J'ai dit que l'attaque de catalepsie privoit la malade de tout sentiment, ce symptome n'est pas continuel; car, quoiqu'elle ne paroisse rien sentir dans le paroxysme du tétanos, elle entend cependant très-distinctement, & lorsqu'on la leve sur ses pieds, elle marche avec vîtesse, comme font quelques statues; si elle rencontre en marchant, quelque obstacle, elle se détourne pour suivre une autre ligne; la scene change un quart d'heure après, la catalepsie survient, & toutes les parties du corps deviennent flexibles; la malade récupere peu de temps après l'usage de tous ses sens, & paroît entiérement guérie. *Voyez* la *Cacalepsie hystérique*, *& celle qui est accompagnée de délire.*

VIII. *CATOCHUS*, de Galien; *Catoche.*

Cette maladie occasionne la même rigidité que le tetanus, avec cette différence, 1°. qu'elle est chronique & de longue durée, au lieu que le tetanus est aigu; 2°. le catochus n'est accompagné ni de la convulsion de la poitrine ni de dyspnée, au lieu qu'elle est considérable dans le tetanus.

1. *Tetanus holotonicus* Galen. *comment. in prorrhetic.* 1. *Hippocratis. Mich.* Fehr. *Collect. Acad. tom.* 3. *pag.* 456.

Cette espece differe du tetanus par l'immobilité de la poitrine; de l'extase & de la catalepsie, par l'inflexibilité du corps. *Galien* est le premier qui l'ait observée, ou qui en ait parlé. Un homme d'étude, dit-il, restoit étendu roide comme un pieu, les yeux ouverts & immobiles, sans voix, & sans presque rien ouir. *Mich. Fehr* prétend que cette maladie est périodique.

2. *Catochus cervinus* Hippiatrorum; *Elaphia* des Grecs; *Mal de cerf*, Soleysel. Storck. *ann. med. 1758. pag. 9.*

Cette maladie est familiere aux chevaux & aux cerfs. La peau devient aussi dure que du bois, l'animal a des palpitations de cœur, & les yeux égarés.

Un jeune homme après avoir longtemps ressenti des douleurs lancinantes dans tous ses membres sans qu'il pût en découvrir la cause, en fut tout-à-coup délivré; mais son corps devint roide & inflexible, il avoit les bras collés contre le tronc, les jambes étendues, roides, le bas-ventre aussi dur qu'une pierre, insensible, le cou immobile, les mâchoires serrées l'une contre l'autre, les muscles masseter & temporal roides, enflés; la langue libre, les yeux vifs, la respiration libre, & le pouls sain.

Le lieu où il étoit ne lui permettant point de prendre les bains, on lui appliqua de la fiente de cheval toute chaude sur les mâchoires, on lui cassa les dents incisives, & on lui donna des bouillons auxquels on joignit le mélange suivant.

Prenez d'esprit de sel ammoniac une drachme, de vinaigre de rhue autant qu'il faut pour le saouler, d'eau de rhue trois onces, de syrop de kermès une once.

On lui fit deux fois par jour des frictions sur l'épine du dos, & on l'oignit avec de l'huile de bouillon dans laquelle on mettoit une vingtieme partie d'esprit de sel ammoniac. Le quatrieme jour, il commença à remuer la mâchoire, & à avaler. On lui appliqua de deux jours l'un des ventouses seches sur les épaules & sur l'épine du dos, & on lui fit prendre des lavemens. Le huitieme jour il remua les mains, & ensuite les pieds, & le trentieme il se trouva en état de vaquer à ses affaires.

Le catochus differe du tetanus par la liberté de la respiration.

3. *Catochus cutaneus*. Voyez Zacutus, *prax. pag.* 398. *obs.* 96. *Tetanus rheumatismalis mirandus*, Cornax, *lib.* 2. *cap.* 27. Isbrand Diemerbroeck, *anatom. p.* 747. *Raro è stravagante morbo*, Carol. Curzii, Neapolitan. *ann.* 1755. L.

Une jeune fille qui vivoit à Naples en 1752, s'apperçut que la peau de son cou, de son visage, & enfin de son corps s'endurcissoit peu à peu, si bien, comme l'observe *Curzius*, qu'elle devint aussi dure & aussi seche qu'un cuir ou qu'une écorce d'arbre. Elle avoit dix-sept ans, & n'étoit pas encore réglée, elle se portoit d'ailleurs fort bien.

Elle guérit par un long usage du petit lait & du lait, auquel on joignit les bains tiedes, la vapeur de l'eau chaude, le mercure crud pris dans un bol de casse, dont elle usa long-temps, & enfin à l'aide d'un cautere qu'on lui fit à la jambe.

Le catochus léthargique de *Galien*, *lib. definit. medic.* & le catochus hystérique du même, paroissent appartenir au carus; son cathocus phrénétique à la typhomanie; à l'égard du catochus vermineux de *Schenckius*, c'étoit ou un tétanus, ou une catalepsie.

4. *Catochus scorbutique* de Vandermonde, *Journal de Médec. Juillet 1758. pag. 51.* On peut y joindre *l'ossification des muscles* dont il est parlé dans les *nouvelles d'Angleterre du mois de Novembre 1760*, à moins que ce ne soit une espece à part. C.

M *Marteau de Granvilliers* a observé cette espece dans une femme âgée de cinquante ans, qui avoit eu quelque temps auparavant un rhumatisme, peut-être scorbutique, & ensuite une anasarque ou une phlegmasie. La peau, les tendons, les muscles de son corps devinrent aussi roides que du cuir, & pareils à ceux des mumies d'Egypte; elle ne pouvoit remuer ni les genoux, ni les carpes, ni les doigts, ou si elle les remuoit, c'étoit d'une maniere imperceptible; sa peau étoit si dure, que la lancette rebouchoit contre; ses muscles étoient presque cartilagineux, mais le pouls se faisoit sentir dans le carpe. Elle avoit des maux de tête qui cessoient dès qu'il survenoit une hémorrhagie. On eut toutes les peines du monde à la saigner. On apperçut ensuite des signes manifestes de scorbut; ses gencives s'enflerent, devinrent livides, son haleine étoit d'une puanteur insupportable, elle rendoit par la bouche des matieres fétides, il lui survint un ptyalisme séreux & sanguinolent dont la matiere suintoit à travers le voile du palais; elle mourut.

Je me souviens d'avoir vu en 1725 à l'Hôpital d'Alais un homme qui étoit alité depuis plusieurs années. Il avoit les pieds & les jambes endurcies & couvertes de petites taches jaunes, livides, la peau & les muscles très-durs & inflexibles, de sorte que ses jambes ressembloient à celles d'une mumie. Voyez *goutte scorbutique*, & *rachialgie scorbutique*.

5. *Catochus suillus, collect. Acad. tom. 3. p. 210. observ. 61. Ephemerid. Germanic.* observé par André Cnoeffelius.

J'ai vu un enfant monstrueux dont la peau ressembloit à celle d'un cochon de lait rôti. Elle rendoit du son lorsqu'on frappoit dessus, & elle étoit remplie de crevasses. *Voyez* pour le reste l'endroit cité.

6. *Catochus diurnus.* Missa, *Journ. de Méd. Fév. 1755. pag. 94.*

Une femme âgée de 50 ans, d'un tempérament mélancolique, tomboit tous les jours, depuis le lever jusqu'au coucher du soleil, dans un sommeil si profond qu'il n'étoit pas possible de l'éveiller; son corps étoit pendant ce sommeil roide & immobile, comme dans la catoche de *Galien*; le soir en s'éveillant, elle étoit agitée de convulsions, elle pleuroit, elle alloit du ventre, elle prenoit ensuite du vin avec un biscuit; elle restoit éveillée toute la nuit, & le lendemain matin elle retomboit dans le même sommeil; ce qui lui a fait donner le nom de *marmotte de Flandre*.

Fin du Tome troisieme.

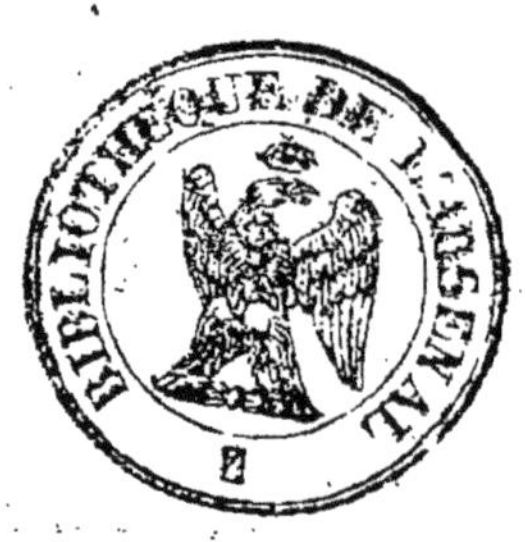

TABLE
DES ORDRES
ET GENRES DE MALADIES
Qui sont contenus dans ce troisieme Volume.

CLASSE TROISIEME.

ORDRE PREMIER.

ORDRE SECOND.

ORDRE TROISIEME.

SOMMAIRE *de la IV. Classe.*

CLASSE QUATRIEME.

ORDRE PREMIER.

ORDRE SECOND.

Fin de la Table du troisieme Volume.

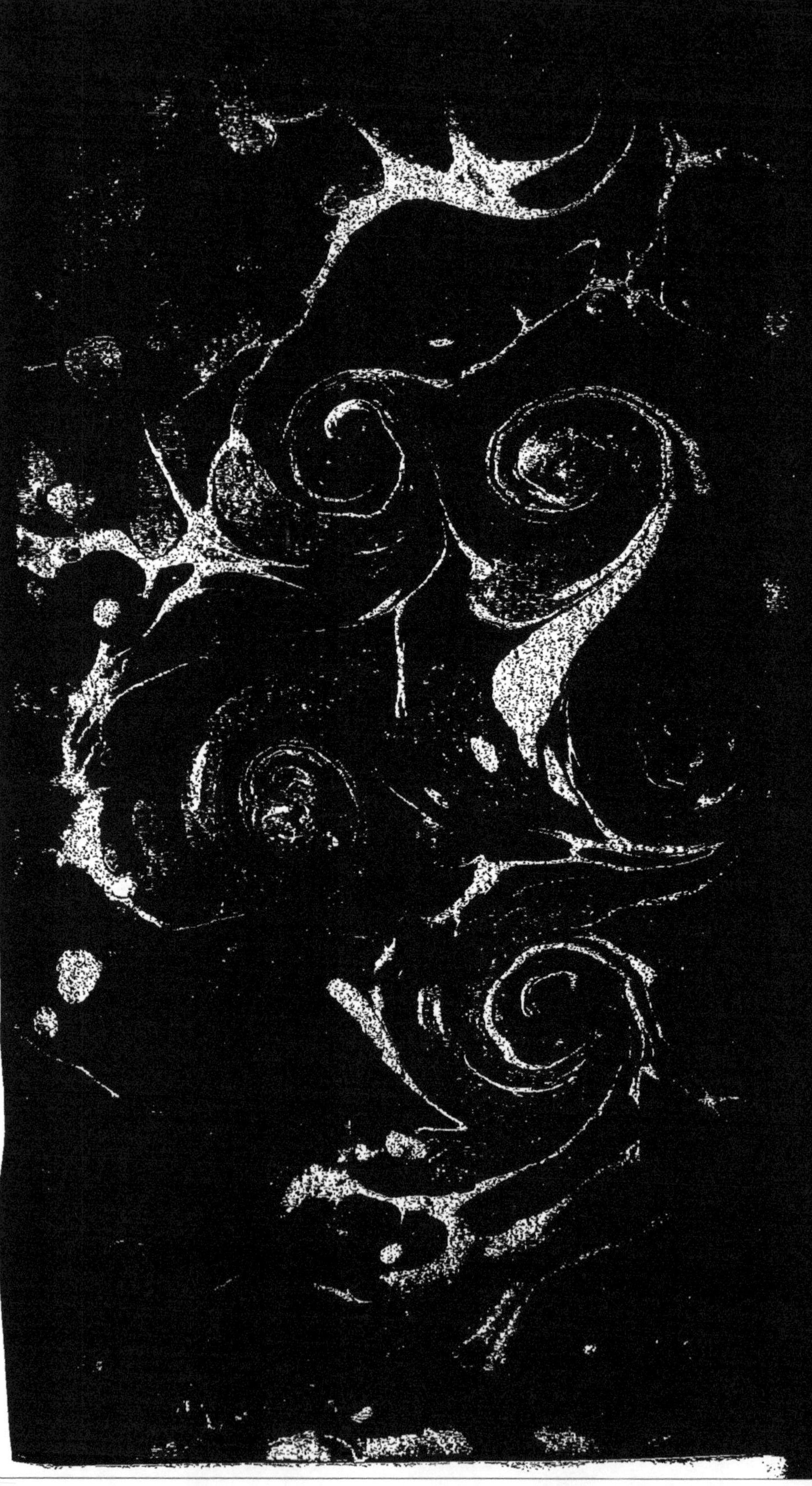

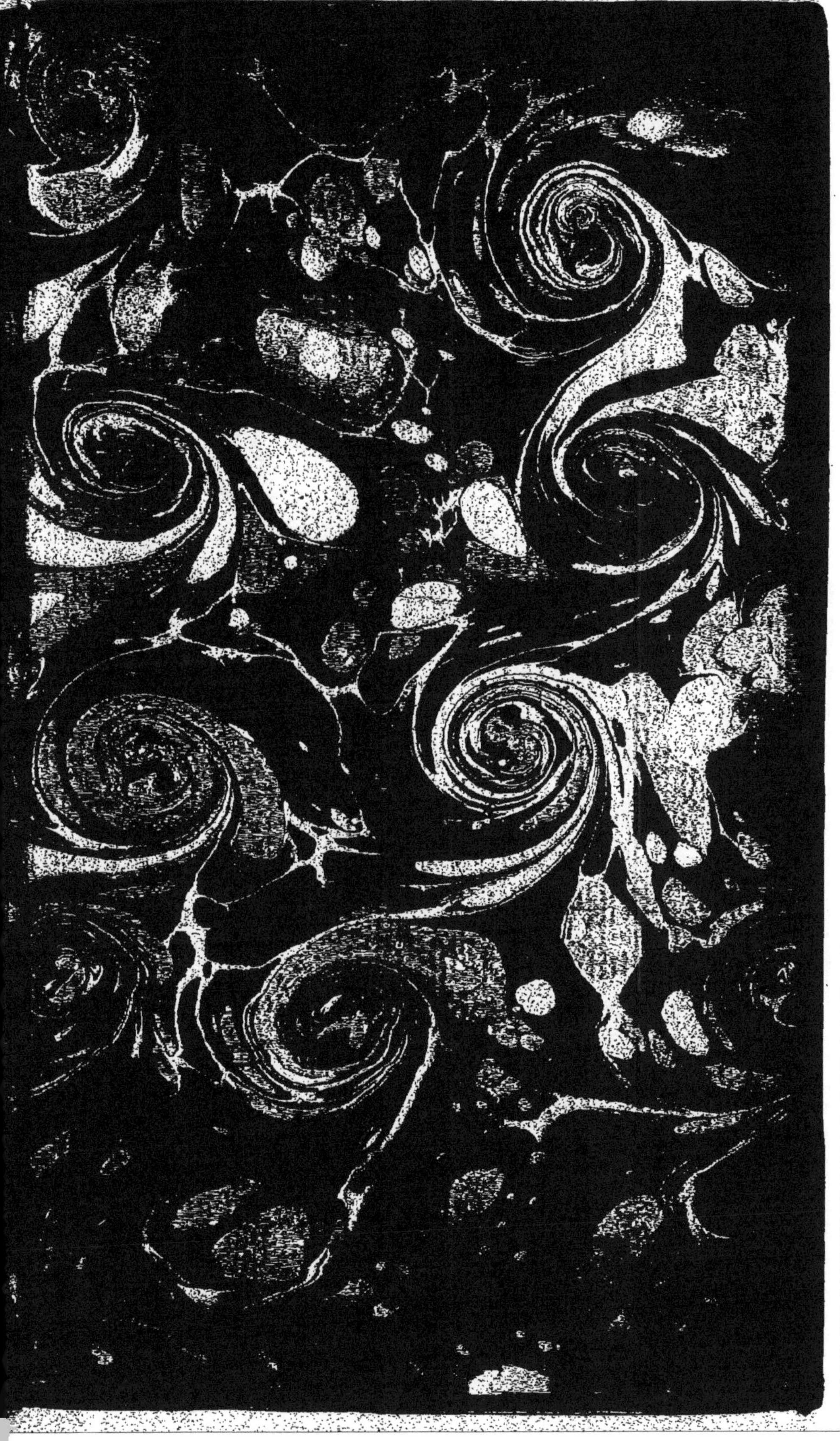

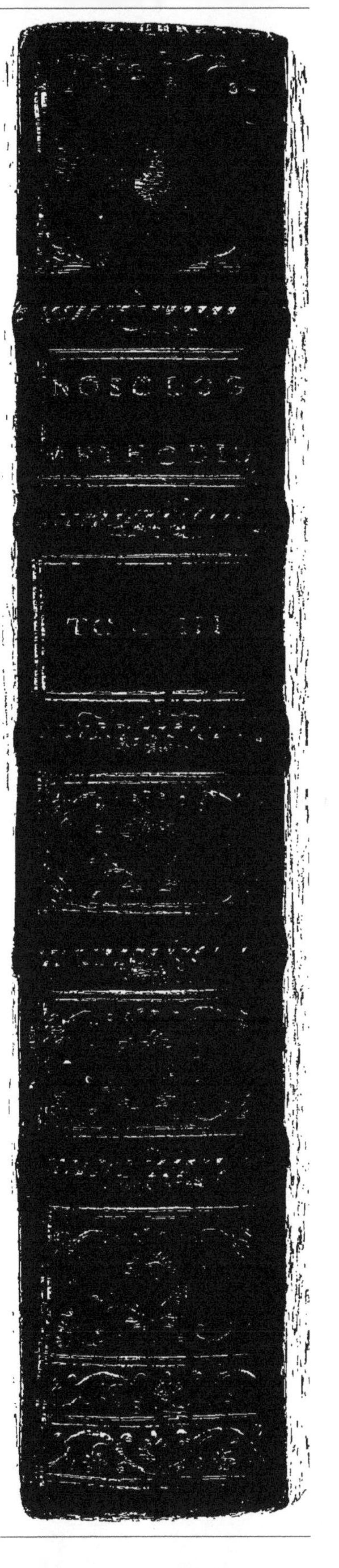

www.ingramcontent.com/pod-product-compliance
Ingram Content Group UK Ltd.
Pitfield, Milton Keynes, MK11 3LW, UK
UKHW021900260726
13966UKWH00006B/79